Ethical Questions in Dentistry

デンタル・エシックス

歯科の倫理問題

Ethical Questions in Dentistry

デンタル・エシックス

歯科の倫理問題

著 James T. Rule, DDS, MS
　　メリーランド大学歯学部小児歯科学教授

　　Robert M. Veatch, PhD
　　ジョージタウン大学ケネディ倫理研究所教授

訳　栁澤　有吾
　　奈良女子大学文学部助教授

クインテッセンス出版株式会社 2001

Tokyo, Berlin, Chicago, London, Paris, Barcelona, São Paulo, Moscow, Prague, and Warsaw

Ethical questions in dentistry / James T. Rule, Robert M. Veatch

quintessence books

© 1993 by Quintessence Publishing Co, Inc, Carol Stream, Illinois.
All rights reserved.

This book or any part thereof may not be reproduced, stored in a retrieval system, or transmitted, in any form or by any means, electronic, mechanical, photocopying, recording, or otherwise, without prior written permission of the publisher.

わが娘
セシル・ファウザー・ルールに
June 8, 1963 － December 9, 1968

わが父
セシル・ロス・ヴィーチに
September 19, 1905 － May 6, 1977

目　次

ケース	11
序	15
訳者のことば	16
謝辞	17
イントロダクション	19

第1部　倫理問題：理論と原則 ………23

第1章　歯科医療における倫理の概観 ………25
社会および医学の影響………25
歯科医師は倫理的問題をどう捉えているか………28
歯科医師の直面する倫理的問題………29
臨床歯科医療倫理における価値………32

第2章　基本的な倫理学的理論 ………37
道徳性の意味………37
倫理の基礎となりうるもの………41
規範倫理学的理論の選択肢………45

第3章　倫理原則 ………51
自律性………52
無危害………53
善行………55
正義………57
その他の倫理原則………61

第4章　倫理問題解決のためのフォーマット ………65
倫理的意思決定のためのプロトコル………66
疑り深い歯科医師のケースの分析………68

第2部　歯科医療倫理における一般的原則 ……73

第5章　善を為すことと、危害を避けること ……75
　　利益と害悪の関連 ……76
　　歯科的善とみなされるのは何か ……81
　　歯科的善と全体としての善との対立 ……86
　　患者以外の人を益する義務 ……92
　　患者の福利と総体的福利の対立 ……95

第6章　自律とインフォームド・コンセント ……99
　　重要概念 ……99
　　同意と能力ある患者 ……102
　　自律的選択と能力を欠いた患者 ……113
　　医療提供者の自律 ……116

第7章　患者に正直に接する ……123
　　あからさまな嘘 ……124
　　誤解を招く情報開示と限定的な情報開示 ……128

第8章　誠実性：信頼義務と守秘義務 ……135
　　患者に対する義務は何か ……136
　　同僚への忠誠 ……144

第9章　歯科医療における正義 ……147
　　マクロ配分：社会的レベルにおける歯科的利益の配分 ……148
　　ミクロ配分：歯科医院における歯科医療資源の配分 ……152

第3部　特殊な問題に関するケーススタディ ……159

第10章　歯学部における倫理問題 ……161
　　大学生活における道徳性 ……161
　　外来患者の福利を守る ……168
　　歯学部行政の倫理 ……173

第11章　第三者による資金提供の倫理問題 ……177
　　処置の有益性についての論争 ……178
　　最低限の利益はあるが、高価なケアをめぐる論争 ……183
　　価値はあるが、保険から除外されたケアをめぐる論争 ……188
　　保険業者-歯科医師間の会計処理の倫理 ……191

第12章　歯学研究における倫理的ディレンマ ……193
　　利益はリスクを正当化するか ……194
　　研究におけるインフォームド・コンセント ……200
　　被験者に対する報酬と研究資金の提供 ……203

研究の実施における倫理 ………………………………………………205
　　研究被験者に対する義務は何か …………………………………………207

第13章　歯科医療におけるHIV問題 ……………………………………211
　　治療義務 ……………………………………………………………………214
　　患者がHIVに感染していることの開示 ………………………………215
　　HIVに感染した歯科医師および歯学生 ………………………………217
　　HIV感染患者に関する臨床的決定 ……………………………………220
　　HIV感染患者ケアのコストをめぐる倫理 ……………………………223

第14章　能力を欠いた専門家、不正直な専門家、
　　　　　能力の低下した専門家 ……………………………………………227
　　能力を欠いた歯科診療 ……………………………………………………228
　　詐欺まがいの診療、不正直な診療、違法な診療 ………………………241
　　能力の低下した歯科医師 …………………………………………………246

付録　医療倫理規約 …………………………………………………………………251
　　ヒポクラテスの誓い ………………………………………………………251
　　アメリカ医師会　医療倫理原則 …………………………………………252
　　アメリカ歯科医師会　「倫理原則と専門職の行為規約」 ……………252

用語集 …………………………………………………………………………………263

索引 ……………………………………………………………………………………269

著者について …………………………………………………………………………277

ケース

ケース	1	どちらの患者の利益を考えるか	19
ケース	2	疑り深い歯科医師	65
ケース	3	歯科医師を脅かす患者	77
ケース	4	リスクの多い外科手術と醜悪な顔貌のままでいるのと、どちらを選ぶか	78
ケース	5	外科手術か義歯か、両親の決断	80
ケース	6	セメント合着されていないブリッジ	82
ケース	7	代案	83
ケース	8	治療の中断	83
ケース	9	不必要な抜歯と抗生物質の要求	84
ケース	10	歯周治療に同意しない	85
ケース	11	合併症を避けるために抜歯すべきか	87
ケース	12	治療の部分的拒否	88
ケース	13	しつこく持続する症状	89
ケース	14	総義歯を求めるミラー夫人	90
ケース	15	クラウンか衣服か	91
ケース	16	土曜の午後の歯痛	92
ケース	17	他人の患者の歯痛	93
ケース	18	隣人の歯痛	94
ケース	19	切歯を修復しない理由	95
ケース	20	どこまでが義務なのか	102
ケース	21	コツェブでのインフォームド・コンセント	104
ケース	22	リスクとみなされるのは何か	106
ケース	23	誰が治療を行うのかを知らせること	107
ケース	24	シーラントも行うべきか	109

ケース	25	医療扶助を受けている患者をケアする際の選択肢	110
ケース	26	エホバの証人の外科手術	111
ケース	27	二の足を踏む親のケース	113
ケース	28	法的貢献の問題がある場合の同意	115
ケース	29	歯科衛生士と歯科医師の対立	117
ケース	30	代案はいくつあるのか	118
ケース	31	板挟みの患者	120
ケース	32	子供に不安を抱かせないための嘘	124
ケース	33	真実を曲げることを患者が求める	125
ケース	34	助成金を得るためにペテンを用いる	126
ケース	35	患者がHIV感染を明らかにしない場合の義務	129
ケース	36	肝炎であることを隠す	130
ケース	37	チタン下顎頭	131
ケース	38	間違ったブリッジ	132
ケース	39	治療をやり直すべきか	137
ケース	40	患者が代金を支払わないときの歯科医師の義務	139
ケース	41	少女の妊娠を秘密にすべきか	141
ケース	42	デート・ゲーム	143
ケース	43	歯科医師間のコミュニケーション不足	145
ケース	44	限られた予算に基づくデンタル・シーラント	149
ケース	45	サービスを縮小すべきか	150
ケース	46	子供と大人の対立	151
ケース	47	診断に応じた給付：エイズ患者の治療	153
ケース	48	保険給付申請を承認すべきか	154
ケース	49	メディケイド患者用の特別な治療	156
ケース	50	保険のタイプに合わせてケアの質を加減すべし	156
ケース	51	友人の技工製作物を借用する	162
ケース	52	文化的多様性の問題なのか	162
ケース	53	不正行為の問題	164
ケース	54	友情と規則の対立	165
ケース	55	司法委員会のディレンマ	166
ケース	56	学生にどれほど公正であるべきか	167
ケース	57	学内では無罪放免、しかしいずれにせよ罪は免れないのか	167
ケース	58	患者に選択の余地なし	169
ケース	59	教員の意見が合わないときは、学生が調整する	170
ケース	60	HIV感染患者の診察を学生に強いるべきか	172
ケース	61	HIV感染患者の治療拒否に直面する学部長	172
ケース	62	卒業委員会の憂い	173

ケース	63	学部長はお金を受け取るべきか	174
ケース	64	保険コンサルタントがゴアテックスを認めない	179
ケース	65	保険コンサルタントの義務	180
ケース	66	事前認可が拒否される	183
ケース	67	保険適用の範囲と不完全な治療	185
ケース	68	どれくらいの頻度でフッ化物治療を施すべきか	186
ケース	69	歯周治療のニーズと保険給付金との対立	186
ケース	70	保険会社はノーという	188
ケース	71	指定保険医制度のディレンマ	190
ケース	72	お金を少しばかり長く手元に置いておくこと	191
ケース	73	研究で痛みを与える	195
ケース	74	どんな犠牲を払っても知識を獲得すべきなのか	197
ケース	75	プロトコルを無視するべきか	198
ケース	76	だまされた歯科医師	201
ケース	77	研究でボイスコントロールを用いてよいのか	202
ケース	78	被験者にお金を払うべきか	203
ケース	79	編集者の判断	205
ケース	80	詐欺的研究の告発	206
ケース	81	研究を行う間にケアを施す義務	207
ケース	82	歯周病専門医にとってのHIV問題	212
ケース	83	誰がHIV感染患者を治療すべきか	214
ケース	84	ふたたび嘘をつかれる	215
ケース	85	HIVテストを断る患者	216
ケース	86	HIVテストについて歯科医と内科医の意見が割れる	217
ケース	87	HIVポジティブの歯学生	218
ケース	88	歯科医師はテストを受けるべきか	219
ケース	89	血小板の数がきわめて少ないのに、生検を行うべきか	220
ケース	90	苦痛を伴う検査を続けるべきか	222
ケース	91	特発性血小板減少症の患者に歯周治療を行うべきか	223
ケース	92	選択肢なきインフォームド・コンセント	224
ケース	93	クラウンとポスト、しかし歯内治療はなし	228
ケース	94	破折したファイル	229
ケース	95	転送されてきた歯科矯正患者の問題	229
ケース	96	不適切な病理検体	231
ケース	97	扁平上皮癌の誤診	232
ケース	98	顎矯正手術における能力の問題	233
ケース	99	歯周病専門医が別の歯周病専門医の患者を診る	234
ケース	100	見苦しい結果に終わった審美歯科治療	235

ケース 101	友人に不利な証言をすべきか	237
ケース 102	ひび割れた歯に関する2つの見解	238
ケース 103	ホームケア指導を省略せよ	239
ケース 104	恩人を訴えるべきか	240
ケース 105	口腔外科医はインプラントを提案すべきか	242
ケース 106	抜歯ケースをめぐる競合	243
ケース 107	詐欺的な歯科矯正術	243
ケース 108	歯科衛生士が抜歯する	244
ケース 109	詐欺に加わるよう求められる	245
ケース 110	紹介を中止すべきか	246
ケース 111	ベイリウム依存の歯科医師	248

序

　専門職業人としての歯科医師は、日々、倫理的内容を含む決断に直面している。もっとも多いのは、患者にケアを提供する際に診断上、もしくは技術上の複雑な技能を用いることに関わる問題である。こうした技能の用いられ方は、歯科医師と患者双方の価値観に基づいている。歯科医師の勧めることや患者の承諾のひとつひとつが、患者にとって役に立ったり害になったりするという点で、あるいは、患者の願望や価値観が尊重されたり無視されたりする可能性があるという点で、倫理的な実質をもつものである。医師が勧めることは患者の望みと食い違うこともあるだろう。患者の望みが歯科医師には馬鹿げたことに思われる場合もあるかもしれない。こうした問題やその他の多くの問題にどう対応するかが、歯科医師の診療の徳性を決定するのである。

　きわめて頻繁に生じるので、倫理的内実をもつと認識されることすらないような状況もある。周囲の事情が複雑で、答えが直ちに明らかではないこともある。しかし、どちらの場合でも、哲学的倫理学の心得は正しい決定のための支えとして役立ちうる。ここ20年にわたる技術的進歩と社会における物の見方の変化により、歯科医療に固有の倫理的難題は増加の一途をたどっているが、歯学部がそれに反応を示したのは、残念ながら比較的最近になってからのことである。さらに、現在、歯学部全体の80パーセントで倫理の課程が設けられているのだが、多くの場合、力点は法学におかれている。

　こういったからといって、歯科医師が倫理的な問題に関心をもっていないとか、当惑しているとかいうわけではない。ここ数年に公表された調査報告は、次のような事柄に対する歯科医師の懸念を明らかにしている。すなわち、ケアの質の低さ、公衆の信頼に対する裏切り、目にあまる広告、自己統制、インフォームド・コンセント、能力の低下した同僚や能力を欠いた同僚との関係、患者と保険会社の財政的関係、その他いくつかのことがそれである。こうした問題を解決するために、歯科開業医たちはさまざまな手段を講じてきた。そのなかには、大学在学中に教え込まれた価値評価を拠り所にすることや、同僚との議論、アメリカ歯科医師会倫理規約や自分自身の個人的基準の考察も含まれている。しかしながら、歯科医療関連の問題解決における倫理的論証への一般的手引きは、歯科開業医にも歯科学生にも、利用できるものがなかった。本書はその欠落を埋めることを意図したものである。

訳者のことば

　本書は、James T. Rule, Robert M. Veatch, Ethical Questions in Dentistry, Quintessence Publishing, 1993. の全訳である。歯科倫理の特殊性も考慮して、題名は「デンタル・エシックス」とし、原著の表題である「歯科の倫理問題」を副題とした。

　Medical Ethics に比して Dental Ethics への取り組みが著しく立ち後れていることは否めない。「先進国」米国ですら、歯科医療倫理について体系的展望を与えるような著作が現われたのは、ようやく90年代に入ってからのことである。たしかに、先行する医療倫理の枠内で対応可能と考えられた面もあったにちがいない。しかしながら、たとえば、公衆衛生面での予防と治療との対立、使用材料や治療方法の多様性などは歯科に特徴的であるし、また、審美性の位置づけや、自由診療と保健診療の関係も看過できないポイントである。それゆえ、歯科医療を取り巻く特殊な条件と個々の状況に基づいて、問題を具体的に検討していく必要がある。

　本書は、現在米国で発行されている標準的テキストのなかでも、唯一、ケースを中心に編まれたもので、歯学生にとっても臨床家にとっても逸することのできない問題が、具体例に即して論じられている。医療保険をはじめとする制度面や社会的背景は彼我で大きく異なっているとはいえ、そうした差異に還元できない普遍的問題を本書は投げかけている。将来の課題としては、日本における歯科医療の現状に即したテキストの作成をあげるべきだが、その準備作業という観点からしても、本書は益するところ大であろう。

　この翻訳は、前勤務校である九州歯科大学同窓会平成10年度奨励研究費による翻訳プロジェクトの成果である。各専門分野の同僚の助けがなければ、とても歯が立たないところであった。記して感謝する次第である。

　最後に、本書の意義を認め、出版にゴーサインを出していただいた佐々木社長と、翻訳原稿を細かくチェックし、改善に努力してくださった村上雅子さんに、あらためて御礼申しあげたい。

2000年12月　　　　　　　　　　　　　　　　　　　　　　　　　　　　　　栁澤有吾

謝　辞

　本書に収録されている111のケースは、過去3年にわたって蓄積された、歯科医療における臨床的ディレンマ150例以上のプールから引き出されたものである。大部分のケースは歯科医師の提供によるものだが、衛生士や歯学生、患者の経験に由来するものもある。郵送で届けられたケースもあれば電話によるものもあるが、開業医の診療室で行われたインタビューから得られたものが、もっとも多い。自らの経験をこころよく話してくれた皆さんに負うところが大である。ケース提供者のリストに含まれるのは、アルバート・L・オズボーン、カール・J・ゼーレン、チャールズ・K・ピーターズ・ジュニア、ヴァリ・I・ミークス、ジュディス・H・パンベーカー、ジャック・D・ヴァンダーマー、クレア・L・クレン、ジョン・M・グルー、キース・V・ワトキンス、ジャイム・S・ブラヒム、マイロン・アルーキアン・ジュニア、シドニー・リーバーマン、シャロン・F・ウェルトン、ジャネット・ケイン・ハムリン、エリック・J・ホブランド、ジェラルド・W・ガストン、ジョージ・F・ブックネス、R・B・マッキントッシュ、ロバート・ジーゲル、アラン・C・ハーシュ、ステファニー・デイビス、エリック・B・ブロデリック、マーリン・F・リカウ、メルヴィン・J・ワイスバーグ、エロル・L・リース、ブライアン・J・サンダース、シルヴァン・フェルドマン、エブリン・アブレウ、キャスリーン・B・クインラン、バリー・P・ジバーマン、スペンサー・A・ガクナー、ノエル・E・スロック、ウェンデル・V・ホール、L・W・ブランク、マーク・L・ワーグナー、フィリップ・A・スウェンゴ、デイビッド・N・プレセット、ハワード・E・ストラスサー、ジェームズ・A・コル、ジョン・F・パターソン、オマール・J・ジョーンズ、デュアン・T・デヴォール、カール・G・テンペル、ジャミー・H・グリーン、ティモニー・J・キーアイ、ミッシェル・パイフレー、マーティン・ルーニン、エドワード・ギンズバーグ、ジョン・C・グレイビール・ジュニア、マーク・ディノラ、キャスリーン・S・クラ、ハリー・シュワルツ、ペーター・M・プロニック、ローレンス・F・ヒル、グルース・D・バーディック、ウィリアム・R・ペイトソン、ヴァージニア・M・ダゲン、ギャリー・A・コロンジェロ、アンドリュー・E・プールである。

　歯科医療従事者は、倫理問題を提起する診療状況に事欠かない。上記のほとんど全員が複数の話をしてくれた。多くの場合、特定の人から複数のケースを選んでいる。とくに、アルス・アウスボーンとカール・ゼーレンには、多くの興味深いケースを提供してくれたことに感謝したい。上述の人々のうち数人については、貴重なケースを提供してもらった

ものの、最終的には本書の形式に合わないため収録できなかった。寄せられたケースが本書に掲載されてはいるが、匿名を望んだ人も何人かいる。

　このプロジェクトは、ジョージタウン大学ケネディ倫理研究所における休暇年度の間に始まった。とくに国立バイオエシックス文献センターの司書であるパトリシア・マッカーリックには、このプロジェクトの初期段階でお世話になった。トム・ハセガワ、リッチ・マンスキー、サラ・フライ、ユミット・ヤルシンの助力と励ましに心から感謝する。また、アン・グリフィンとの意見交換はとくに有益だった。C.R.カスタルディはいくつかの章の再検討を手伝ってくれた。イレーヌ・マクドナルド、フレッド・デューズ、キャロル・メイソン・スパイサー、ウィリアム・ステンプシー、キャロル・スティルウェルは、草稿を準備する際の技術面や調査面を手伝ってくれた。本書はもともとジョアン・ルールに刺激されて生まれたものである。ジョン・ホプキンス病院倫理委員会に関する彼女の研究から、倫理原則を歯科医療に適用するという発想のヒントが与えられた。

イントロダクション

　本書をひととおり学んだら、歯科医師が日々直面している倫理的問題に対して、自分自身の答えを見いだすことになるであろう。次のケースは、論ずべき問題のほんの一例にすぎない。

　毎晩歯科助手として働いている歯学部3年のある学生が教授に話したこの事例は、歯科医療で出会うタイプの倫理問題の典型である。

　　　　　　　　　　　　　　ケース 1
　　　　　　　　　どちらの患者の利益を考えるか

　アンドレア・アームストロングは37歳で、テッド・デイビス医師のところで診てもらうようになって4年になる。複数の歯の欠損とひどい歯周病を治療してもらうためである。治療を始める数年前まで麻薬常用者であったと、彼女はまれにみる率直さでデイビス医師に話した。口腔状態が悪化したのは、麻薬に溺れている間、口腔衛生に無頓着だったからだと彼女は考えていた。その時期は男性と同棲し、一緒になって麻薬を常用していたが、別れてからは麻薬中毒の治療を受けるようになったのである。
　いまでは麻薬を止め、親しくなったジョン・アリアナという男性との関係も健全だった。二人は一緒に暮らしており、結婚を考えていた。しかし、今度、リコールでやってきた彼女に深刻な問題がもちあがった。HIV ポジティブになっていたのである。前の愛人に移されたと彼女は考えていた。
　デイビス医師はアームストロングの治療を継続するつもりだった。ところが今度は、彼女のフィアンセとの関係で問題が生じてきた。そのフィアンセは、彼女に勧められて、最近デイビス医師のところで治療を始めていたのである。それとなく別々に患者と話したみた結果、デイビス医師は、アームストロングがパートナーにHIV感染を告げていないことを確信した。そう見当がついたことが彼を悩ませることになった。HIV ポジティブになったことを恋人に打ち明ける義務が、アームストロングにあるのははっきりしている。

自分にはアリアナ氏に話す義務があるとも思った。デイビス医師には患者の秘密を守る法的義務があることから、このディレンマはいっそう深刻なものになった。万一秘密を漏らした場合には、訴訟が恐かった。

ディスカッション：
　デイビス医師は、これらの義務の葛藤をどう扱うべきなのか。アームストロングの秘密を守る義務は、アリアナ氏に知らせる必要性に優先するのか。情報の開示と非開示の両方とも正当化できるこの倫理的ディレンマに、どうアプローチするのか。こうした問題は、第8章で機密性の倫理を吟味する際に探求することになる。我々はまず、倫理とは何であり、倫理的問題はどのようにして分析が可能なのかを正確に明らかにしなければならない。そうしてはじめて、デイビス医師の問題をもっと詳しく分析することができるようになるであろう。
　どの専門職についてもいえることだが、歯科医療は日常的に倫理的状況に直面している。上述のケースのように、医科で出くわすものと似たものもあるが、多くは歯科に特徴的である。あまりに頻繁に出くわすので、なかには、倫理的内実を有すると認識されることすらないような倫理的状況もある。しかしながら、それとは違う ── デイビス医師の場合のような ── ケースで妥当な決定を下すためには、その支えとしていくらか倫理学をわきまえておくことが必要である。
　技術の進歩と社会における意識の変化のために、倫理的分析を要する臨床状況は増えてきているのだが、歯学部は最近になって、ようやくこうした状況に対する準備を学生にさせ始めた。

目標とフォーマット

　本書の第一の目標は、歯科医療における倫理問題を包括的に提示し、その解決に向けたアプローチを提案することである。テキストは3つの部分から構成されている。第1部では主要な倫理学的理論および倫理原則を紹介し、それを歯科診療に適用した事例を要約的に説明する。倫理的事例分析のためのフォーマットも導入し、その説明では、精神安定剤を要求する厄介な患者のケースを用いる。第2部と第3部はもっぱらケースの倫理的分析である。それぞれのケースは、患者ケアに関連して実際に起こった出来事に基づいている。国内のさまざまな地域の一般医や専門医に依頼して集められたケースであるから、歯科医療における倫理問題の全国的情況が把握できる。匿名性を保証すると同時に問題をはっきりさせるために、名前や細部には手を加えてある。歯科医療文献に発表済みの報告書や公的出版物から取られたケースもあり、そこでの名前や細目は実際のままである。
　第2部は倫理原則を論じ、善行（患者の利益のために行為すること）、無危害（害悪を避けること）、自律性（インフォームド・コンセントの諸問題を含む）、真実告知、歯科医療における信頼や機密保持に関わる義務、そして歯科医療資源の配分における正義が、具体例を用いて示される。第3部は、次のような特殊なトピックスの代表的ケースに関する議論を、さらに詳しく解説する。すなわち、大学歯学部でのケア、第三者による資金提供、デンタルリサーチ、エイズ、そして、能力を欠いた歯科医師、不誠実な歯科医師、薬物依存や精神病のために能力の低下した歯科医師に関わるケースがそれである。
　全体として、本書の構成と内容は、倫理学の基本的原則と、遭遇する倫理問題を全体的

に把握する広い視野の双方を読者に提供するようになっている。加えて、事例分析のセクションで呈示される倫理的論証の具体例は、専門職業人としての生活で遭遇するさまざまな倫理問題の解決に役立つガイドラインを与えるものである。

第1部

倫理問題：理論と原則

第1章

歯科医療における倫理の概観

社会および医学の影響

社会的関心の増大

　現代社会の倫理的基準は急速な流動化の時代を迎え、このような変動に特徴的な矛盾があらわれている。倫理再評価のこの時代は、1960年代に突然、市民権に関する大変動とベトナム戦争から大きな影響を受けることとなった。これと対照的なのは、公人の行動に関して現在一般に拡がっている懸念である。たとえば、選挙で選ばれた公人に不審な行動があったために、国会の倫理委員会は、同僚に対して積極的なアクションを起こさざるをえなくなっている。大部分の専門職を含むあらゆる種類の公共団体が、公衆の信頼を失いつつある[1]。消費者は、これまでよりも多くの情報を得ており、より良いサービスをより多く求めている。ヘルスケア関連のサービスについても同様である。他方、相反する価値体系の間の緊張が社会に広がっている。社会全体の傾向として、以前よりも、物質主義的、利己主義的で、無分別になるとともに、地域の福利を顧みなくなってきている[2]。
　こうした自己本位の考え方にもかかわらず、ほとんど一世紀にわたって是認されてきた抑制なき「進歩」を制限しようとする動きも活発になってきた。市民の大多数がいま感じているのは、世界の生態系が危険にさらされていること、資源は有限で保護しなければならないということ、以前には知られていなかった重要な倫理問題がテクノロジーによって生み出されたこと、そして、我々のヘルスケアシステムには、コストの面でも利益の面でも、何か重大な間違いがあるということである[2]。

医学における大変動

　20年前には、医学における倫理問題を考慮した本格的な学問的著作はなかった。倫理的議論とされていたものは、おおむね、医師の診療業務とその相互関係に関する問題に限定されていた。すなわち、医師は専門職としてのサービスを拡大すべきであるかということや、同僚の診断に賛成できない場合、そのことを患者には隠すべきか、といった問題である。この20年の間に、医学が倫理に取り組む姿勢は驚くべき進展を見せた。1970年には、

倫理に関する文献はごくわずかしかなかった。1980年までに引用された倫理に関する参考文献の数は、MEDLINE［アメリカの医学文献提供システム。MEDLARS=Med(ical)L(iterature)A(analysis and)R(etrieval)S(ystem＋(On)line］によれば313で、これが1989年には780にまで伸びた。病院内倫理コンサルタントは今や珍しいものではなく、たいていの大病院には倫理委員会があり、倫理的含みのある問題を正式に審査している[3]。さらに新聞では、生命の終わりや始まりの時点で下さねばならない困難な決定に絡んだ倫理問題について、特集が何度も組まれている。

倫理への関心が増大したもっとも重要な理由の1つは、途方もない技術的進歩が —— 多大な経費を要しながらではあるが —— 延命を可能にし、その質を向上させたことにある。ハイテクによる強化とともに、誰がケアを得るか、誰がお金を出すか、どのようにしてその決定が下されるのかという問題が生じてきた。とくに重要なのは、遺伝子工学や生殖、そして、ケアを終結させることに関する問題である[4,5]。

ケアにかかるコストの莫大な増加も、きわめて重要である。1960年の医療費は、国民総生産の5.9％であったが、1990年までに12.2％に増加した[6]。増加の程度を考えると、市民に対して倫理への関心を期待するのは当然である。費やされた金額に対して効果が疑わしいときには、特にそうである。たとえば、合衆国は英国と比べてひとりあたり2.5倍ものお金をヘルスケアに使っているのに、平均寿命や他の保健パラメータはほとんどかわらない[7]。

現在ではたいていの医学的ケアが、少なくとも部分的には、何らかのかたちの健康保険によってカバーされていることにも注目してほしい。健康保険そのものが、保険特有の倫理問題を引き起こすのである。伝統的な第三者支払いシステム［＝医療提供者の自由な診療に基づく出来高払い制］は、過剰診療と利用過多を助長する。一方、健康医療団体（HMO）システム［＝マネージド・ケア（後述）の一種で、保険会社の指定する医師や診療所が医療を提供する］は、過少診療と活用不足を助長することになる[7]。

倫理問題への注目や関心の増大に貢献した要因は、他にもいくつかある。倫理学者は哲学諸学科における伝統的なその任務を越えて手を広げ、ヘルスケアの分野へと入ってきた。学部学生のコースにバイオエシックス［＝生命倫理学］があったことから、医科大学に以前はまったく設置されていなかった倫理学コースへの要求が出てきた。これまでの開業医は、倫理学の訓練を受けていないため、日々の診療で出会う倫理問題に対処する準備が不十分なことが多い[4]。

専門職としての医療の望ましいあり方も、医師の頭から離れることのない問題である。連邦政府や保険業者による規制が強まってきているために、医師が患者の診察に費やす時間は少なくなり、公衆は医師を信頼しなくなってきた。組織によって雇用される医師が増えているという点で、医業の性質は変化しつつある。こうした組織の方針をコントロールしているのは依然として医師ではあるのだが、「専属の・束縛された(captive)」医師がこのように増加する傾向は望ましいものではないと医師たちは考えている。最後に、医師の収入については、まだきわめて高額であるとはいえ、1983年以降はじめて下落し始めた[7]。こうしたことに加えて、学生数の減少や、他の科学や専門職、ビジネスが職業としての魅力を増してきたことが結びついて、医科大学志願者の数は減少した。今日の社会が直面せねばならない倫理問題の背景は、こうした要因すべてによって構成されているのである。

医科の反映としての歯科医療

歯科医療倫理文献は最近著しく増大したが、歯科医療に関連した倫理問題の分析につい

ては、医科に比べてほぼ15年遅れている。さらに、歯科の倫理文献はほとんどもっぱら雑誌論文に限定されているのに対して、医科の倫理のテーマについては、何百という本が書かれている。本書に先立って歯科医療倫理を主題化した本は１冊しかなく、それもインフォームド・コンセントをめぐる諸問題に限定されている[8]。それゆえ、歯科医療における倫理問題の十全な範囲とその解決へのアプローチは、いまだ明瞭に定義されてはいない。

それにもかかわらず、歯学教育における倫理への関心は増しつつある。現在ではアメリカの歯学部[9]と歯科衛生士学校[10]全体のおよそ80％が、専門職倫理のコースを設けている。しかしながら、こうしたコースで確かな倫理的論証が身につくかは疑問である。というのも、倫理学の正式な訓練を受けた教員の数は限られており、また、少なくとも歯学部では、コースの大部分が法学志向だからである。

臨床歯科医療における倫理への関心は、医科とはかなり異なっている。たとえば、倫理コンサルタントや、病院の診療では慣例になりつつある倫理委員会に相当するものはない。歯科医療で主に考察されてきたのは、ケアを終結させるといった特殊な臨床的問題ではなかった。むしろ、ケアの質の良さや公衆の信頼維持の必要性に対する関心という意味での、専門職の倫理基準に焦点が合わされている。この点に関して指導力を発揮したのは、アメリカ歯科医師会である。倫理志向の継続教育コースが増えてきたのは、こうした関心の反映である。

臨床歯科医療の倫理的問題のなかには —— 問題になる金額も少なく、生命維持の問題を伴うこともまれだが —— 医科とある程度パラレルな技術的進歩から来るものもある。頻繁に用いられるようになってきたインプラントやレーザーに加えて、コンピュータを使った保存修復処置(すなわち、CAD/CAM[コンピュータ援用設計・製造システム、キャドカム。C(omputer－)A(ided)D(esign)and C(omputer－)A(ided)M(anufacturing)])のような高価な新機軸は、ケアの質を改善するのに役立っている反面、あまり豊かでない人々がケアにアクセスするのをいっそう困難にしてもいる。

歯科医療費の増加は、だいたいにおいて医科のそれよりも少ないが、しかしそれでも、結果としてもたらされる利益に関する倫理問題は生じる。医科の場合、経費は非常に増えたものの、罹病率や死亡率の統計値は改善されなかった。歯科医療では、子供および若年成人における齲蝕率は過去30年間ずっと低下し続けており、歯周疾患も同様である。しかしながら、これらの改善は、歯科医師が患者に提供するケアの成果というよりも、水道水のフッ化処理と進歩した口腔ホームケア製品の利用増、特にフッ素添加歯磨剤と一部の治療用洗口剤に関係しているように思われる。

医科とのもう１つの類似点は、歯科健康保険の成長が著しいことである。しかしながら、それは医科の保険ほどの率で普及するには至っていない。1987年の統計によれば、人口の85.9％が何らかの形で一般健康保険に加入しているのに対して、歯科健康保険の加入者は42.4％にすぎない[11]。それでもやはり、歯科診療に保険が絡んできたために、医科の場合と同様に、過剰診療と過少診療をめぐって重大な倫理問題が引き起こされることになった。

医科は、専門職としての公共的イメージと好ましさを、以前にもまして気にかけるようになってきた。歯科医療は、世論の問題や専門職としての地位の問題にいつも注意を払ってきたので、その点で最近前進をみせた。世論調査が示すところによれば、歯科医療は公衆の信頼度を示すリストの最上位近くに位置している。歯科医師の収入は、1980年代ではおおむね下落していたが、現在は再び上昇しつつある。そして、歯科医師が自分で医院を経営するよりも、むしろ組織に雇用される傾向があることについて、歯科界内部に懸念はあるが、歯科医師の目に映る歯科医療像は良くなってきている。

歯科医師は倫理問題をどう捉えているか

倫理問題の本質

　臨床的問題、科学的問題、法的問題と対比したときに、倫理的問題の構成要素は何か。なかには純粋に臨床的もしくは科学的と思われる問題もあるかもしれない。しかしながら、このような見解は、臨床的決定や科学的決定は価値判断なしでも可能だという意味なら、錯覚である。すべての臨床的、科学的、法律的問題には評価的要素が含まれている。評価は多くの場合、「善」「悪」、「正」「不正」、「すべきである」、「しなければならない」、「する必要がある」といった評価的な言葉によって識別できる。評価的な言葉がそれほど表面に出ないこともあるが、それでも価値判断を表わしていることに違いはない。結果が「有益」だとか、治療が「適応である」とか述べることは、結果の有害性や副作用が認められる場合と同様に、評価的判断を伝えているのである。もちろん、あらゆる評価が道徳的評価であるわけではない。価値判断のなかには審美的なものもあれば文化的なものもあり、個人的な好みの問題にすぎないものもある。しかしながら、ある種の評価は、真に倫理的である。たいていの人は、常識に依拠して、倫理的評価とその他の種類の評価を区別することができる。倫理的評価の正式な基準については次章で論じることにしよう。この時点で知っておくべき重要事項は、臨床的決定や科学的決定には評価が必要だということである[12]。善悪の違いがはっきりしているときには、決定は容易である。そうではない場合、決定には困難が伴い、善と善の間で選択したり、2つの悪のうちでましな方を選んだりしなければならない。

　窩洞形成の際の局所麻酔薬使用は、意思決定において価値が果たす役割を示す良い例である。患者ができるだけ快適なように、歯科医師は窩洞形成に際してほとんど日常的に局所麻酔薬を使うよう教えられている。局所麻酔薬を用いることによって、歯科医師のストレスも少なくなる。患者を傷つけるのではと心配する必要がなくなるからである。結果的に治療を向上させる可能性もある。たとえば、十分な局所麻酔下なら徹底的な齲蝕除去が可能である。一般に、局所麻酔なしの処置が可能な場合でも、それを日常的に頻繁に用いる歯科医師ほど、こうした結果を評価している。歯科医師が局所麻酔の利点を高く評価するあまり、局所麻酔の使用を希望しない患者を拒否したり、乗り気でない患者に圧力をかけて受け入れさせようとするかもしれない。局所麻酔の頻繁な使用は歯科医療における主要な価値問題ではないが、しかしそれは、痛みを緩和する技量とそうしたいと思う気持ちに対する、歯科医師の評価を表わしている。

　評価が倫理問題になるのは、次のようなトレードオフ[＝同時に満たしえないいくつかの条件の取捨についての考量、もしくはそうした条件の間の相殺取引関係]が評価に含まれていることを、歯科医師が認識する場合である。すなわち、痛みの緩和と、患者が肯定するかもしれない他の価値とのトレードオフがそれである。たとえば、患者は麻酔薬の副作用を恐れたり、その持続時間に異を唱えたりするかもしれないし、あるいは、歯の痛みに耐えられる心理的素質をもっているかもしれない。ここには決定的に正しい価値判断というものが存在しないのは明らかである。歯科医師の価値判断と患者の価値判断は対立するかもしれない。患者にとって最善と思われることを歯科医師の判断で行うならば、結局は患者の自律性を侵すおそれがある。

倫理と法の対立

　現実に問題になっているのは倫理なのか法なのかという点に関して、誤解が生じることもある。これら2つの言葉は同義的であるべきだという見方もある。歯科診療業務に関する法の目的は、社会や専門職の価値観を反映して、申し分のない治療を提供することでなければならない、と。しかしながら、ヘルスケアについての社会の受け止め方が変わってきて、医療過誤訴訟を起こす傾向も強くなっていることによって、専門職内部での態度変更が促されている。それゆえ歯科医師は、法を患者の利益にかなう治療提供の導きと見るのではなく、医療過誤を避ける意味での予防策とみなすことが多い[13]。

　こうしたことから、法と倫理の類似性よりも相違性に注目する必要がある。一般歯科医が包括的矯正治療を提供することは合法的かもしれない。しかし、十分なトレーニングを積まないでそうすることは、倫理に反する。逆に、次のようなことは倫理的に正当だと歯科医師は思うかもしれない。国の医療扶助の対象となっている患者の交叉咬合を矯正するときに、医療扶助ではカバーされない高価な処置を施していながら、代金請求の際には、安価だが保険のきく保隙装置を使ったことにする、というのがそれである。しかしながら、実際には保隙装置は必要ないのだから、この行為は違法である。

　最近の研究でハセガワら[14]は、一連の複雑な臨床倫理的状況を開業医のグループに提示して、倫理的問題か法的問題かを識別するよう求めた。歯科医師全般では、まずは倫理的なタイプの問題だとする傾向があったが、若い歯科医師には法的と捉える傾向が見られ、年長の歯科医師は倫理的でも法的でもないと考える傾向があった。加えて、インフォームド・コンセントの問題は、患者の自律という倫理問題に関わるというよりも、むしろすぐれて法的な問題だというのが、すべてのグループの認識だった。患者と歯科医師の関係のまさに本質について、またその基礎について、専門職内部に曖昧なところがあるのは明らかである。

歯科医師の直面する倫理的問題

　前述の臨床倫理的状況は、主にベボウとスパイデル[15]がミネソタの歯科医師グループと一緒に行った研究から取られた。ハセガワ自身が集めたケースに基づくものもある[14]。これらの実例は臨床歯科医が体験したもので、ホロウェーら[16]によるフロリダ歯科医師調査で報告されたものとともに、後述の倫理問題集の中心部分をなす。これらに「バイオエシックス百科事典[17]」でのダメットによる問題の概説と、出版された文献に寄せられた個別の投稿が付け加えられた。

ケアの質

　最も頻繁に言及される問題の1つは、ケアの質である[17,18]。次のような条件下で水準以下のケアが提供されたならば、ケアは不十分とみなされるであろう。すなわち、患者に知らせなかったり、患者の希望を考慮しなかったり、特殊事情による正当化が欠けていたりした場合である。この種の治療が横行していることを示すデータはないが、にもかかわらず、歯科医療において繰り返し生じてくる懸念である。ケアの質は他の要因と結びついていることも多い。

広告

　ケアの質とリンクした問題の1つに広告がある[16,17,19]。第一の問題は、職業倫理に反するマーケティングや広告を行う歯科医師である。アメリカ歯科医師会倫理規約には以下のことしか述べられていない。「歯科医師は…誤った、もしくは誤解を招くようなかたちで歯科医師の…能力を不正確に伝えることがあってはならない[20]」。にもかかわらず、不実表示は問題の一部にすぎないという意見が、歯科医師の間では一般的である。「ディスカウント戦略のような積極的なマーケッティングは、たしなみを欠いているばかりでなく、世間的な評判に傷をつけることにもなり、サービスの質よりも利益に関心を抱いていることを示す見本となろう」というのが、多くの歯科医師の考えである。

歯科医師過剰

　歯科医師はまた、今日の歯科医師供給過剰がケアの質の問題に関係しているのではないかと危惧している。歯科医師の過剰は患者不足につながり、過剰診療の可能性を増すかもしれない[18,19]。こうした懸念を耳にすることが最近少なくなったのは、歯学部登録者が減少しつつあり、まもなく歯科医師不足になりそうだからである。

自己統制の慣行／「技工主義」

　ケアの質の問題に関して歯科医師にとって重要な要因は他に2つある。1つは、「自己統制と治療の質の保証」という慣行を十分に維持する必要性である。いずれも公衆を保護するためであり、専門職の自律を守るためでもある[17,21,22]。もう1つは、臨床的要素を含めて、補綴的サービス全体を歯科技工士が提供することを認める「技工主義 denturism」に向かう動きである。歯科医師の多くはこの動きに反対しているが、それは、水準以下のサービスや潜在的に有害なサービスを患者に提供する危険性が、増すのではないかとの不安を抱いているからである[17]。

患者の自律

　もう1つの重要問題群は患者の自律に関係している。「インフォームド・コンセント[14,16,17,23,24]」の問題や、「患者の利益を第一に[16]」考える必要性は、きわめて重要な論点だと考えられている。同一ないし類似の課題に対して利用できる素材や技術はきわめて多様なので、インフォームド・コンセントは、歯科医師にとって重要な倫理的課題である。このような状況下で情報に基づく決定を下すために、患者はどれほどの情報を知る必要があるのか。

患者との対立

　歯科医師と患者の間の対立とその解決に関しては、かなりの懸念が表明されている。対立の1つのカテゴリーは、「歯科医師によって引き起こされる」対立である。たとえば、歯科医師が期待するホームケアに応えることのできない、もしくはその意欲のない患者と、一方で治療を継続するのは妥当だろうかと考えている歯科医師のこと、を考えてほしい[14]。もう1つの例は、児童虐待の疑いがあるケースの取り扱いである。その場合、歯科医師の行為は患者の助けにはなるだろうが、その両親を怒らせることになるかもしれな

い[25]。歯の治療を必要とする非協力的な子供たちに潜在的嫌悪行動コントロールテクニックを用いる際の問題も、倫理的対立の原因である。最後に、インプラントのような新技術の場合、患者への施術に先立つ訓練はどれくらい必要なのか、という問題が絡んでくる[14,18]。

患者との対立に関するもう１つのカテゴリーは、「患者によって引き起こされる」対立である。最も頻繁に見られる状況は、歯科医師の教育と規範に反する処置を患者が求める場合である[14,16]。たとえば、容易に保存できる本質的に健全な歯であるにもかかわらず、患者が全顎抜歯を要請する場合である。もう１つの例は、鎮静剤や鎮痛剤を求める患者に対して、歯科医師はその必要性に確信がもてない場合である。

正義

正義に関する問題もいくつかあった。自分が診ているわけではないが痛みに苦しんでいる患者や、エイズの患者[26]、前の医師による治療がうまくいかなかった患者、こうした患者の「治療に関わる義務」はどういうものなのか[14]。患者の支払いが遅れたり、まったく止まってしまったときには、歯科医師は「治療を中止」すべきなのか[14]。うまくいっている診療業務にしわ寄せがいくことになっても、障害者や老人、養護施設の人々[17,27,28]やその他の社会福祉制度の対象者を含む「特別な患者の治療」のために、歯科医師は力を注ぐべきなのか[17]。歯科医師には無料サービスを提供する義務があるのか[14]。あるとすれば、誰に対して、どの程度あるのか。

専門職内部の人間関係

専門職内部の人間関係は、歯科医師の間での重大問題である[14,16,17,27]。一時的に同僚の仕事をカバーしたときに[27]、見逃されていた病変に気づいた場合や、同僚を批判しないで患者とコミュニケーションをとることがどうしても必要な状況[16]などが、事例に数え入れられる。患者のためというのではない紹介も、問題を起こすもとになる[16]。最も難しい問題としては、能力を欠いた同僚と対決しなければならない状況や、同僚の無能力を報告しなければならない場合などがある[16]。

会計処理

締めくくりとなる一連の倫理問題は、患者の会計処理に関わる。患者から（保険給付申請の日付を早めるなどの）請求書の偽造を要求された場合のように[14,27]、「直接的取引」に関わる問題もあれば、治療がうまくいかなかったときの費用負担者の決定や[14]、状況次第で同じサービスに対して異なった料金を請求したり、請求だけしてサービスを提供しなかったりする問題、また、患者紹介に際しての謝礼配分の問題もある[16]。

「歯科医療給付制度」については、一群のもっと厄介な問題がある[14,16,18,19,29,30]。これには、被保険者負担額の意図的な放棄や、患者の治療計画を保険プランの補償形態に合わせようとする誘惑などの問題が、必然的に伴うと歯科医師はみている。後者のカテゴリーには、（誰が治療をコントロールするかという点に関して）専門職の自律性を脅かすものと、患者に提供されるケアの適切さを脅かすものの、双方が含まれている。

ここに言及した種類の諸問題は文献に出ているものの、こうした問題に取り組むにあたって倫理的に考慮すべき事柄は明確に規定されていない。しかしながら、倫理的意思決

定の基礎として重要な歯科医療専門職の価値観を明示し、説明を加えた研究報告書が、最近出版された。これについては次節で論じよう。

臨床歯科医療倫理における価値

　1988年にオーザーら[31]が出版したレポートは、歯科医療専門職が治療に取り組む際に妥当なものとみなされている7つの価値的カテゴリーを提示し、臨床的決定を下すうえで価値がどれほど重要かを解説したものである。著者は、複数の価値が対立する場合でも意思決定のプロセスが明確になるよう、価値の順位も提案している。諸価値は次のような階層的秩序をなしている。すなわち、（1）生命と健康、（2）適切で、痛みのない口腔機能、（3）患者の自律性、（4）好ましい診療という価値、（5）審美的価値、（6）コスト、（7）その他の外的要因である。

　順位同様、まさにこうした価値が存在すること自体が、歯科医療の内外を問わず議論の的になっている。たとえば、無痛歯科医療の名の下に局所麻酔が用いられる場合、わずかとはいえ、ある程度は常に生命の危険を冒すことになるのだが、たいていの歯科医師はそのリスクを妥当なものと考えている。デンタルヘルスや適切な機能よりも、患者の自律性を重んじる人もいるだろう。患者は外的（非歯科的）要因を上記の他のすべての価値よりも高く評価するかもしれない。これらの価値の多くについては、準拠する倫理体系次第では、こうした価値とはまったく関係のない別の倫理的関心のほうを優先しなければならないことになる。それについては第2章で確認する。当面は、考えられる価値リストの1つをまとめておけば、さらに議論を深めるための枠組みが用意でき、役に立つであろう。

生命と健康

　生命維持と全体的な健康促進は、開業医と患者すべての主要な関心事である。ふつうの状況であれば、歯科医師は、患者の生命や健康を危険にさらすような治療を企てるべきではない。オーザーらの事例にある「顔にひどい外傷を負った悪性高熱の男性」のように、全身麻酔による治療条件の向上によって期待される審美的改善よりも、全身麻酔時に死亡するリスクのほうが重大な場合もあろう。それゆえこのケースでは、口腔外科医は局所麻酔を使用した。

適切で、痛みのない口腔機能

　この複雑かつ重要な価値には、大まかにいって2つの側面がある。まず第一に、開業医は、年齢、健康、ホームケアへの協力といった要素に適した行為を高く評価する。こうした価値には、疾患予防の基本やオーラルヘルスの維持が含まれている[13]。ひどい歯周疾患で、それまでの口腔衛生習慣も不十分だった患者のケースでは、治療を始める前に、もっと厳格なホームケア基準の必要性を強調することが大切である。身体的機能に制約があって、通常の協力基準を満たすことがどうしてもできない患者の場合には、成否が患者の協力にかかっているような治療を始めることは、倫理に反する。歯科医師はそう結論づけるであろう。

　第二の側面は、口腔機能の快適さに関わる。機能面で長期的に期待できる利益を、その

他の価値よりも高く評価する歯科医師や患者もいる。このような歯科医師は、健康な歯の保存を重んじ、可能なかぎり最高の歯科医療を行う[13]。たとえば、ブリッジで結合される歯に深刻な歯周疾患があって、1、2年しかもたないと思われたとしたら、たとえ患者がそうすることを要求し、快く代金を支払うとしても、そうした修復物を作製するのは、倫理に反するとみなされる。

患者の自律

ヘルスケアでいう自律性とは、自らの価値観や目的を反映したヘルスケアの決定を下すことのできる患者の能力を指す。オーザーら[31]が例示している患者は、歯の治療をこれ以上行うことを断って、抜歯を求めた。問題の歯には他の処置がいくつか施されており、今度は根管治療とクラウンが必要であった。歯科医師は保存が可能だと考えて、患者の選択に反対した。この状況では、歯はすでに損なわれている。したがって、歯科医師は抜歯に反対するが、患者の要請は理にかなっており、それに応じてもよい。

好ましい診療という価値

治療の選択肢に関して、歯科医師が正規の大学教育期間中に授けられる教えは、強い影響力をもっている。例を挙げれば、（可能なら）齲歯の抜去よりも保存修復処置を施す、損傷のひどい歯にはアマルガム保存修復処置よりもクラウンを用いる、どちらも可能な状況なら、部分床義歯よりもブリッジを使用する、といったことである。好ましい診療という価値は、多くの歯科医師の心のなかで、コストや審美性よりも高く位置づけられているのだが、オーザーらは、この価値は患者の自律ほど重要ではないとしている。さらに、この序列を認める人たちは、選択肢がある場合には、それを患者が十分承知していることを重視する。また、よくある状況だが、歯科医師の意に添わない治療を患者が選んだ場合、医師は患者の要望に応じるべきことを、好ましい診療という価値は示唆している。

審美的価値

歯科医師は、顔貌と口腔内の様相が患者にとって重要であることを認識しており、治療を勧めるときには、審美的な要素を考慮するのが常である。他方、審美性と痛みのない口腔機能とが折り合わない場合に、歯科医師が審美性を機能に優先して顧慮することはありそうにない。

コスト

通常、コストは主に患者の問題と思われているが、しかし歯科医師の勧めるものにも影響を与える可能性がある。患者には金銭的負担が重すぎるとわかっている、あるいは、少なくともそう思われるという理由から、歯科医師はある特定の治療を勧めないかもしれない。

しかしながら、歯科医師が患者に何かを勧めるときに、コストは低いランクの価値と考えられるのがふつうである。たとえば、発育不全の上顎中切歯に着色が起こっている場合の治療を考えてみよう。たとえクラウンが飛び抜けて高価であっても、審美性が改善されるという、純粋にその理由から、歯科医師はコンポジットレジンによる保存修復処置よりもクラウンを勧めそうである。もちろん、患者の財政状況は歯科医師とはまったく異なる

であろうから、患者はコスト面を重視するかもしれない。

外的要因

　純粋に歯科的な事情とは別の要因が歯科医師の意思決定プロセスに入ってくることは多い。この広範囲なカテゴリーには、社会的、文化的な影響や、公共の福祉、社会的正義の諸要因、歯科医師自身の個人的責任まで含まれる。特定の外的要因は、価値の序列において高く位置づけられるに値するかもしれないし、ときには、たとえばコストや審美的要因以上に重要かもしれない、とオーザーら[31]は認めている。

　歯科医療において倫理的決定を下す際に価値が果たす役割は複雑で、議論の余地のある問題である。価値の役割をはっきり知るとともに、倫理的意思決定にアプローチする際の選択肢となるものをもっと体系的に理解するためにも、倫理学的理論の基本をいくらか調べる必要がある。

参考文献

1. Freidson E. The future of the professions. *J Dent Educ* 1987;51:140–144.
2. Bok D. Ethics, the university, and society. *Harvard Magazine* 1988;39–50.
3. Anonymous. Ethics committees double since '83 survey. *Hospitals* 1985;59:60–66.
4. Odom JG. Recognizing and resolving ethical dilemmas in dentistry. *Med Law* 1985;4:543–549.
5. Beauchamp TL, Walters L, eds. *Contemporary Issues in Bioethics*. 3rd ed. Belmont, Calif: Wadsworth; 1982:655.
6. Levit KR, Lazenby HC, Cowan CA, Letsch SW. National health expenditures, 1990. *Health Care Financing Rev* 1991;13:29–54.
7. Stoline A, Weiner JP. *The New Medical Market Place*. Baltimore, Md: Johns Hopkins University Press; 1988:210.
8. Warner R, Segal H. *Ethical Issues of Informed Consent in Dentistry*. Chicago, Ill: Quintessence Publ Co; 1980:115.
9. Odom JG. The status of dental ethics instruction. *J Dent Educ* 1988;52:306–308.
10. Jong A, Heine CS. The teaching of ethics in the dental hygiene curriculum. *J Dent Educ* 1982;46:699–702.
11. *Source Book of Health Insurance Data*. Washington, DC: Health Insurance Association of America; 1989.
12. Veatch RM. *Case Studies in Medical Ethics*. Cambridge, Mass: Harvard University Press; 1977:421.
13. McCullough LB. Ethical issues in dentistry. In: *Clark's Clinical Dentistry*. Philadelphia, Pa: JB Lippincott; 1988:1–17.
14. Hasegawa TK, Lange B, Bower CF, Purtilo RB. Ethical or legal perceptions by dental practitioners. *J Am Dent Assoc* 1988;116:354–360.
15. Bebeau MJ, Speidel TM. Faculty and course development for a problem-oriented course in professional responsibility: final report. Chicago, Ill: American Fund for Dental Health; 1983.

16. Holloway JA, McNeal DR, Lotzkar S. Ethical problems in dental practice. *J Am Coll Dent* 1985;52:12–16.
17. Dummett CO. Ethical issues in dentistry. In: Reich W, ed. *Encyclopedia of Bioethics*. New York: The Free Press; 1987.
18. Devine JA. If you don't care, who will? *J Am Coll Dent* 1984;51:8–11.
19. Cole LA. Dentistry and ethics: a call for attention. *J Am Dent Assoc* 1984;109:559–561.
20. American Dental Association Council of Ethics, By-laws and Judicial Affairs. Principles of Ethics and Code of Professional Conduct, with official advisory opinions revised to May 1992. Chicago, Ill: American Dental Association; 1992.
21. American Dental Association, Office of Quality Assurance. Toward a broader understanding of ethics, self-regulation, and quality assurance. *J Am Dent Assoc* 1987;114:246–248.
22. Spaeth D. Dentist's role in peer review takes open mind. *ADA News* 1989; Nov 20:24, 26.
23. Sadowsky D. Moral dilemmas of the multiple prescription in dentistry. *J Am Coll Dent* 1979;46:245–248.
24. Hirsch A, Gert B. Ethics in dental practice. *J Am Dent Assoc* 1986;113:599–603.
25. Giangrego E. Child abuse: recognition and reporting. *Spec Care Dent* 1986;6:62–67.
26. Davis M. Dentistry and AIDS: an ethical opinion. *J Am Dent Assoc* 1989:19 (suppl);9–11.
27. Bergamo FC. Ethics in the eighties. *Spec Care Dent* 1985;5:204–205.
28. Wetle T. Ethical issues in geriatric dentistry. *Gerodontology* 1987;6:73–78.
29. Dunn WJ. Third-party coverage and ethical implications in dentistry. *Compend Contin Educ Dent* 1985;6:751–756.
30. Spaeth D. Dentists facing pressure. *ADA News* 1988; Sept 19:20–21.
31. Ozar DT, Schiedermayer DL, Siegler M. Value categories in clinical dental ethics. *J Am Dent Assoc* 1988;116:365–368.

第2章

基本的な倫理学的理論

道徳性の意味

　本書のケースは、倫理を論じるものである。それゆえ、ケースが提起する問題を直接検討する前に、道徳性と倫理の意味について、基本的なことを理解しておく必要がある。また、道徳的主張がどのようにして正当化されるのか、倫理学における主要な立場とは何かということも、知っておくと役に立つであろう。本章と次章ではこうした問題への答えを概説する。第4章では、臨床的ケースで提起される倫理問題の解決方法を探究することにしよう。

倫理と道徳の意味
評価に関わることと事実に関わることを区別する
　歯科医療で直面する多くの問題は、事実に関する問題とみなすことができる。アマルガムによる保存修復処置とコンポジットレジンによるそれとでは、いずれが長持ちしそうなのか、あるいは、歯髄感染の有無はどうか、といったことを歯科医師は知りたがるであろう。これらは優れた歯科学によって回答可能な問題であると、少なくとも当面は、想定してさしつかえない。
　歯科医療において同様に重要な、他の部類の事実問題もある。患者としては、さまざまな種類の保存修復処置のコストや、処置に伴う痛みの有無、あるいは、クラウンが審美的に目立つか否かを知りたいと思うであろう。歯科医師は、是認できない処置を患者が求めた場合、責任の免除を法が認めるかどうか、知りたがるかもしれない。こうしたことは、正確にいえば歯科学の問題ではないが、それでも事実問題だと考えられるものである。
　歯科医療に関する重要な科学的事実をすべて把握しても、治療を実際にどう進めていったらよいのかは、まだわからない。評価の領域に目を向けずに歯科的処置の良し悪し、正否を知ることは不可能である。臨床的にみて何が適切かは、関連する事実に関する知識と評価の枠組みとを組合わせることによってのみ知ることができる。要するに、為すべきことを意思決定者が知るためには、望ましい結果とは何であるのかを知らなければならない。

評価が下されていることを認識するのは、見かけほど容易ではない。あるアプローチが別のアプローチよりも「良い」と結論を出すこと自体、評価を必要とするであろう。治療に「副作用」があると結論づけるのも同様である。「副作用がある」ということは、それが望ましくないと認めることである。ある歯科的処置の「適応がある」という主張ですら、何らかの評価的要素を伴う。つまりそれは、色々なことを考慮すると、その処置によってもたらされるリスクと利益の組み合わせが、他のどんな選択肢よりもすぐれているという主張である。どの臨床専門職についてもいえることだが、歯科医療でも評価は至るところに存在しているのである。

評価の確認

評価が下されていることを確かめる1つの方法は、善・悪、正・不正、望ましい・望ましくない、といった評価的な言葉を探すことである。ある処置が勧められたり命じられたりする場合のように、いくらか形を変えた評価もある。加えて、「リスク」、「害悪」、「副作用」、「一般に好まれる処置」、「医学的に適応がある」といったフレーズは、すべて誰かが評価的判断を下していることを示している。叙述的形式をとっていながら、実は隠れた価値判断であるような評価もある。たとえば、「1時間はそちら側で噛まないように(You don't want to chew that side for an hour)」、あるいは、「歯科医師は患者の福利に身を捧げる」というように。こうした言明は、すぐに噛むのはよくないとか、「立派な」歯科医師は患者の福利のために身を捧げるといった、漠然とした価値判断を含んでいる。歯科医療倫理の鍵の1つは、あらゆる臨床的決定に際して下されている評価的判断を認識できるようにすることである。

道徳的評価および非道徳的評価

もちろん、あらゆる評価が道徳的であったり倫理的であったりするわけではない。個人的な好みや選好(preference)[＝ある選択肢が他の選択肢よりも「良い」という判断。必ずしも「好み」とは一致しない]の問題だとみなされる評価もある。ある人はゴールドのクラウンを魅力的だと思うかもしれないが、別の人はけばけばしいと思うかもしれない。二人とも評価を下してはいるのだが、どちらも「道徳的」評価とは見なされない。評価のなかには社会的好悪の問題にすぎないものもある。審美的評価もある。さらにまた、文化的あるいは宗教的評価ではあっても、道徳的もしくは倫理的評価ではないものもあろう。

道徳的もしくは倫理的評価は、ある一定の特徴を備えていなければならない。まず第一に、それは行為や人物の評価でなければならない。行為や人物の評価であっても、そのすべてが道徳的評価であるわけではない。あるダンサーは優美かもしれないし、ある歯科医師は手先がすばらしく器用かもしれない。無生物——絵画や部分床義歯——に関する価値判断は、どれも道徳的判断ではない(絵を描いた人や修復物を作製した人については、確かに道徳的判断を下すかもしれないが)。

道徳的評価と非道徳的評価の区別は必ずしも明確ではないが、次の5つの特徴を、すべてではないにしても大部分備えていれば、たいていの人はその評価を道徳的だと考える傾向がある。

1．究極性

道徳的ないし倫理的評価のもっとも決定的な特徴は、判断を下す際の基準が根本的とみなされること、すなわち、判断基準として、それよりも上位の基準が存在しないように思われることかもしれない。こういう判断は、哲学者ジョン・ロールズのいう「最終性finality」を有している[1,2]。「保存修復処置の失敗を隠蔽するために患者に嘘をつくのは不道徳だ」といったとすると、それが意味しているのは、「考えられるかぎり最高の、最も確実な

基準からみて、それは間違いだ」ということである。その判断基準は「神の目」かもしれないし、あるいはそれに匹敵する理性や道徳的自然法のうちに根拠をもつものかもしれない。それとは対照的に、ある行動が正しいと信じる理由を尋ねられたときに、「好きな本にそう書いてあったから」とか、「友人や社会がそういうから」と主張するなら、そうしたものが究極的基準だと思われる理由を問われても仕方がないであろう。我々が何かの道徳的善悪、正邪を語るときには、考えられるかぎり最も究極的な基準に従ってそういっているのである。

2．普遍性

道徳的ないし倫理的評価はまた、しばしば、普遍性を特徴とするとされる[1]。これは、まったく同じ状況におけるまったく同じ行為や人物のことを考えているのであれば、同じ評価的結論に到達すべきだという意味である。「ジョーンズ医師が特定の患者にバーの操作ミスで露髄を起こしてしまった場合に、それを隠そうと嘘をつくのは道徳的に間違っている」というのであれば、ジョーンズ医師のこの嘘を、誰もが不道徳と考えるべきだといっているのである。普遍性という用語がこのように用いられた場合、厳格さやリーガリズムの含みはない。それは、「状況がどうであれ、どんな場合でも嘘はすべて不正である」という見解ではない。嘘をつくのも正当だと思われるような何らかの極限的状況 ── 自分や他の誰かの命を救うためといった ── にジョーンズ医師があることも考えられる。ここでの主張は、ある評価が道徳的だと言ったとすると、(特定の場合に嘘をつくことのような)ある行為を考慮する人なら誰であれ、同じ評価に到達すべきだと考えるということである。

この意味では、道徳的評価は個人的好みの問題とは違うし、社会的判断とも異なる。ある人はゴールドが好きで別の人はそうでなくても、我々はそれを矛盾だとは思わない。このような選好は、好みの問題として扱われる。好みについては意見が違っても、互いに矛盾するわけではない。しかしながら、ある特定の場合に、健全歯を抜くのは道徳的に誤っているというとすれば、それは、その場合のその行為を考察する人なら誰でも、同じ結論に到達すべきだという意味なのである。

この見地からすれば、道徳的判断は科学的判断に似ている。二人の人間が正確に同じ事柄を同時に考慮するならば、その事柄の記述について一致すべきである。もちろんこれは、人々が実際にいつも道徳的判断について一致することを意味するわけではなく、その点は科学的判断の場合と同様である。普遍的であると信じられている事柄に関しては、矛盾した記述が同時に真ではあり得ないということにすぎない。もし二人の人が同じ出来事について同時に記述することが矛盾するとしたら、どうみても一方しか正しい可能性はないのである。

3．利他主義あるいは中立主義

道徳的評価のもう1つの特徴は、それが中立的、ないし「一般的」だということである。判断は、それを下す人に都合のよいように仕立て上げるわけにはいかない。歯科医師は、部分床義歯よりも儲かるという理由だけでブリッジを勧めてはならない。「歯科医師は、利潤が一番大きいことだけを理由に治療を勧めてよい」という規則は、中立性の基準を満たさないであろう。「頼みにされる専門家は誰でも、もっぱら個人的利益に基づいて助言してよい」という規則を受け入れる用意が我々にあるのなら別だが。道徳性の原理と規則は、それを述べる人に都合のよいように作りあげることのできないものである。

4．公開性

評価を道徳的にするために役立つもう1つの基準は、評価とその根拠を「公にする」心構えである。この基準によれば、望ましい結果をもたらすために秘密に頼る判断は許されない。たとえば小児歯科医が、切削に痛みが伴うのはほとんど確実だとわかっていながら、

幼い子供には「たぶん痛くないよ」といおうとする。この場合、罪のない嘘で子供の不安を防げるのだから正当だと彼は考えている。しかしながら、患者の気持ちを楽にするためなら嘘をつくというのがこの医師の方針だと患者に知れわたったなら、彼のねらいはうまくいかなくなってしまうであろう。公開性の基準によれば、このような方針が道徳的であるのは、それを公にできる場合に限る。

5．序列

　最後に、どんな原則、規則、人物評価の組み合わせであっても、相容れない主張をランクづけする基礎を提供するものでなければならない。専門家の仕事において倫理問題が生じてくるのは、2つの競合する義務の板挟みになっている場合が多い。たとえば、歯科医師は歯を保存修復してできるだけのことをしたいと思っているのに、患者は自律性に訴えて抜歯を望む場合である。秩序立った倫理的説明は、いずれの主張が道徳的優先権を有するのか、そして、なぜそうなのかを述べることができなければならない。

　これら5つの基準 ── 究極性、普遍性、中立性、公開性、序列 ── が倫理体系の基準を構成し、非道徳的判断と道徳的判断を区別する方法となる。人間の行為や人物に関する評価的主張がこれら5つの基準に合致すれば、それは道徳的もしくは倫理的主張であろう。

道徳的なものと倫理的なものの区別

　これまで我々は、事実に関する主張と評価に関わる判断を区別し、道徳的ないし倫理的判断とそうでないものとを区別してきた。いま概略を述べた基準に合う判断に適用される2つの言葉も、明確に理解しなければならない。我々は、こうした評価的判断を「道徳的」とよんだり「倫理的」とよんだりと、さまざまであった。しかしその違いは何か。

　モラル moral（道徳的）という語とモーレス mores つまり習慣とが語根を同じくすると考える人々は、道徳的という言葉を、社会的慣行もしくは慣習に対して用いる。英語では、モーレスは道徳から区別される。実際、モーレスが道徳的領域にあるとは考えられていない。慣行もしくは社会的習慣は、つまるところ、必ずしも道徳的でなくても立派に成り立ちうる。モーレスとは、定着した社会習慣だけを指す。必ずしも判断の究極的源泉のうちに、すなわち、それを越えて可否を問うことのできない源泉に根拠をもっていなくてもよいのである。たとえば、ある特定の文化においては、短いスカートをはいている女性は不道徳だとみなされるであろう。たとえ、この文化の外部にいる観察者としての我々には、こうした判断が現在の社会的コンセンサスの反映にすぎないとわかっていたとしても、そうなのである。

　道徳的という語を定義しようとするもう1つの試みは、道徳的なものを、宗教的ともいえる深い確信と同一視することである。道徳的見解は深い確信であるかもしれないし、宗教的伝統に根ざしているかもしれないが、そうでなければならないというわけではない。さらに、倫理的見解も同様に深い確信であって、宗教的基礎をもつものかもしれない。それゆえ、その確信が深かったり宗教的であったりすることは、道徳的と倫理的という言葉を区別する基礎ではないように思われる。

　道徳的なものと倫理的なものを、また別の意味で識別しようとする試みもある。非反省的でその場限りの判断は「道徳的判断」とよべるのに対して、もっと体系的で論証的な説明は「倫理」とよばれることがある。もしこれが2つの用語の適切な区別であるとすれば、道徳性は特殊的判断に関わるのに対して、倫理は、特殊的道徳判断を支持する、鍛えあげられた体系的で論証的な「理論」を指している。この意味では、誰でも道徳的判断を下しているのだが、道徳的判断を支える倫理的な説明は、一部の者にしかできない。倫理学は道徳についての体系的反省である。

　本書では、「道徳的」という言葉は特殊的判断を指すのに用い、体系的思考を指す場合に

は「倫理的」という言葉を使うことにする。2つの用語の間に厳密な区別はないが、歯科医師、患者、あるいは社会が下すその場限りの判断を指すときには、それを道徳的判断とよぶことにする。アメリカ歯科医師会や宗教的集団、あるいは哲学の学派の倫理規約のように、道徳的正否に関するもっと体系的な理論を吟味する際には、倫理について語ることになるであろう。

倫理の基礎となりうるもの

　もし道徳的判断とその背後にある倫理体系の基礎が、それを越えて可否を問うことのできない究極的基準にあるのなら、その究極的基礎とはいったい何なのか。倫理学的理論の歴史の大部分は、その問いに答えることにあてられてきた。倫理の基礎はいくつか提唱されている。

文化相対主義

　はじめて道徳判断について考え始めるとき、倫理とよばれるものはほんとうは我々の文化的判断にすぎないのではないかと思うことは、珍しくない。しばしば「文化相対主義」とよばれる立場によれば、何かが道徳的だとみなされるための必要条件は、自文化による是認だけである。

　確かに異文化の判断は、道徳的であると信じられている事柄に関して、意見を大きく異にしている。スカートの長さや性的なことだけをいっているのではない。嘘をついたり、殺したり、約束を破ったり、他の人たちを傷つけたりすることの正当性に関する基本的信念もそうである。「異なる文化に住む人が表明しているのは、その人が属する文化の判断にすぎない」というのは、確かに1つの可能な解釈である。

　しかし、よく考えてみると、文化相対主義というこの立場には重大な問題がある。まず第一に、「記述的相対主義」と「規範的相対主義」を区別しなくてはならない。記述的相対主義は事実に関する主張で、道徳的だと思われている事柄について、異文化の人々は異なる見解を抱いているとするものである。2つ以上の文化を見聞した人であれば、このような差が実際存在することを否定する人はほとんどいない。

　規範的相対主義は、道徳規範の根本的源泉に関する主張である。道徳判断には単一の普遍的基礎はないというのである。文化的規範的相対主義とは、道徳的判断の基礎はそれぞれの文化で共有される信念にしかないという見解である。しかしながら、何が道徳的問題と思われるかという点で、2つの文化を代表する者の意見が分かれたとしても、だからといって、倫理学は文化的意見の問題にすぎないと、自動的に結論づけることはできない。「意見が合わないのは、道徳判断の究極的基準がさまざまな文化的信念にしかないからだ」という結論に達するためには、片づけなければならない仕事がまだある。まず第一に、意見を異にする2つの文化は、ほんとうに同じ事象について考えているのか、それを確かめる必要がある。新しい歯科技術開発のような研究目的で、実験動物に痛みを与えるという重要問題のことを考えてほしい。小さな哺乳動物の話だとして、動物に何が起こっているのか、すべての文化が事実に関する見解を同じくしているわけではない。ある文化では、麻酔されていない動物の歯を抜くのは、動物を傷つけることだと考えられ、別の文化ではそうは考えられていないとしよう。その場合、「動物の使用について異なる道徳判断を下

していたら、必然的に倫理的原則の問題について、結局は意見を異にすることになる」と想定するのは、近視眼的である。動物を傷つけるのは間違っているが、正当な研究のために無痛状態で抜歯するのは許容し得ると、両者ともに考えている可能性はある。

差異が、単に事実に関する信念に関わるだけではなく、道徳判断に関わるものだとわかるまでは、文化の違いを道徳的見解の真の相違によるものと考えることはできない。

第二に、たとえ2つの文化の道徳的見解はほんとうに異なると確信できたとしても、その相違によって、「道徳判断の基礎は文化にしかない」という主張の正しさが、証明されるわけではない。これは確かである。仮にある文化は、人間生活向上のためなら動物を傷つけるのも道徳的に正しいと考え、別の文化はそうは考えないことを明らかにできたとしても、だからといってそうした見解の基礎が文化的観点にすぎないと証明されたわけではないのである。何か他に基礎――神の意志やそれぞれの文化を越えた別の普遍的合理性――があって、両方ともそれに訴えている可能性もある。神の意志が何であり、理性が何を命じるのかという点に関して意見を異にしているだけなのかもしれない。実際、2つの文化が、それぞれに争う価値があると考えていることについて一致しないのであれば、両者は、論争を解決するための1つの文化横断的基礎が原理的には存在すると信じているのでなければならない。そうでなければ、なぜ争うのだろうか。

ある文化が道徳的と解している事柄が、ほんとうはそうでない可能性もある。判断の特質を誤って分類しているかもしれない。我々の文化では、カード遊びを不道徳だと考える人もいるが、退屈だとか時間の無駄だとか思うことはあっても、不道徳だとはとうてい考えない人もいるだろう。

ある文化で誤って道徳的問題だと考えられている問題があるとしても、だからといって、道徳的だと信じられている問題のすべてが、ほんとうは文化的問題にすぎないことになるわけではない。

個人的基準

文化相対主義における1つの問題は、ある行為が自文化の基準には合っているが、にもかかわらず道徳的には間違っている、ということが矛盾なしに可能だと思われる点である。たとえば、南北戦争前の南部奴隷制社会に暮らす人が、「私の文化では、奴隷制度が道徳的に正しいと信じられているが、しかし、ほんとうは間違っている」といえたはずである。もし矛盾なしにそういうことができるのなら、文化は道徳性の基準であるはずがない。さらに、たとえ文化相対主義を受け入れたとしても、適切な文化を決定するのは非常に難しいであろう。それぞれの個人は、宗教文化、国民文化、民族文化、家族文化、教育文化と結びついている。実際、我々は皆、多くの文化的、下位文化［＝サブカルチャー］的グループの複合物なのである。倫理的判断を下すための文化を1つだけ同定することは、たとえそうしたいと思っても、不可能であろう。

代案の1つは、個人を倫理的判断の基準にして、その判断に訴えることである。「個人相対主義」によれば、行為や人物が善いあるいは正しいと考えられるのは、自分の個人的基準に合致するときである。この見方によれば、準拠すべき基準は、文化ではなく個人である。

この見解を評価するのは、文化相対主義の場合よりもいくぶん難しい。我々は、少なくとも基準が何であるのか、明らかにすることができる。しかし、「私にとって動物を傷つけることが道徳的に不正であるのは、私が個人的に抱いている道徳規準に反する場合だけだ」と、ほんとうにそういいたいのであろうか。「道徳性とは、正邪についての個人的基準との一致以外の何ものでもない」と、ほんとうにそういいたいのであろうか。そうなる

と、人がその判断において道徳的に誤るということが論理的に成り立たなくなってしまう。もちろん他の人たちの行為が間違っていると思うことはありうる。しかし、各人にとって、その人々が間違っている理由は、個人的基準に反していることにしかない、と考えねばならなくなる。そのことはもちろん、問題になっている行動に関与している人々自身の道徳的正しさとは矛盾しない（なぜならその人々も自らの基準に従っているのだから）。個人相対主義は、道徳性を自分自身の規約もしくは基準との一致に還元してしまう。各人がその人自身にとっての究極的判断基準となることを意味する。

いかなる倫理的判断についても究極的基準は存在せず、個人よりももっと普遍的な何かを探し求めるのは思い違いだ、というのはほんとうかもしれない。しかし、個人相対主義は擁護困難な立場である。それはたとえば、私の嘘や不正や盗みは正しいと私が考え、同時に他方で、同じ状況下で、私の嘘や不正や盗みは間違っていると他の誰かが考えても、それらの間に矛盾はないことを意味する。大多数の人にとって、道徳性とは正邪の問題であり、その基礎は文化的基準にあるのでもなければ、個人的基準にあるのでもない。道徳性の訴えは、これらの水準を越えている。道徳性が好みや選好の問題と異なる理由、道徳性の諸問題が論ずるに値する理由は、ここにある。これが専門職の倫理を、文化への適合性や個人の考え方以上のものたらしめているのである。では、倫理の基礎は個人的基準や文化的基準よりも根本的、究極的であるはずだというのなら、何がそのようなものであり得るのか。

専門職の規約

道徳性の文化的基準や個人的な基準に従ったのでは、歯科医療における専門職倫理の十分な基礎は与えられないとすれば、他にどんな可能性があるのだろうか。歴史的に、専門職は自らの道徳規約を生み出し、構成員同士の倫理的論争の判定に関して責任を負ってきた。少なくとも専門職倫理に関しては、専門職が倫理的判断の究極的基準を提供するといえるであろうか。

はやくも古代ギリシャ、ヒポクラテスの時代から、医師集団は自分たちの道徳律を記してきた。とくにヒポクラテス派の医師は独特な規約を立案し、中世に専門職が独立するにつれて、それは医療専門職独自の倫理規約の基礎となった。

ヒポクラテスの誓いは、2つの独立した部分から成っている。すなわち、専門職への忠誠の誓いと行為の規約である[3]。今日ではほとんど意味をなさない不明瞭な要素——たとえばギリシャの神々にかけて誓うことや、外科手術の禁止すら——も含まれている。しかし、それはまた、今日に至るまで変わりのない医療従事者倫理の本質を含んでいるという人もいる。ヒポクラテスの誓いが医療従事者に約束させているのは、自らの能力と判断に従って常に患者のために働くということである。そこには、曖昧で議論の余地があるであろう機密保持の約束や、致死薬および中絶用の「膣座薬」を与えることに対する、同様に漠然とした反対意見が含まれている。

ヒポクラテスの誓いやそれを修正したものが、医療専門職に倫理的基礎を提供できるかどうか、また、アメリカ歯科医師会の規約が、歯科医師の倫理的行為基準に関する専門職の見解の総括として使えるかどうか、吟味してみよう。問題は、歯科医師の倫理的義務に関する専門職の解釈が、我々の求めてきた究極的基礎となり得るのかどうかである。専門職はまさにその職業的性格に従って自らの倫理基準をつくるものだと考える人もいる。しかしながら、それは異論の余地のある、説得力に欠けた見解である。この見解に含まれる1つの考え方は、歯科医師倫理の拠り所として唯一普遍性をもつのは専門職だとするものである。しかしながらこれは、とくに、神があらゆる道徳性の源だと主張する宗教的集団

に属している歯科医師や、世俗的倫理体系を支持する歯科医師に関しては、問題を引き起こす。

もう1つの考え方によれば、専門職は歯科医師倫理の拠り所になり得るものの1つに過ぎない。また別の集団も、歯科医師の規範がどうあるべきかということに関する独自の考え方を定式化しているだろう。たとえば広告の倫理性について、歯科医療専門団体は1つの見解に達したが、素人のグループのなかには異なる見方に到達したものもある。こうした考え方は我々を文化相対主義に引き戻し、新たな問題を提起する。歯科医療専門職の構成員が歯科医師の倫理的義務だと信じているものは、他の社会的集団が考えるものとは異なっている可能性がある。規範が何であるのかをはっきりさせるうえで、専門職外の人たちが専門職内部の人たちに譲るべき理由があるとは思われない。

別の見解もある。歯科医師規約に表明されている規範が比較的普遍的な基礎をもつのはほんとうだが、ただし、その規範がどういうものなのかを知る能力をもつのは、専門家だけだというのである。ここで問題になるのは、歯科医師（や他のあらゆる専門家）になる過程でしか、当の専門職に適用される倫理規範を理解する能力は、与えられないのかどうかである。専門職のための倫理規範を決定することのできる方法はたくさんあり、専門職内部で取り決めるというのは、その1つにすぎない。

専門職外部の人々に対する歯科医師の倫理的義務として妥当なのは何かという問題をめぐる議論が、ますます頻繁に生じるようになってきた。たとえば、秘密を漏らしたり情報開示が不十分であったりしたほうが患者のためになると思われるとき、歯科医師はどうすべきなのか。それに関して意見は一致していない。社会の利益と患者の利益が対立する場合、歯科医師はどうすべきなのかという点で、意見が食い違うこともある。とくに、厳密には誰が専門職を代弁するのか必ずしも明白ではないとわかってくると、このような論争を解決する最終的基準がどんな場合でも専門職でなければならないという考え方は、ますます議論の余地があるものとなる。

普遍的基準

もし、個人の考えと同様に、文化的集団（専門家集団を含めて）も道徳判断の基礎として適切な基準ではないというなら、ほかに何がその究極的基礎となりうるのであろうか。教団の構成員、とくに一神教の信者にとっては、答えは明白である。行為や人物が倫理的なのは、その教団が信奉する神の道徳基準に合致する場合である。神がある行為を是認するのであれば、もしくは、神が創造した道徳法則にそれが合致するなら、その場合には、定義によりその行為は道徳的に正しい、とこのような教団の信者は考える。その人にしてみれば究極的基礎が見つかったわけだが、もちろん、誰もが信者の解釈に同意するわけではない。その基礎が普遍的だというのは、すべての人が信者の基準を根本的なものとして受け入れるべきだと当の信者は思っている、という意味である。

非宗教的な思想家も、何らかの普遍的基準を受け入れる可能性がある。それは理性のうちにあるかもしれない。たとえばカント[4]は、理性のうちに倫理の究極的基礎があると考えた。それに対して経験主義者は、経験を通して知ることのできる自然本性のうちにそれを見ていた[5]。道徳規範は普遍的だが、理性や経験よりもむしろ直観を通して知ることのできるものだと考えた人たちもいる[6]。こうした見解すべてに共通した認識は、次のようなものである。すなわち、人が道徳判断を下すときには、何らかの普遍的源泉のうちに基礎をもつ主張をしているのであって、その源泉は原則的にはすべての人が共有すべきものだ、ということである。もちろん、必ずしもすべての人がこのような道徳判断に賛成するわけではないだろうが、しかし、特定の倫理判断について意見が一致しなければ、そこに

は矛盾が存在することになる。つまり、少なくとも一方の見解は間違っているに違いない。

また別の倫理学的理論は、倫理を純粋な相対主義に切りつめることなく、道徳の基礎についてのこうした考え方を退けようとしてきた。道徳的言明は、ほんとうは普遍的基準に関する客観的言明などではまったくないのであって、単なる情動の表出[7]、同意を求める努力[8]、もしくは、他者の行為への指図にすぎない[9]、と考えた人たちもいる。結局、道徳判断の究極的基礎が何であるのかについて、完全な理論というものはただ１つも存在しないであろうと認めざるをえない。そういう理論がもしあったなら、道徳に関する不一致はもはや存在しないであろう。

しかしながら、本書のケース分析へと歩みを進めていくと、我々が検討しているのは、行為や方針あるいは人物特性が、究極的とみなされる基準に従って評価される仕方であることがわかるはずである。こうした判断について我々は必ずしも一致できないという事実は、このような究極的基準が存在しないことの証拠になるわけではない。結局のところ、こうしたケースで提起されている問題は各自が自分自身で判断しなければならないのだが、それは、個人の考えが究極的判断基準だというのとは、別のことである。

倫理の問題は、いろいろな意味で科学の問題に似ている。（倫理でも科学でも）たいていの問題に関して、正しい答えはすべての人にとって――あるいは少なくとも、その問題を考えるのにいくらか時間を費やした人には――きわめて明瞭である。長きにわたって激しく苦闘した人たちでさえ、正確には何が妥当な説明なのか、合意に達することのできない困難なケースが（科学でも倫理でも）存在する。結局は各自が自分自身で決定しなければならないのだが、しかし、他のどれよりも適切な説明もしくは「正しい」説明など存在しないということだと考えてはならない。その点は倫理でも科学でも同じである。倫理の名において主張されることが、実際は単なる好みの問題（意見が合わなくても矛盾ではないと思われる問題）にすぎない可能性は十分にある。しかし、だからといって、倫理的主張がすべて最終的には単なる個人的見解の問題になるわけではない。

規範倫理学的理論の選択肢

倫理の本質と意味、そして、道徳的主張を確認し正当化する方法について探求したので、行為や方針、規則、人物特性の正邪、善悪を決めるものに関する主要な体系的立場、いわゆる「規範」倫理学について、いくらか語っておく必要がある。道徳的主張の意味と正当化、それから、どんな判断基準を用いるのかという予備的問題については、脇に置いておかざるを得ない。

規範倫理学的理論は、現在とくにヘルスケア倫理の研究における取り組みの対象になっているが[10~16]、しかし基本的な問題は、どんな種類の規範倫理学的理論でも同様であろう。規範倫理には３つの一般的な種類の判断がある。どんな種類の行為もしくは規則が正しいのかに関する判断（行為理論）、道徳の範疇外のどんなものが良かったり悪かったりするのかに関する判断（価値理論 value theory ないし価値論 axiology）、そして、どんな人物特性が望ましいのかに関する判断（徳理論 virtue theory）である。

行為理論

本書のケースが提起するもっとも明白な規範倫理学的問題は、歯科医師あるいはその他

の人々の行動が道徳的に許容できるかどうかに関わるものである。こうした判断は、行動の特殊例について下されることもあれば、行動を律するもっと一般的な規則について下されることもある。いずれにせよ、それらは正しい行為に関する理論、もしくはいわゆる行為理論の一部である。

　正しい行為に関する理論は、行為を正しいものにしたり誤ったものにしたりすることにつながる一般的原則を(究極的な道徳的評価基準によって)明確に表現する。こうした原理は、普通の人が理解できる程度の数に制限されなければならないから、必然的に非常に概括的になる。それは、善行(よいことをすること)、無危害(害悪を避けること)、真実性(真実を話すこと)、誠実性(約束を守ることを含む)、自律性の尊重、殺すことの回避、正義、といった原則である。倫理学の仕事の多くは、これらの一般的な原則を、特殊な状況に関する判断に変換することにある。

　正しい行為に関する一般理論には、これらの一般的な原則が、規則の使用を通して特定の行為に適用されるという見解が含まれているだろう。たとえば、経験則は原則を特殊な判断に変換するために役立つが、しかし規則をもっと真剣に受け取るべきだと主張する倫理学的理論もある。そのような理論にとっては、実践を定義するのは規則なのであって、つまり、実践そのものは、個々別々にではなく[規則を通して]原則によって判定されるようになっているのである。こうした見解は「規則に基礎を置く理論」とよばれる。逆に、(おそらくは規則を単なるガイドラインもしくは経験則として利用しながら)原則を個々の行為にもっと直接的に適用することを提案する理論は、「行為に基礎を置く理論」あるいは「状況理論」とよばれる。規則に基礎を置く理論と行為に基礎を置く理論の概念については、次の2つの節でさらに論じることにしよう。

功利主義と結果主義の諸理論

　歯科医師を含む医療従事者倫理でとくに支配的な主要学派の考えによれば、ほんとうに問題なのは行為の「結果」である。このような理論の主要原則は、善行と無危害である。そこでは、善を為すことと害悪を避けることだけが、行為の道徳的に重要な特徴だと考えられている。

　もちろん、以下の点については大きな違いがありうる。すなわち、(1)何が善あるいは害悪とみなされているのか。(2)善および害悪が客観的に規定されているのか、それとも、単に影響を被る人の選好に基づいているだけなのか。(3)善を為すことと害悪を避けることの優先順位。

　カトリック道徳神学の多くは、行為の正否を人間の「テロス」すなわち自然目的に向かっているか否かで判断するという点で、結果主義的である。非宗教的な結果主義的理論は、もっと日常的、世俗的な結果に注目するであろう。功利主義は最もよく知られている例であろう。功利主義者によれば、倫理の最終的な原則は次のようなものである。すなわち、行為の正しさは、他の行為と比較したとき、その行為によって最大の善がもたらされるかどうかにかかっている。この概念は「最大多数の最大幸福」と表現されることもある[17,18]。これは古典的功利主義的理論では、単純に各人にとっての実質的な善(善マイナス害悪)の総量を考え、ついで関係者全員のそれを合計することによって算出される。

　歯科医療倫理を含めて、ヘルスケア倫理は結果をとくに重んじる。たとえば、第4章でケース分析のプロトタイプとして挙げられる事例の歯科医師は、自動車事故で歯に外傷を負った患者を診るよう求められた。ニーズの妥当性は明白であるにもかかわらず、患者の脅迫的な態度のために、その歯科医師は患者を治療する義務についてあれこれ考えた。すでに確認したように、倫理についての支配的見解によれば、医療従事者には、臨床家の判断に従って患者を益し、害悪から守る義務がある。これは本質的には結果主義的アプロー

チであるが、ある種の歯止めがある。すなわち、重要なのは患者にとっての利益と害悪だけなのである。

この制約を正当化する根拠は把握しにくい。規則に基礎を置く功利主義による、と主張する人もいるかもしれない。各々の臨床家が、患者にとって最善であると信ずることを行うならば、その場合に結局は全体としてもっとも大きな善が結果するということを、我々は何世紀もかかって発見したのかもしれない。それは、一種の規則功利主義的倫理であろう。担当の医師は患者以外のすべての人に関わる結果を無視すべきであるとする規則は、他のどのアプローチを採った場合よりも大きな善が帰結すると思われることを根拠にして、擁護されるのである。

これがうまくいくケースもあるかもしれないが、患者以外のあらゆる人々の利益を無視することによって、一般に社会的利益が全体として最大になるというのは、ありそうにない。臨床家倫理の擁護者が、純粋な結果主義的倫理を必ずしも支持しない可能性もある。「臨床的ヘルスケアの正しい原則は、患者にとっての結果だけが道徳的に問題となるということだ」と彼らは思っているかもしれない。この見地からすれば、患者の福利と他の人たちの福利をトレードオフの関係に置くのは不道徳だとみなされるかもしれない。

このようなトレードオフが不道徳だという、まさにその理由こそが、功利主義者のような純粋な結果主義者には謎であろう（それがちょうど、もたらされる善の総量を最大化する最善の方法となるのでない限り）。しかしながら、多くの臨床家にしてみれば、配慮の対象を個々の患者に限定することには道徳的意味があると思われるのである。彼らは、患者だけに焦点を合わせることが医療専門職業務の本質をなすと思っているかもしれないし、あるいは、このように配慮の対象を個々の患者に限定することを、専門職は社会に約束してきたのだと考えているかもしれない。もしそうなら、完全な結果主義者というわけではない。「歯止めを擁した結果主義者」である。どんな結果が道徳的に重要なのか区別するために、諸々の結果を差別化する一定の原則にも従うということなのである。

義務論的理論

しかしながら、行為を正しくする結果につながる原則を含む倫理学的理論の多くは、単に良き結果を最大化し、悪しき結果を最小化することに焦点を合わせているばかりではない。たとえば、自律性の尊重は、「たとえそこから最善の結果が帰結しなくても」、行為を正しくする原則だと考える理論もある。正味の結果の最大化に焦点を合わせていない原則としては、真実性や正直さの原則、（約束を守ることを含む）誠実性原則、殺すことは不正であるという原則、そして正義の原則（善は公正あるいは平等に分配されるべきである）がある。

正しい行為、規則、習慣というものが、良き結果の実質的最大化に的を絞ってはいない原理によって——少なくとも部分的には——決定されているとき、そういう場合には常に、その理論は「義務論的 deontological」とよばれる。この用語は「義務」を表わすギリシャ語から来ている。このような理論相互の間には大きな違いがあるが、総体としてもっとも多くの実質的善をもたらすものだけに基づいて正しいことが決定されるわけではない、という概念は共有している。

結果主義的理論と同じように、諸原則は個々別々に直接個別的な行為に適用されることも（行為-義務論）、また、一連の規則によって媒介されることも（規則-義務論）ありうる。それゆえ重要なのは、必ずしも結果主義的倫理学の方が具体例本位もしくは状況倫理的というわけではない点に注目することである。規則－功利主義者であったり、行為-義務論者であったりすることは十分可能である。

一見自明的な義務と本来的義務

　上述のようなことが可能なのは、行為もしくは習慣を正しくするものに関する規範的理論のうちには複数の倫理的原則が存在するからでる。複数の原則があるときはいつでも、「一見自明的な義務 prima facie duty」と「本来的義務 duty proper」を区別する必要がある。一見自明的な義務とは、行為の道徳的次元を1つだけ考慮に入れることに基づく義務で、その次元は1つの道徳原則によって表現される。本来的義務とは、あらゆる重要原則を考慮に入れ、原則と原則が対立する場合には、その調停方法に関する何らかの理論を適用した後の義務である。それゆえ、患者を決して傷つけないというのは、歯科医師の一見自明的な義務であろう。たとえ患者に対する善行の義務と患者の自律を尊重する義務を計算に入れたあとでは、痛みを与えることに納得がいき、当然と思われるにしても、である。本来的義務は、あらゆる道徳的原則を考慮に入れるのに対して、一見自明的な義務は、道徳的特質を一度にただ1つしか考慮しない。

価値理論あるいは善とみなされるもの

　あらゆる結果主義的理論と多くの義務論的理論の関心事は、良き結果をもたらし、悪しき結果を避けることである。正しい行為についての倫理学的理論で、何らかの形で結果を考慮に入れるようなものには —— 実質的な善の最大化に焦点を合わせるものであれ、善の正しい配分に関わるものであれ —— すべて、それ以上の要素が含まれているはずである。すなわち、何が善や害悪とみなされるのかの説明があるはずなのだ。実際には、主観的選好に焦点を合わせる理論もあれば、利益と害悪を客観的に確定しようと試みるものもある。

　これらの理論の決定的要素の1つは、歯科的ないしは医科的な善と、経済的、社会的、心理的、家族的、法的な善も含めた他の種類の善との関係である。これは歯科医師にとって興味深い問題を提起する。歯科医師が「オーラルヘルス」という、ヘルスケアに関する特定種類の善のエキスパートだと考えられるのは妥当だろうが、この主張ですら論争の的になる。たとえば、歯科的善とみなされるものを決定する何らかの専門的知識を歯科医師が有しているのかどうか、明らかではない。患者の抱えている問題を効率的、経済的に解決はできるが、いくらか審美的問題が残るような場合、つまり、もっとお金をかければ、審美的に好ましい方法で治療できるというのであれば、歯科医師がそれに対して専門的知識を発揮できる何らかの「正しい」歯科的選択が存在するのか、はっきりしない。同様に、短期的解決を図るか長期的解決を図るかの選択は、必ずしも歯科医師の専門的知識で片がつくわけではない。「オーラルヘルス」の概念についてさえ、分別ある人々の意見は一致しないであろうし、それに関して歯科医師が専門的知識を有しているわけではないのかもしれない。

　道理をわきまえた人々は、他の種類の幸福から切り離された形で「オーラルヘルス」の最大限の増進を望んだりしない。それに気づくと、問題はもっと複雑になる。確かに、何が患者の全般的幸福を最大化するのかわかると主張できる専門家など存在しない。社会全体の幸福に至ってはいうまでもない。それでも、功利主義的理論家、および、善行原則と無危害原則を勘定に入れるその他の理論家としては、こうした問題に対して答えを見いださなくてはならないのである。

徳理論

　まだもう一種類の規範的倫理判断の可能性がある。ヘルスケア倫理においては、少なく

とも行為そのものと同じくらいに、行為者の人物に関心が向けられることがある。徳とは、持続的性質もしくは人物特性で、さまざまな倫理学的理論において、善いとか悪いとかの判断が下される。最近の臨床生命医学的倫理学で、徳理論はルネッサンスのようなものを迎えている[19～21]。行為そのものの倫理に焦点を合わせるのか、行為者の人物に合わせるのかは、行為理論からくる区別である。行為者の徳の多くは、正しい行為の原則に関連している。たとえば、善行に相関的な徳は仁愛である。しかしながら、実際に恩恵を与える（善を為す）ことなく思いやる（善を意欲する）ことも可能である。このような場合には、悪しき動機から善を為すのと、動機はよくても害悪を為すのと、いずれがより重要であるか決定しなければならないであろう。これらの問題をどう判定するにせよ、その二種類の判断は —— いずれも道徳判断とみなされるのではあるが —— 本質的に異なるということを認識するのが大切である。

　本書では、まず第一に行為の倫理に焦点を合わせる。それゆえ、行為や習慣を正しくすることにつながるものを示すために一般に用いられている諸原則を、関係する行為者の相関的徳も評価できることを念頭に置きながら、明らかにしなければならない。それでは、正しい行為の諸原則を特徴づける作業に取りかかることにしよう。

参考文献

1. Rawls J. *A Theory of Justice.* Cambridge, Mass: Harvard University Press; 1971.
2. Beauchamp TL, Childress JF. *Principles of Biomedical Ethics.* 3rd ed. New York, NY: Oxford University Press; 1989.
3. Edelstein L. The Hippocratic oath: text, translation and interpretation. In: Temkin O, Temkin CL, eds. *Ancient Medicine: Selected Papers of Ludwig Edelstein.* Baltimore, Md: Johns Hopkins University Press; 1967.
4. Kant I; Paton HJ, trans. *Groundwork of the Metaphysic of Morals.* New York, NY: Harper and Row; 1964.
5. Hume D. *An Inquiry Concerning the Principles of Morals.* New York, NY: The Library of Liberal Arts; 1957.
6. Moore GE. *Principia Ethica.* Cambridge, England: Cambridge University Press; 1903.
7. Ayer AJ. *Language, Truth and Logic.* London, England: Victor Gollancz Ltd; 1948.
8. Stevenson CL. *Ethics and Language.* New Haven, Conn: Yale University Press; 1944.
9. Hare RM. *The Language of Morals.* Oxford, England: Clarendon Press; 1952.
10. Beauchamp TL, Walters L, eds. *Contemporary Issues in Bioethics.* 3rd ed. Belmont, Calif: Wadsworth; 1989.
11. Pellegrino ED, Thomasma DC. *The Philosophical Basis of Medical Practice.* New York, NY: Oxford University Press; 1891.
12. Jonsen AR, Siegler M, Winslade WJ. *Clinical Ethics: A Practical Approach to Ethical Decisions in Clinical Medicine.* New York, NY: Macmillan; 1982.
13. Englehardt HT. *The Foundations of Bioethics.* New York, NY: Oxford University Press; 1986.
14. Emanuel EJ. *The Ends of Human Life: Medical Ethics in a Liberal Polity.* Cambridge, Mass: Harvard University Press; 1991.
15. Brody B. *Life and Death Decision Making.* New York, NY: Oxford University Press; 1988.
16. Veatch RM. *A Theory of Medical Ethics.* New York, NY: Basic Books; 1981.

17. Bentham J. An introduction to the principles of morals and legislation. In: Melden AI, ed. *Ethical Theories: A Book of Readings.* Englewood Cliffs, NJ: Prentice-Hall Inc; 1967:367–390.
18. Mill JS. Utilitarianism. In: Melden AI, ed. *Ethical Theories: A Book of Readings.* Englewood Cliffs, NJ: Prentice-Hall Inc; 1967:391–434.
19. Shelp I, ed. *Virtue and Medicine.* Dordrecht, The Netherlands: D Reidel Publ Co; 1985.
20. Hauerwas S. *Vision and Virtue.* Notre Dame, Ind: University of Notre Dame Press; 1981.
21. MacIntyre A. *After Virtue.* Notre Dame, Ind: University of Notre Dame Press; 1981.

第3章

倫理原則

　倫理的ディレンマは、臨床的技能や科学的判断よりも、道徳的評価が問題になっている場合に生じてくることが多い。たとえば、嫌な患者の診察は拒否する、他の医者の患者は緊急時でも診察しない、前にかかっていた医者の治療の有害性を患者に知らせない、といったことが道徳的に認められるのか、開業医は知りたいと思うだろう。それぞれの事例において、対立し合う選択肢が示しているのは、倫理原則に依拠した論争上の立場である[1]。

　過去20年にわたって、自律性、無危害、善行、正義といった原則が基本的原則として受け入れられてきた[2~4]。手短かにいえば、これらの原則が求めているのは、(ヘルスケア提供者のそれを含めて)あらゆる行為が以下のものを実際に示して見せることである。

1．自己決定への関心(自律性の尊重)
2．害悪を与えることの回避(無危害)
3．福利の促進(善行)
4．善と害悪の配分における公正さ(正義)

　他の原則が上に列挙した原則に包含されることもある。そこには真実性、誠実性、殺すことの回避、あるいは、プライバシーと機密性も含まれるであろう[1]。こうした原則のなかには一体となってるものもあるだろうし、別の原則から派生したものとして扱われるものもあろう。自律性、真実性、そして誠実性は、人格への尊敬の原則に結びつけられるだろうし、機密性は誠実性という一般的な原則から導出されよう。

　自律性、無危害、善行、および正義を強調しながら、こうした諸原則を導入するのが本章の目的である。後のほうの章で、ケースディスカッションの際に、これらの原則を展開し、歯科医療の諸状況に適用して、基本原則以外の原則の役割を明確にするつもりである。

自律性

　自律性という道徳原則は、プライバシー権、選択の自由、自分の行為に対する責任などの、広範な概念の基礎をなしている[2~4]。それは、不当な圧力を受けることなく、自主的に考え、判断し、行動する自由を支持する道徳原則である[5]。自律性の概念は、政治的自治という西洋的観念から生じたのであるが、医療倫理では、その概念から次のような義務が生じてくる。すなわち、自分の健康に影響を与える要因について、個人が情報を基に決定することを認める義務である。自律性は、とくにインフォームド・コンセントの諸問題に関係する場合には、歯科医療で生じる多くの倫理的ディレンマの中心的問題である。

　自律的な人とは、意識して行動する人のことであり、その行為から、十分な情報に基づく思慮深い個性的な選択が伺われる人のことである。このような人の行動は、決定内容に影響を及ぼす可能性のある、不当な外的圧力および内的圧力を免れている。しかし、きわめて自律的な人であっても、こうした基準すべてをいつも満たせるとは考えられない。必要な情報を欠いたまま決定が下されることもあるし、ときには情報の必要性が認識されないことすらある。また、痛みのような内的要素のために、情報に基づく決定の能力が損なわれることもある。

　こうした理由から、自律的人間よりも自律的行為について語るほうが望ましい。ちょうどいわゆる自律的な人が自律的ではない選択をするかもしれないように、特定の状況においては、非自律的な人や部分的に自律的な人も自律的選択をするかもしれない[6]。精神障害で施設に収容されている人は、友人の選択やその他の日常生活面では、情報に基づく決定を下すかもしれないが、しかし、不妊手術のリスクと利益を秤に掛ける能力は、おそらくまったくないであろう。8歳の子供は部分的にしか自律的ではないが、しかし、デンタルシーラントを用いることによって咬合面齲蝕に付随する問題が、予防されるであろうことを理解する能力は十分にある。

　ヘルスケア提供者と患者との一般に対等ではない関係を考えると、十分な情報に基づいて行動するという患者の権利をヘルスケア提供者が尊重しないかぎり、患者に自律的な選択は不可能である。ここから明らかになるのは、自律性の問題には自律性それ自体と自律性の尊重という2つの異なる側面があることである。自律性は個人みずからによる方向決定を指す。自律性の尊重とは、次のような認識をいう。すなわち、個人としての価値観と信念を抱いて、それに従って行為する権利が人にはあるという認識である。自律性の尊重は、「各人が内在的価値を有し、その一定の権利を他の人は尊重しなければならない」とするカント的見解の構成要素である。これはヘルスケアにおいて非常に重要な原則である[7,8]。歯科医療でいえば、患者には根管治療をする金銭的余裕はないと歯科医師が考え、それゆえに、膿瘍の生じた歯を抜いてもらいたがるだろうと決めてかかるなら、その患者が歯の保存を高く評価していた場合には、その機会を奪うことになるかもしれない。

　自律性の原則が他の原則と対立することもある。患者が選択するのは、残された10本の上顎歯を抜いて義歯を作ることかもしれない。天然歯を維持することの重要性について患者が十分に情報を得ているのなら、たとえ患者の選択が健康をもっとも増進させるものではないとしても、その決定は自律的である。しかし歯科医師の目には、歯周治療と部分床義歯によって機能的利益が最大化されることは明らかであろう。この状況で歯科医師は、患者が望むことをすべきかどうか、あるいは、患者にとって一番の利益と思われるのは何か、決定しなければならない。

　このような対立の取り扱い方が、論争の一因である。自律性をもっともランクの高い原則、犯すべからざる原則とみなす人もいる。しかしながら、これは極端な自由至上主義者

だけが支持する立場である。少なくとも自律的行為によって他人に危害が及ぶケースでは、自律性が制限されなければならないことを、多くの人は認識している。

　自律的に行為することが他の人の神経に障ったり、他の人の道徳的基準を犯す場合には、もっと議論の余地がある。そのような事例の1つを先に検討した。患者は義歯を好み、保存可能な10本の歯を抜くことを選択するのだが、それは歯科医師の基準と衝突する。もっと保存的なアプローチによって、よりよい機能が得られると彼は考えるのである。こうした対立の解決は、原則の優先順位をどう考えるかにかかっている。自律性は、善行、無危害、正義、およびその他の原則と同等の重要性を有すると考える人もいる[9]。この見解によれば、関連する諸原則すべての含意を評価した後で、はじめて道徳的選択が可能となる。また、自律的行為者の福利だけが問題になっている場合には、善行に対する絶対的優先権を自律に与え、一方、他の人たちの権利や福利に影響がある場合には、自律性を加減する人もいる[4]。

　致命的な結果を招く可能性があるにもかかわらず、輸血を断るエホバの証人の成人患者にみられるように、自律性に関する葛藤は、非常に激しいものになるかもしれない。その患者の決定は、神の命令を実行する義務についての信念に基づく、本質的に自律的なものかもしれない。他方、もし患者が子供で、まだ自律的ではなかったら、自律性と善行は直接対立しないであろう。仮に対立があったとしても、それは子供の福利と親の自律性の対立であろう。このような場合、一般に親の自律性は決定的なものとはみなされない。法廷が輸血を命じるかもしれない。こうすることで、子供は自律的選択を表現できるようになるまで守られるであろう。本質的に自律的ではない人々の利益や、当事者以外の人々の正当な利益を守る目的でのみ、自律性に優越することが許されるというのが、多くの人々の考えである[10]。

無危害

　無危害原則の考えによれば、ある行為は、それが他の人たちに害を及ぼす限り、不正である。この原則は一般にヒポクラテスの誓いの基礎と考えられていて、「何よりもまず、害することなかれ」という訓戒として登場する。しかしながら、ヒポクラテスの誓いそれ自体は — 医師は病める者を益し、害悪から守るべきだと述べてはいるものの — 無危害を優越させているわけではない[11]。

　「害悪」の正確な意味、および他の原則との関係における無危害の相対的ポジションが、議論の主題になることもある。たとえば害悪は、情緒的苦悩、財物損壊から、痛みゆえの不自由さ、心身障害、死に至るまでの諸問題を指している。厳密な意味は当人の利益という文脈に依存することが多い。

　無危害原則は、ガートが詳述したようないくつかの行為規則を包含する[12]。痛みを生じさせない、能力を奪わない、盗みや不義をはたらかない、喜びを奪わないなどの規則がそこには含まれる。多くの場合、嘘をつくことや、行動の自由や機会の喪失も同様に害悪であるとみなされるだろう。たとえ害を与えることがなかったとしても、自律性や真実性の原則に反するという理由から、やはり間違っていると思われるケースもある。

　これらの規則のほとんどすべてが歯科診療業務に関わっており、関連性が他の業務の場合よりも明瞭なものもある。無危害の問題は、あらゆる専門職におけるのと同様に、歯科医療でもたくさんある。わずかな外科的手腕しかないのに口腔外科医に患者を紹介せずに

自分で生検を行おうとする一般歯科医や、皮膚に小さな（おそらくは）扁平上皮癌のできた患者を形成外科医にまわすか自分で生検をしようかとあれこれ考える口腔外科医、あるいは、残存歯を全部抜いて義歯を作製してほしいと患者にいわれたが、もっと良い方法があることを知っている歯科医師など。これらすべての事例において、さまざまな形で患者に危害を加える恐れがある。

　無危害の議論は、福利向上の原則である善行の問題に結びつけられる[2~4]。2つの原則の違いからすれば別々に取り扱うのが妥当だと考え、それらを切り離す哲学者もいれば、2つの原則は善行という項目の下で複雑に結びついていると考える哲学者もいる。議論を明確にするために、本書では両者を別々に考察する。

義務のヒエラルキー

　フランケナ[13]は、無危害を善行の下位部門だとみなす哲学者の典型である。彼によれば、善行原則は以下のことを要求する。

1．害悪を加えてはならない。
2．害悪を防ぐべきである。
3．害悪を取り除くべきである。
4．善を為す、もしくは促進するべきである。

善行のこの説明は、他の哲学者なら無危害とよぶであろうもの、つまり、害悪を与えることの回避から始まっている。いずれにしても、これらの規則が、他の人々の福利につながる[行為規則の]連続的系列の一部をなしていることは、はっきりしている。加えて、規則はヒエラルキーをなすと、多くの哲学者によって論じられている。つまり、より上位の規則はその下位にある規則よりも厳しい義務を生じさせるというのである。

　上述の害悪は、医科的および歯科的状況では、怪我や疾患による痛み、苦しみ、障害を指す。フランケナの優先順位リストに従うと、齲蝕を治療する際に最も重要な義務は、害悪を与えるのを避けることであろう。たとえば、齲蝕がないのに保存修復処置を施すのは正当化できない。実際、その優先順位を文字通りに解するなら、齲蝕に対する保存修復処置にそれなりの利益があっても、決して痛みを与えてはならないことになろう。

　次に重要な義務は、たとえば新たなカリエス性病変の予防によって、害悪を防ぐことであろう。これは、医院における効率的予防プログラムの道徳的優先権を示唆している。このヒエラルキーの下では、害悪の除去、すなわち、有害なカリエス性病変の除去と保存修復処置よりも、予防のほうが上位にある。

　最後にくるのは善の促進である。1つの例は、審美的処置を切望する患者に対して審美的ボンディング材を用いることであろう。これは、基本的に正常で許容範囲内にある状態を、さらに改善するものである。

　害悪と利益を含むこれらの義務について、議論はまだまだ終わっていない。害悪忌避を絶対的に優先すると、馬鹿げたことになるであろう。非常にためになっても、歯科医師は決して患者に痛みを与えられなくなる。たとえずっと大きな害悪が妨げられようとも、ハンドピースや局所麻酔を使えないことになる。

　こうした疑念ゆえに、義務のこのようなヒエラルキーの妥当性を皆が認めているわけではない。義務のヒエラルキーの提唱者たちでさえ、厳密に解釈すれば、多くの場合、無危害が絶対的に善行に取って代わることはできないということを認めている。局所麻酔注射の不快さは、抜歯の際のもっと大きな痛みを避けるために必要であり、歯槽骨除去という

害悪は、埋伏第三大臼歯にアクセスして、含歯性嚢胞の除去という利益を得るためには、必要なのである。

善行

　無危害に関する節で述べたように、善行とは、福利を増進させる行為が道徳的行為だとする原則である[2]。害を与えないことからの予防、害悪の除去、善を為すことまで拡がる連続的系列のうちで、善行は無危害と絡み合っている[13]。加えて、行為理論における原則としての善行と、美徳としての仁愛を区別しなければならない。前者は福利を増進させる行為に、後者は幸福あるいは福利を促進する傾向性に関わる。歯科医療専門職の枠組みの一部である善行を為すに際して、歯科医師は仁愛という基本的姿勢も有していることが望ましい。

　害悪を与えないという概念と善を施すという概念の関連性にもかかわらず、求められる行為の性質には重要な相違がある。たいていの場合、無危害は有害な行為を差し控えることだけを要求する。一例を挙げるなら、患者は審美的問題があるとは思っていない場合、それがはっきりしているならば、審美的ボンディングを勧めないようにすることである[14]。他方、善行は、時間やその他の個人的資源をある程度必要とするような、積極的で明確な行為を要求する傾向が強い。

　人々は一般社会において善行に基礎をもつ義務を相互に負っているわけだが、その本質については議論の余地がある。我々は害悪を避けるよう厳しく求められているが、他者の利益をとくに促進する必要はないと論じる哲学者もいれば、我々の行為が他人に利益をもたらしうる状況にある場合、一定の条件が満たされるなら、善行は我々の義務だと考える哲学者もいる。

　純粋な功利主義的理論は、善行原則と無危害原則だけを含んでいる。功利主義に対する批判の1つは次のようなものである。すなわち、道徳的に要求されることでも、普通なら何らかの限界があると考えられるような場合に、為しうる限りの善すべてを為すことを厳格な道徳的義務にまで高めてしまっているようにみえる、と。善の増進をどこまでも追求するというのは、厳格な道徳的義務が要求するものを越えていると判断されるであろう。

　それとは対照的に、たいていの倫理学的理論は、善行を一応の(prima facie)義務と見なしている。他にもっと説得力のある要件が出てくれば、そちらが優先されることもありうる。実際、倫理原則間の葛藤の問題に対するアプローチのなかには、善行を徹底して副次的とみなすものもある。その結果、ある人を利するためだけにその人の自律を犯したり、善がもたらされることだけを理由に真実性原則を犯したりするのは、決して正当化されない。

　善行に関するこの見解は、援助を職業とする人すべてが置かれている状況を示している。医療においては、善行は伝統的に専門職の職務の基礎と考えられてきた[15]。その中心的な役割は、一般に、ヒポクラテスの誓いからアメリカ歯科医師会倫理原則にいたる専門職の倫理規約において支持されている。

利益と害悪のバランスをとる

　善行が無危害を含むと解するならば、その概念は非常に広く、少なくとも2つの異なる

面を含んでいる。1つは、善行を通して他の人たちの福利を増進するという、すでに論じられた側面である。もう1つの面は、利益と害悪のバランスをとることに関わる。こうした状況が生じるのは、利益を提供するプロセスにおいて、程度の差はあれ、害を与えることが必要な場合である。このプロセスは、たとえば局所麻酔注射を施して窩洞形成時のより大きな痛みを避ける場合のように、患者と歯科医師双方の暗黙の了解のもとに処理されることが多い。悪性のエナメル上皮腫に直面して下顎切除術を考える場合のように、バランスをとるのがもっと難しいこともある。

利益と害悪のバランスをとるプロセスの本質によって、患者の価値観と観点を考慮に入れることが要求される。というのは、追求されるべき善の性質にそうしたものが影響を及ぼすからである。患者のさまざまな価値観との関係、歯科医師の価値観との対立から、問題が生じてくることもある。ある患者は齲歯が1本もない状態でいることを「善」と定義するかもしれないし、別の患者は、齲歯は全部すぐに治してもらうことを「善」と見るかもしれない。これら2つの異なる「善」の解釈によって、歯科医師側に要求されるアプローチはまったく違ってくる。最初の患者は、歯科医師が提供できるかぎりの優れた予防プログラムを要求する。あとの患者は、明らかに一次予防をそれほど評価せず、新たな齲蝕の早期診断と治療のほうに関心がある。教育を通して患者の価値観を変えようとする権利、もしくは責任が歯科医師にあるのかどうかという問題を含めて、この類の状況については後のほうの章で扱うことにする。

ヘルスケアにおいては、少なくとも4つの異なるタイプの倫理問題が、善行に関係している[3]。最初の（そして歯科医療で最も頻出する）問題には、同じ一人の患者に関して善と害悪のバランスをとろうとする際に専門家が経験する葛藤が含まれている。麻薬常用の疑いのある患者に薬を処方する場合や、児童虐待の可能性があるときの処置、そして、痛みを伴う危険な口腔外科手術に価値があるかどうかを決定する場合に、こうした問題に遭遇する。

善行に基づくもう1つの問題は、何をもって治療結果を良しとするかという点に関して、患者と専門家の対立が含まれることである。患者は審美性のために下顎骨切り術を要請したのに対して、口腔外科医のほうでは最低限の有益性しか見込めないと思っている場合が、その一例である。

三番目の状況は、第三者が絡んでくることによって専門家の善行の性質が変わってくるときに生じる。その第三者とは、アルツハイマー病を患う人に対して責任のある立場の人であったり、保険会社であったり、あるいはその両方かもしれない。

四番目の状況の焦点は、価値観の対立にある。患者が治療を拒否したり、患者と意見が合いそうにないと専門家が感じた場合でも、それは問題になる。こうした状況では、利益と害悪に関する専門家と患者の意見が不一致に終わることもあるかもしれない。

パターナリズム

患者を益する目的で、十分に自律的な患者の希望を無視することは、パターナリズム［＝温情的干渉主義、100頁以下参照］とよばれる。このやり方は、親が子供を扱うやり方を模範としている。パターナリスティックな行いは、善行の名のもとに為される、善意から出た行為である。このタイプの倫理的対立には、ヘルスケア提供者が気づきさえしないこともあるかもしれない。先天性の第二小臼歯欠損の患者がその一例である。この場合、ブリッジか、矯正による空隙閉鎖処置が可能であろう。患者は、矯正による空隙閉鎖が、咬合と機能の面で問題を起こさないかたちで可能なのかどうか尋ねるのだが、歯科医師はクラウン-ブリッジ技術でこうした問題を処理するほうが患者のためになると確信してい

るので、矯正治療の選択肢を退けて、3ユニットのブリッジにしようと患者を説得する。

正義

　正義の原則は、密接に関連しあった3つの観念と関係がある。すなわち、（1）人々を公正に扱うこと、（2）人々に相応のものを提供すること、（3）人々に権利として認められたものを提供することである。これらの観念は異なっているだけではなく、対立するに至る場合もある。仮にあなたが、社会におけるデンタルケアの公正な配分に対して責任ある立場にあったとして、資源が不十分であるとわかっていながら配分せねばならない場合の問題を、考察してほしい。これら3つの観念の含意を、よく検討する必要があろう。

　人々を公正に扱う1つの方法は、コインをはじいて決める場合のように、歯科的ヘルスケア・システムにアクセスする機会を皆に平等に与えることであろう。万人の機会均等という意味で、このアプローチは公正だと思われるかもしれないが、不公正だとして批判される可能性もある。なぜなら、ニーズ、デンタルヘルスへの関心、歯科医療サービスの対価を支払う意思と能力といった、他の特質を考慮していないからである。

　もし、「相応のもの」を基盤としてデンタルケアの配分を決めたとしたら、どんな特徴があればデンタルケアをたくさん受ける資格が生じ、どんな特質があれば少なくなるのか、それを考えなければならないだろう。必要量が多い、要求がある、就業（あるいは失業）している、金銭的余裕がある、あるいはその他の特質が、デンタルケアを多く受けるに値する理由になるのか。

　公正さの問題や、人々に相応のものを与えるという問題は、正義の主要な問題である。権利付与の問題も取り上げられることが多い。デンタルサービスを含む、基本的な最低水準のヘルスケアを享受する権利が誰にでも与えられているのかどうか。この問題をめぐる議論はきわめて広範囲にわたっている。我々は、乏しい歯科医療資源の配分についてディレンマに陥っているわけで、治療を痛みの除去と感染の終息、それから（最低限度をうまく定義できたとして）機能の最低限の回復に制限しなければ、万人に奉仕することはできないであろう。

　「デンタルヘルスケアは絶対的権利ではないが、別の方法でケアを受ける機会が乏しいために、ヘルスケア・システムにアクセスする権利を認められてしかるべき集団もある」という別の見解も可能だろう。その場合、どのような集団に大きな権利を付与するのか、決定を下さなければならないであろう。きわめて大きな歯科的問題を抱えた貧しい人々は、そこに含まれるのか。障害者はどうか。さらに、現在デンタルサービスを受けている多数派の扱い、つまり、サービスを求めており、かつそれを購入することもできる人たちをどう扱うべきかについても、決定しなければならないであろう。

　上述の事は、公共政策に関する議論において正義が果たす重大な役割を示している。善行、無危害、自律性の尊重という原則も、こうした議論において役割を演じている。これらの原則が正義原則にどう関係しているのかという問題は、原則間の対立を解決する方策に左右されるであろう。1つのアプローチは、競合するこれらの主張のバランスをとることで、もう1つは、何らかの方法で諸原則の序列化を試みることであろう。前に述べたように、1つの方法は、自律性と正義のバランスをとること、ただし、これらをともに善行と無危害の上にランクづけをして、バランスをとることである[4]。

　正義は、公共政策論との関連がとくに深いのだが、同様に、歯科医院で下さなくてはな

らない決定においても重要な働きをする。あなたの医院の患者ではない人にも（とくに真夜中）救急ケアを受ける権利があるのか。料金全額を支払えない患者には、妥協的治療を行うべきか。あなたの医院の多忙時に、養護施設から一定の無料サービスを要請された場合、その要請を受けるべきか。審美性を損なうエナメル質形成不全症の青年が医療扶助の受給者で、その給付金では審美的治療はカバーされないとき、どう治療すべきなのか。複数の患者が同時に歯科医師を必要としたときは、どのように応じるべきなのか。とくに、貧しい患者は裕福な患者ほど救えないときには、どうしたらよいのか。

　正義がもっと微妙なかたちで歯科医院の問題になることもある。クラウン-ブリッジ治療というやりがいのある仕事とその報酬を楽しんでいる歯科医師を考えてほしい。マルチユニットのブリッジを必要とする患者を最大限に診察できるところまでいっており、患者の歯周治療のニーズは、ほとんどもっぱら衛生士が提供するケアに委ねられている。個人的資源のこうした配分は、患者の歯周治療のニーズに対する義務を脇に置いて、大部分の時間を大量のクラウン-ブリッジ製作物に割くことを可能にする、個人的正義の概念を前提している。

分配的正義

　利益と負担の社会的配分の問題を扱うにあたって、分配的正義という言葉が用いられる。生活のさまざまな局面における公正な配分に関わるもので、そこには選挙権や給料、税金、マイノリティーや女性の権利、ヘルスケア、兵役、ごみ収集、教育といったものが含まれる。分配的正義は、人々の利害関心やエネルギー、能力を、社会的な利益と義務の配分はどうあるべきかという問題に関する道徳的見解に関連づけようとする。選挙権やごみ収集に関係のある正義の議論は、米国ではだいたい解決された。しかし、希少資源が重大要因となるヘルスケアのような問題に関して分配的正義を論じるのは、きわめて当を得ている。

　分配的正義は、選択肢を明確に規定したり、利益とリスクの配分提案を行ったりするのに役立つ。しかし、どの集団が利益を得て、どこが負担を負うのかという問題には、必ずしも完全な答えを与えるわけではない。このことを認識するのは重要である。

正義の形式的原則

　正義の原則の基礎となっている基本的な観念は正義の形式的原則であり、それはアリストテレスに由来するといわれる。それは、「等しいものは等しく、等しくないものは等しくないように扱わなくてはならない」というものである[16]。この原則に関しては一般的合意が成立しており、議論の出発点としては十分である。しかし、合意できているのは、主としてこの原則がきわめて曖昧だからである。いったい何が、誰に関して等しく、誰に関して等しくないのか、それはまったく何の手がかりも与えてくれないし、どんな根拠に基づいて、等しくないものは等しくないように扱われるべきなのかも、教えてはくれない。

　退役軍人局のような機関の提供するデンタルケアを誰が得るのかという問題との連関において、正義の形式的原則を考察してほしい。デンタルケアに関係する特性という観点からすれば、すべての退役軍人が同等であるわけではないことに、広く合意が得られるはずである。若者もいれば、老人もいる。健康な人もいれば、病気で入院している人もいる。歯痛のある人もない人もいるのであるから。したがって、正義の形式的原則のもとでは、次のような点では合意が得られるはずである。すなわち、（1）同様な状況にある病気入院中の退役軍人（等しいもの）は、同様に扱われるべきである。（2）歯に欠損のある退役軍人

と欠損のない退役軍人（等しくないもの）は、ニーズが異なるのだから異なる取り扱いを受けるべきである。しかしながら、歯科医療資源の配分において、そうした特徴のいずれがもっとも多く考慮するに値するのかを考えるうえでは、正義の形式的理論はいかなる枠組みも与えてくれない。

　正義のこの形式的原則を越えて歩みを進めるためには、さらなる取り組みが必要である。もし正義が自律性の尊重や善行その他の原則のようなものであるなら、正義は、本来的義務に関する最終的判断へと流入していく特別な要件、一見自明的に道徳的正しさをもたらす特別な要件を、意味しているであろう。正確にはどのようにして正義がその最終的判断にうまくとけ込むのかは、考察の対象になっている諸原則のバランスをどう取るか、それらをどうランクづけするかにかかっている。

　この時点で重要なのは、本来的義務に関する判断のその特殊な要素、正義とよばれるその要素は何であるのかを確定することである。自律性や善行という要件がすでに他の原則との関係において説明されていることを念頭におくならば、分配を公正にする可能性のある実質的要素の標準的リストを、吟味することから始めてもよいだろう。

　レッシャー[17]は、分配的正義にふさわしい選択肢を、次のように提示している。

1．各人に、平等に分配
2．各人に、ニーズに応じて分配
3．各人に、努力に応じて分配
4．各人に、貢献に応じて分配
5．各人に、才能に応じて分配
6．各人に、自由市場取引に従って分配

　しかしながら、これらのうちのいくつかは、自律性と善行という見出しの下にすでに考慮に入れられている。おそらく、レッシャーが「貢献」を基準として提案している理由は、善行と関係があるだろう。このような配分によって、もたらされる善が最大化されるとすれば、それはもっとも貢献度の高い人たちに報酬を与えることによってであろう。同様に、（努力とは区別された）才能に報いることも、善の最大化という考えに基づいているように思われる。自由市場取引のことを考える理由は、自律性の尊重に関係があるように思われる。しかし、努力、ニーズ、平等な分配の概念は、善行にも自律性にも結びつかないように思われる。財の分配に道徳的に関与するものとして、自律性の尊重や総体としての善の算出以外の何らかの道徳的配慮がなされているという意味において、こうした概念は、我々が正義という言葉でいおうとしているものに、ずっと近づいてきている。

　とはいえ、これらすべてが、正義という1つの概念の構成要素なのかもしれない。デンタルケアの平等な配分やニーズに応じた配分は、ともに我々の正義概念に密接につながっているように思われる。実際、これらは同じ1つのことを別の角度から語っただけなのかもしれない。確かに、正義原則の1つの中心的要素（善行と自律性の原則にはまだ取り込まれていない要素）は、ニーズに基づく資源配分である。

　「平等」と「ニーズ」についてはこれで片づいたとしても、まだ「努力」という要件が残っている。我々は努力を正義の概念のうちに包括しており、一生懸命自発的に努力する人たちはそうしない人たちよりも、多くのものに値すると考えているように思われる。これらの事実に導かれて、デンタルケアに関する資源配分は、次のような条件が満たされるならば、ニーズに基づくべきだと考える人もいる。すなわち、本質的に自律的な人の場合には、デンタルヘルスを維持する努力を何もしなかった人たちの請求権はとにかく少なくなる、という条件である。もっと一般的な言葉でいうなら、ヘルスケアにおける正義という

一見自明的な原則によって要求されるのは、あらゆる人々が平等なデンタルヘルスの機会を得る権利を有するということである。

デンタルヘルスの機会とは何かということの解釈は、大いに議論の的になるであろう。デンタルヘルスを維持し損ねることから課せられる制限は、(子供のように)能力をもたない者や、歯に遺伝性疾患を抱えた人、あるいは、現在は本質的に自律的だが、自律的成人になる以前に歯に問題を生じたり、口腔衛生習慣を確立した人に関しては、おそらく不当であろう。

配分に関する3つの理論

多数の組織のさまざまな配分方針の基礎にある統一的論題を見いだすのは、多くの場合、困難である。資源配分を倫理的に行うにはどうすべきか、この問題に関する多様な社会的立場を考察するならば、正義が自律や善行とどう関わっているのか、いくらか見当をつけることができるであろう。その問いに答えるためには、効用を最大化する原則(善行と無危害)、自律性、正義の間の適切な関係を考慮する必要がある。何が倫理的に正しい配分とみなされるのかという問いに対して、3つの選択的な解答方法が現代の議論で優位を占めている。功利主義者は社会にとっての実質的な善の総量を最大化することを目標とし、自由至上主義者は自由の尊重を、平等主義者はニーズ充足の機会均等を目的としている。

西洋社会におけるヘルスケア政策は、3つの配分理論すべてをいくらか反映している。我々は可能な限り最良のヘルスケアがニーズに基づき万人に提供されることを望んではいるが、しかし同時に、それに費やされる資金があまりに多すぎると感じているため、コスト抑制方針を支持してもいる。我々はヘルスケアへの平等なアクセスの原則を是認しているものの、競争的な自由市場という環境も、引き続き擁護しているのである。

功利主義的配分

功利主義的配分理論は配分の基礎を効用に求めるものであるが、そこには善行と無危害の原則が含まれる。効用の支持者のなかには、ニーズに基づく配分は卓越した義務だと考える人もいる。大きなニーズに応えることによって、多くの場合、資源一単位あたりで生み出される善が増す、というのがその理由である。この理論は個人的ニーズとマイノリティーの問題を無視しているという批判もある。功利主義者の用いるキーフレーズは、リスクの大きさ、公共的利益の量、そして失敗のリスクである。

自由至上主義的配分

自由至上主義的な考え方によれば、ヘルスケアを含む経済的利益は自律性の尊重に基づいて配分されるべきである。正しい配分は、ヘルスケアが自由市場での取引によって決定される場合に達成される、と考えているのである。

自由至上主義的基準の下では、ニーズは要因ではない。自由至上主義者は、ニーズのある人たちにヘルスケアを提供する処置をとらないという意味ではないが、しかしながらその行為は、正義の原則よりもむしろ自由意思による慈善に基づいている。

現在、そして近い過去においても、自由至上主義的配分理論が合衆国のヘルスケア方針を決定しているところがある。しかしながら、貧しい人々にヘルスケアサービスを提供するよう立案された連邦、州、そして地域のプログラムの存在から見て取られるように、合衆国の政策は全面的に自由至上主義的というわけではない。

平等主義的配分

　平等主義的配分理論は、正義という独立した原則が道徳の決定要因だと考える。この理論の立脚点となっているのは、我々の人生の多くの特徴が、主に出生の出来事と環境によって規定されているという経験的知識である。人の生育環境は豊かなこともあれば貧しいこともあり、口蓋破裂を伴うこともあれば完璧な機能のこともあり、慢性病の傾向があったり良い体質であったりする。何であれこうしたことが当てはまるなら——よかれ悪しかれ——不当である。人生のこのような特徴が不当であるなら、社会は人々をもっと平等にするための処置をとるべきだと、正義という平等主義的原則に忠実な人たちは考える。だから我々は、身体に障害のある人々を優遇するのである[18]。

　極端な平等主義者は、平等になる機会が与えられるように、あらゆる財とサービスの配分を要求する。しかしながら、たいていの平等主義者はもっと穏健で、議論の対象になっている利益の性質と程度に限界を設ける。穏健な平等主義者の見解に触発された議論は、二段階ヘルスケアシステムの提案へと導いた。最初の段階は、万人に対する適切な、しかし完全ではない医療サービスである。平等なアクセスは、ニーズに基づくサービス配分の第一の特徴である。第二の段階は（より高価でおそらくは任意の）追加的サービスで、購入する余裕のある人たちが望んで買うものである[19]。最初の段階は主に正義の原則に基づき、第二の段階は主に自律性に基づくものであろう。

その他の倫理原則

　これら4つの原則——自律性、無危害、善行、正義——は、ともに現代のヘルスケア倫理において広く注目を集めてきた。しかしながら、多くの医療倫理学的理論にはその他の諸原則も含まれており、本書で考察するケースのなかには、そうした原則が決定的だと判明するものもあるかもしれない。

真実性

　行為や規則、習慣を正しいものにすることにつながる特徴の1つは、真実を告知し嘘をつかないことが含まれている点である。ヒポクラテス的伝統は、患者に対する真実告知を評価するにあたって、その真実が患者を助けるのか傷つけるのかという有用性を考えるが、1980年以来、アメリカ医師会は、利益をもたらし害悪を防ぐことにもなるのかどうかには関わりなく、患者に正直に接すると明言している[20]。

　真実性を支持する倫理原則の基礎にある核は、ほんとうは人格の尊敬というカント的原則なのだと考える人もいる。その考え方によれば、人格は手段としてではなく目的として扱われるべきである。人格は尊敬に値するのであって、尊敬は人格に対する不正直な接し方と両立しない。人格へのその同じ尊敬は、自律性という道徳原則の基礎にもあるだろう。その点では、誠実性と殺すことの回避という、次に考察する2つの原則と同様である。実際的な問題としては、「人格への尊敬という包括的原則の要素は4つに分かれる（自律性、真実性、誠実性と殺すことの回避）」といおうが、「4つの独立した原則の各々が一見自明な道徳原則である」といおうが、おそらく何の相違も生じないだろう。

誠実性

人格への尊敬の名の下に包括されることのあるもう1つの性質は、誠実性である。これは、暗黙のものであれ明示的なものであれ、約束やその他の責務を守ることは道徳的に正しいという信念である。誠実性は(それを放棄したほうが結局はより多くの善がもたらされる場合ですら)患者に対する医療従事者のもろもろの義務の源であろう。誠実性は守秘義務の基礎だと考える人もいる。そうした人たちによれば、医療従事者はある一定の情報を他人には内密にしておくことを患者に約束しているのであって、秘密を漏らすことは実際、信頼を裏切ることである。もちろん、その約束の正確な内容は何なのかという、問題次第であるところは多い。これは、第8章のケースで取りあげることになる。

殺すことの回避

歴史的に生命医学的倫理の決定的原則であったのは、殺すことが間違っているということであった。これは生命の神聖さという言葉で表現されることもあるし、積極的殺害と治療を差し控えることとの間に明瞭な線が引かれて、積極的殺害だけが、殺すことの回避という原則によって禁止される場合もある。この見解によれば、(大部分の患者に関しては、治療の指し控えは善行原則に反するかもしれないけれども)治療を差し控えることが本質的に間違っているというわけではない。

感謝

同様に原則のリストを含む倫理学的理論において、他の諸原則が浮上してくることもある。哲学者であるW・D・ロス[21]の考えるところでは、感謝はこのような原則である。それは、以前にあなたに手を貸してくれた人に尊敬を示す1つの方法である。あなたや他の関係者にもたらされる利益とは別に、このような手助けに報いる義務があなたにはあると、彼は考えるのである。

償い

最後に、ロスはまた、他人に対する傷害に責任があるなら、埋め合わせをする償いの義務があると考えた[21]。ここでもまた彼は、補償によってもたらされる善や害悪の計算とは無関係に、償いの義務があると断言している。

参考文献

1. Childress JF. The normative principles of medical ethics. In: Veatch RM, ed. *Medical Ethics*. Boston, Mass: Jones & Harcourt; 1989.
2. National Commission for the Protection of Human Subjects of Biomedical and Behavioral Research. The Belmont Report: Ethical Principles and Guidelines for the Protection of Human Subjects of Research. Washington, DC: US Government Printing Office; 1978.
3. Beauchamp TL, Childress JF. *Principles of Biomedical Ethics*. 3rd ed. New York, NY: Oxford University Press; 1989.
4. Veatch RM. *A Theory of Medical Ethics*. New York, NY: Basic Books; 1981.

5. Gillon R. *Philosophical Medical Ethics.* New York, NY: John Wiley & Sons; 1986.
6. Faden R, Beauchamp TL, King NNP. *A History and Theory of Informed Consent.* New York, NY: Oxford University Press; 1986.
7. Childress JF. *Paternalism in Health Care.* New York, NY: Oxford University Press; 1982.
8. Engelhardt HT. *The Foundations of Bioethics.* New York, NY: Oxford University Press; 1986.
9. Brody B. *Life and Death Decision Making.* New York, NY: Oxford University Press; 1988.
10. Dworkin G. Moral autonomy. In: Engelhardt HT, Callahan D, eds. *Morals, Science, and Sociality.* Hastings-on-Hudson, NY: The Hastings Center; 1978.
11. Edelstein L; Temkin O, Temkin CL, eds. *Ancient Medicine: Selected Papers of Ludwig Edelstein.* Baltimore, Md: Johns Hopkins University Press; 1967.
12. Gert B. *Morality: A New Justification of the Moral Rules.* New York, NY: Oxford University Press; 1988.
13. Frankena WK. *Ethics.* 2nd ed. Englewood Cliffs, NJ: Prentice-Hall Inc; 1963.
14. Gilbert JA. Ethics and aesthetics. *J Am Dent Assoc* 1988;117:490.
15. Pellegrino ED, Thomasma DC. *For the Patient's Good.* New York, NY: Oxford University Press; 1988.
16. Aristotle; Ostwald M, trans. *Nicomachean Ethics.* V:3 Indianapolis, In: Bobbs-Merrill; 1962:118–120.
17. Rescher N. *Distributive Justice.* Indianapolis, In: Bobbs-Merrill; 1966.
18. Rawls J. *A Theory of Justice.* Cambridge, Mass: Harvard University Press; 1971.
19. Fried C. Equality and rights in medical care. *Hastings Center Report* 1976;6:29–34.
20. American Medical Association. Code of Medical Ethics: Current Opinions of the Council on Ethical and Judicial Affairs of the American Medical Association. Chicago, Ill: American Medical Association; 1992.
21. Ross WD. *The Right and the Good.* Oxford, England: Oxford University Press; 1939.

第4章

倫理問題解決のためのフォーマット

> ケース 2
> 疑り深い歯科医師

　アレックス・デイビッド医師は、中西部のある都市の一般開業医である。彼の患者の大部分は中流ビジネスマンと専門職の人々である。ある日の午後遅く、隣のカイロプラクターに紹介されて、ウィリアム・ワージー氏が予告もなくデイビッド医師の待合室に入ってきた。前日に自動車事故に遭い、背中と歯に外傷を負ったという。保険会社用の歯の検査を望んでおり、それから引き続いて治療を受けるつもりだったようである。

　このまったくもって単純な話がそれで終わらなかったのは、ワージー氏と彼に同伴した凶悪犯のような二人の男性たちの不穏な風采と振る舞いのせいである。デイビッド医師にはその三人ともがトラブルの種のように思われた。ワージー氏はとくに激しやすく、いらいらしており、脅迫的な態度で薬物を、とくにベイリウムを欲しがった。デイビッド医師がワージー氏の話を聞いている間に、彼の友人たちは待合室を離れ、治療エリアに入ってきた。廊下をぶらぶらしては、いくつもの処置室に出たり入ったりした。許可なく入ってきたのとその態度が怪しげだったので、医院スタッフもデイビッド医師も慌てた。二度三度と頼むとやっと、ワージー氏の友人たちは待合室に戻った。

　手が空くとすぐにデイビッド医師はカイロプラクターに電話をかけ、ワージー氏の話の基本線を確かめた。しかしながら、カイロプラクターも三人組が彼の医院にやってきたときに不安を抱き、ワージー氏が事故後に治療を受けた病院に電話していたのだった。そこですべてがチェックされた。

　デイビッド医師は時間をやりくりしてワージー氏を診た。患者が不安がっていたのと口腔筋の緊張のために、検査は容易ではなかった。ワージー氏は触れる度に飛びあがり、「ひどく痛むが、どの歯が痛いのかわからない」という。リラックスするのに必要だからと、再び彼はベイリウムを求め、デイビッド医師はいやいやながら承諾した。

　検査それ自体は要領を得なかった。咬頭がいくつか破折していた。電気診と温度診の結果は不明瞭で、打診の解釈は難しかった。他の病的所見（齲蝕と歯周疾患）はあったが、外傷とは無関係だった。レントゲン写真も助けにならなかった。全体的に画像が紛らわし

かったのである。痛みは破折した咬頭から来ている可能性もあるとデイビッド医師は思ったが、しかし痛みの程度は臨床像と一致しなかった。他方、外傷の詳細な結果は、多くの場合ずっと後にならないとわからないことも、彼は承知していた。

　少量のベイリウムを5日分処方することにして、「薬がなくなったらまた診ましょう」とワージー氏に約束した。デイビッド医師は麻薬中毒を心配していたが、ワージー氏はベイリウムやその他の薬の常用を否定した。痛みが主に不安によるものであって、ベイリウムと時間が緩和してくれることを、デイビット医師は期待していた。次回の診察に予定していたのは、痛みの源を確認するために、破折した咬頭上に露出した象牙質を封鎖することであった。もしそれでもだめならば、次のステップとして歯内療法専門医へまわすことになる。破折の長期的処置には、保存修復処置と、歯周疾患の治療を開始するためのルートプレーニングが必要であろう。

　そのプランはワージー氏の意にかない、5日後に再来院することには同意したが、この診察の支払いは拒んだ。そのためデイビット医師は、保険からお金が下りるまで待たざるをえなかった。

　2日後、ワージー氏はデイビッド医師に電話をかけてきて、「痛みがひどいので、もっとベイウムが欲しい」といった。デイビッド医師はどうすべきか考えた。実際、その日のスケジュールにワージー氏を入れる時間はなかったが、ベイリウムをさらに処方したくもなかった。ワージー氏の様子は不審だったし、その態度にも恐怖を覚えたので、ワージー氏を診ないですませられれば一番よかった。しかしながら、彼の話の大部分は筋が通っているように思われた。もしワージー氏が汚いチノクロス製ズボンと革ジャケットのかわりに3つ揃いを着て、評判のよくない友人たちと一緒ではなく一人で来院していたら、このケースの印象はまったく違っていただろうとデイビット医師は認めた。

ディスカッション：
　上述のケースにおける決定は、臨床的もしくは科学的な事実に完全に依存しているわけではない。さまざまな検査や処置の選択肢に関する利益と害悪の判断のほかに、少なくとも2つの側面がある。まず第一に、一方の、歯科医師個人の身の安全に対する正真正銘の懸念と、他方の、患者に手を貸す義務との間の対立である。また、薬物依存かもしれない人物にベイリウムを与えるのが得策かどうかも疑問である。これらの問題には倫理的含みがあり、その解決のためには倫理的論証が必要である。

　倫理問題の分析に取り組む場合には、すでに確立された分析方法を用いたほうが、より良い倫理的決定を下すことができるであろう。意思決定に関する組織だったアプローチによって、個人的価値観や良心、宗教的信念、専門職の倫理規約、法律上の制約、患者の視点といったものを考慮に入れることが可能になるであろう。以下に提示するのは、歯科医療における倫理的意思決定のための、5段階からなるアプローチである。

倫理的意思決定のためのプロトコル

　何らかのジレンマについて考えるときには、問題の解決がほんとうに倫理的考察にかかっているのかどうかを、まず確認しなければならない。倫理的論争であるように思われるものが、実際には、その件に関わる事実についての不一致や誤解に基づいていることもある。関連するあらゆる事実が明快で、それに関して意見の一致をみていることを確認し

なくてはならない。それが達成されたら、以下の4つのステップに従うことが望ましい[1,2]。

ステップ1：選択肢を決定する

　可能な選択肢をリストアップする。患者に、あなた自身に、そしてその他の人たちに起こりうる結果を念頭に置く。これについては、ステップ4でさらに詳しく論じる。歯科的、医科的、社会的、および心理的側面を含めて、状況のあらゆる側面を考慮に入れる。この段階で可能性のある選択肢はすべて、たとえ不道徳に見えることでも、患者や医療従事者にとって妥当と思われる可能性がある限り、勘定に入れること。可能な選択について考察している人たち全員がとんでもないと思うような選択肢が常にあるだろうことに注意してほしい。こうした選択肢を考慮の対象から除外するということは、すでに1つの道徳的判断が下されたことを意味している。このような判断を最小限に抑えるために、この時点では、どの関係者によって妥当とみなされる選択肢でも、すべて算入すること。

ステップ2：倫理的に考慮すべき要件を決定する

　それぞれの選択肢の倫理的な含みを考察する。関係する倫理原則を確認し、善行、無危害、自律性の尊重、正義、およびその他の原則の役割を確定する。善行と無危害の役割を確定したら、善から害悪を差し引いたものが最大になるポイントを決定する必要もあろう。

ステップ3：他の人たちが熟考した判断を確認する

　選択肢に原則を適用し始めたあとで、熟慮の導きとして、また、自らの判断をチェックするために、あなたの属する専門家集団がこの状況で何を倫理的だと考えるか、検討してもらいたい。その見解は道徳的に正しいかもしれないし、正しくないかもしれない。しかし、それは少なくとも、あなたの同僚が類似の状況でどういう結論を出したのかを教えてくれる。他国の歯科医療倫理規約や、同様のトピックスに関する他の医療専門職規約、また、考慮中の問題に関連する倫理的見解を示しているであろうその他——宗教的、市民的、政治的、社会的——の組織の考えについても考慮する必要を感じるかもしれない。

　歯科医療の専門家や、いま述べたようなその他の社会集団の一員となることによって、一定の道徳的拘束力をもつ責務を負うことになったとすれば、こうした責務の評価は、誠実性原則を背景とし、またそのような責務の履行によって正しさが生み出されることとの関連において行われなければならない。そのことを忘れないようにしてほしい。それゆえ、ある一定の役割を引き受ける過程で約束したことは、倫理的に何を為すべきかを決定するうえで重要であろう。

ステップ4：選択肢をランクづけする

　ステップ2と3を仕上げる過程で、選択肢の1つが他のどれよりもよくケースの倫理的要求を満たすことがはっきりすることもある。しかしながら、分析の結果として、さまざまな原則、規則、あるいは価値基準（およびそこから引き出される行為の道筋）の衝突が明らかになることも多いだろう。こうした状況では、補足的分析が必要とされることもある。1つのアプローチは、原則間の対立に関する一般的な立場を決定し、それを特殊な

ケースに適用することであろう。たとえば、ある特定の原則を他のものに優先するかたちでランクづけしようとする人もいれば、すべての原則を同程度に重要と考えて、どのように対立を解決するべきか、直観的な判断に委ねようとする人もいる。明白な道徳的判断が下せるケースからの類推による論証が好まれることもある。このような分析をベースにして、対立をもっともよい形で解決する行為の道筋を選択してほしい。

疑り深い歯科医師のケースの分析

　ケースの倫理的分析を続ける前に、まず第一に、ケースで問題となる事実を明確に認識しているか、確認すべきである。単なる事実の明確化によって、倫理的対立と見えたものが実際には事実に関する論争であったと明らかになることもある。それとは違うこのケースのような事例では、たとえ事実問題について合意するとしても、何を為すべきかという真に倫理的な不一致は残るであろう。
　このケースがデイビット医師にとって問題なのは、ワージー氏とその友人たちに脅迫されたように感じたからである。彼らは家屋を「下調べしている」とデイビット医師が考え、誰か何かしでかすのではないかと心配したのは理解できる。それゆえ、デイビッド医師の懸念にはちゃんとした理由があるように思われる。患者が薬を求めたことも彼のいらいらの原因だった。過去5年の間に、中毒者が薬を頻繁に求める問題はよく知られるようになったが、この状況は典型的かもしれない。他方、ワージー氏が自動車事故に起因する臨床的問題を抱えていたことに疑いはない。
　臨床的問題の1つは、ワージー氏の痛みが確かに不可逆性歯髄疾患からきているのかどうかであった。もしそうなら、その場合には、歯内療法専門医にワージー氏を紹介すれば、デイビッド医師は問題を解決できたことになる。もう1つの問題は、ワージー氏の痛みが緊急に診察を求めるほど激しかったかどうかである。その通りなら、デイビッド医師はそれ相応の処置をしなければならない。
　ワージー氏のケースでは、これらの問題に対する答えを直ちに明らかにすることはできない。しかしながら、別の状況なら、「ケースを構成する事実」を注意深く吟味することによって、倫理的考察よりもむしろ事実に基づく答えが与えられるかもしれない。たとえば、かつての中毒者の抜歯後疼痛用にアスピリンとコデインを処方するのは間違っているが、一度も中毒になったことのない患者にそうするのはまったく問題ないと、歯科医師が二人いたら意見がまとまるだろう。アスピリンとコデイン処方の正当性をめぐる議論は、実際には、患者がかつて中毒であったかどうかということに関する論争にすぎないのかもしれない。
　ケースに関連する事実について合意に達したことが確かめられたら、次のステップは選択肢を確認することである。デイビッド医師は臨床的に確定できていない面を考え、いくつかの「選択肢」を考慮した。

1．それ以上の治療をすべて断り、別の一般歯科医を見つけるよう患者に提案する。
2．それ以上の治療はやめて、歯内療法専門医に彼を紹介する。何人かの医師の名前を教え、場合によっては予約を取る手助けをする。
3．電話でベイリウムを処方し、彼にはもともとの予約時間を守らせる。
4．ベイリウムの処方は拒否して、その日に彼を診られるようにスケジュールを再調整す

る。

　「倫理的に考慮すべき要件」という点からこれらの選択肢について考えてみると、いくつかのことが論証可能である。まず、選択肢のなかには直接患者の利益にはならないものもある。善行の義務は患者にとっての利益を要求するのであるから、つまりは、善行の義務に反する結果につながる選択肢もあるということである。選択肢1の治療拒否がわかりやすい例である。患者は歯科医師のアドバイスに従って他のところにケアを求めるかもしれないが、そうするにあたって必要以上に不便を忍ぶことになる。別の歯科医師にコンタクトをとるのを先延ばしにするかもしれず、それは長い目で見れば彼に不利益をもたらす可能性がある。

　他方、（患者以外の関係者の利益を考慮に入れて）善行原則が意味するところを十分にふまえて選択肢1を評価するとき、歯科医師は、その患者を受け入れないことによって、他の人たちのためにより多くの善を為すことができるかどうかを考えるべきである。たとえば、彼がそのときにもう1つの救急ケースを扱っていたならば、少なくとも今のところは、この患者を受け付けないことが善行のために必要だと結論づけるかもしれない。患者ではない人たちに対する善行までも考慮するかもしれない。たとえば、何か他の良い目的のために自分の時間を使おうと思うかもしれない。あるいは、スタッフを害悪から守ることを気にかけるかもしれない。

　考慮すべきもう1つの主要原則は、自律性の原則である。自律性は、患者が専門家-患者関係を結ばない権利を認識するうえで重要なことが多いのだが、それは同様に、歯科医師が自律的である権利も意味しうる。これは、患者が掲げるであろう正義への要求ばかりではなく、歯科医師と患者の間で交わされるすべての約束を考慮に入れて評価されなければならないであろう。真実の告知（真実性）と同様に、約束に対する誠実性、正義を含め、そのケースに関係するかもしれない他のすべての原則を、考慮する必要がある。

　歯内療法専門医は歯痛を診断する専門的技能を有しているのだから、歯内療法専門医への患者紹介（選択肢2）が患者を益することは、確かに期待できる。歯科医師が、紹介先となる開業医を確認し、コンタクトをとる手助けをすることによって問題を迅速に処理する場合には、とりわけこれは正しいといえる。他方、もしデイビッド医師のもともとの計画が適切なら、他の医院への紹介は必要ないかもしれない。紹介は患者（もしくは保険会社）にとって、より高くつくことにもなるだろう。この時点での歯内療法専門医への紹介が、歯科的にみて患者により多くの利益をもたらすことが期待されるならば、倫理的に許容できる度合いはより高まるであろう。しかし、いまの状況では、もしデイビッド医師が現時点で患者を紹介したとすれば、その動機はむしろ患者を見限るという線に沿っている。このようなやり方を倫理的に考察する際には、真実性を含む他の原則が意味するところを考慮に入れなければならないであろう。たとえば、紹介しようとする患者の性質について歯内療法専門医を欺くことは、不正直で倫理に反するのだろうか。

　電話でベイリウムを処方して、患者にはもともとの予約時間を守らせるという選択肢3は、2つの点で議論の余地がある。まず第一に、それは電話があったその日に患者を診れない何か十分な理由があると想定しているが、実際は、歯科医師が患者を避けたいというのが唯一の理由なのかもしれない。第二に、もし歯科医師が今ベイリウムを処方するという結論を出すなら、リスクを冒すだけの価値があると見なしていることになる。この考えは、臨床的知識や科学的知識に基づくものではありえず、麻薬中毒やその経過、治療に関してあらかじめ確立された、一連の個人的態度を基礎としているのである。

　このような態度に基づく決定は、倫理的評価の対象とすべきである。ベイリウムを処方しないのは、無危害原則を働かせているのだということもできよう。ワージー氏が中毒者

ならば、ベイリウムをさらに与えることによっていっそう苦しめることになるという考えが、その基礎にある。他方、ベイリウムを処方することは、（たとえワージー氏が中毒者であるとしても、ベイリウムの追加は有害ではないだろうという考えに基づいて）善行によって正当化されるか、もしくは、（ベイリウムの使用に関して、ワージー氏は自己決定権をもつべきだという考えに基づいて）自律によって正当化されるはずである。1つの行動方針を他のものに優先させて選択することは、一方の信念を支持し、他方を退けることを意味する。

　これらのコメントはすべて、患者の利益を念頭に置いてなされたものである。その見地からの最終的な倫理的評価は、選択肢4に関係してくる。ベイリウム処方を拒否するとともに、同日中に患者を診るためにスケジュールを再調整するというこの代案は、潜在的な利益を最大にする一方で、潜在的害悪は最小化するように思われるであろう。他方において、忠誠原則に含まれていることとして、予約というかたちで他の患者と交わされた約束は、少なくとも一見自明的な請求権を有している。さらに、スケジュール再調整は他の人たちにとっての害悪という犠牲のもとに為されざるをえないであろう —— 少なくとも不都合であるし、ひょっとすると苦痛がもっと大きくなったり長引いたりするかもしれず、他の患者に質の低い歯科医療を提供することになるかもしれない。

　「他の社会集団の判断」をこのケースに適用しても、ケアの基準に関して患者が望むことと専門家が重んじることとの間に対立があるとは思われない。次のような場合には、この種の対立が生じることもある。すなわち、患者は抜歯を望むが、歯科医師のほうはその歯が保存可能だとわかっていて、健全歯を維持することの大切さを強く感じている場合である。だが、ここにはそのような対立は存在しない。

　しかしながら、アメリカ歯科医師会の「倫理原則と専門職の行為規約」と、患者の厄介払いを含む選択肢との間には対立が存在するかもしれない。規約の第1部Dには次のようにある。「歯科医師は、自分の患者の救急ケアのためにしかるべく対応する義務を負う[3]」。自分が診ているわけではない患者に関しても、本質的に同じ言明がなされている。それゆえ、この項目では、ワージー氏を救急患者として相応に扱う倫理的義務が明らかにされているのである。「相応」の定義は当人の判断に委ねられる。この原則も、規約にある他のいかなる原則も、患者を見捨てるという一般的問題をとくに扱うものではない。

　少なくとも患者の利益に関する限り、「選択肢のランクづけ」はこれまでの議論によって簡単になった。ベイリウムの処方を拒否し、その日に患者を診るよう手はずを整えること（選択肢4）によって、短期的に考えても長期的に考えても、利益は最大に、潜在的害悪は最小になる。歯内療法専門医に患者を紹介するのは妥当にみえるが、それは不必要かもしれないし、出費を増加させ、患者のデンタルニーズすべてに対処してもらえる可能性を低くすることになるかもしれない。

　選択肢3には、ベイリウム処方のリスクに加えて、患者の治療が数日間遅延するという不利益もあり、そうなると潜在的に害を与える可能性がある。それゆえ、もし患者がすでに中毒になっていたならば —— 害を与えるというリスクに関する見解次第ではあるが —— この選択肢は考慮の対象から外せるだろう。

　それ以上のいかなる治療も拒否するという選択肢1は、善行との対立を根拠に除外できるであろう。他方、デイビッド医師は、治療を拒否すれば、この厄介な患者による身の危険や財産への脅威が取り除かれる、あるいは、少なくとも減じると思うかもしれない。彼は、ワージー氏が問題を引き起こすかもしれないということばかり心配している。自分自身や家族、スタッフ、他の患者に対する義務は、この患者に対する義務より重大だと思っている可能性もある。デイビッド医師は、一見自明的な根拠に基づくあらゆる原則を考慮して、より説得力があるのはどの義務なのか、決定を下さなければならない。

結論

　このケースが例示しているのは、倫理的問題に関する意思決定への1つのアプローチである。この分析では具体的な解説のために十分な記述をしているが、明らかに、すべてのケースがこのような長い分析を必要とするわけではない。加えて、提示されたケースには時間的側面は含まれておらず、ここで提起されている問題のなかには、さらに情報を集めることによって容易に解決される問題もあるかもしれない。たとえば、ワージー氏の人物像がさらに明確になれば、彼にはもっと問題があるのか、それほどでもないのかはっきりするであろうし、薬物依存かどうか疑わしい状態が解消するかもしれない。同様に、ワージー氏が以前にかかっていた歯科医師に関する情報があったとしても、ディレンマに陥っている時点では、デイビット医師はその情報を手にしていない。決断する際には、その一片の情報が助けになったかもしれない。

　歯科医師個人にとっての害悪というリスクを含んでいる点で、このケースは例外的である。それゆえ主たる対立は、彼が背負うリスクと患者のための善行という原則との間にあった。このケースは、複数の原則や関心が対立しあうなかで決定しなければならない状況の例として、用意されたものである。副次的な問題もあった。1つは、おそらくは薬物依存であろう患者にとっての無危害の問題であり、もう1つは、他の患者に対してデイビット医師が負っていると考えられる義務の問題である。3つ目は、患者を紹介した先の歯内療法専門医に対する誠実さの問題である。

参考文献

1. Ozar DT. Model for ethical decision making. Informal distribution through PEDNET; 1989.
2. McCullough L. Ethical issues in dentistry. In: Hardin JF, ed. *Clark's Clinical Dentistry.* Philadelphia, Pa: JB Lippincott Co; 1988; Chap 36:1–17.
3. American Dental Association, Council on Ethics, By-laws and Judicial Affairs. Principles of Ethics and Code of Professional Conduct, with official advisory opinions revised to May 1992. Chicago, Ill: American Dental Association; 1992.

第 2 部

歯科医療倫理における一般的原則

第5章

善を為すことと、危害を避けること

　歯科医療における倫理問題に対しては、一般的な倫理問題の場合と同様に、問題になっている一般的原則に注目したアプローチが可能なこともある。もっともわかりやすいものから2つを挙げるなら、行為はそこからよい結果が導かれるかぎり正しい傾向にあり、有害な結果が導かれるかぎり正しくない傾向にある、というものになる。これら2つの概念は、善行原則と無危害原則という、より専門的な名称でよばれることもある。

　これらの原理だけが問題になる倫理学もあれば、補足的な特徴があって、それに従ってある行為が、道徳的に正しい、あるいは誤っている、と評価されることになる倫理学もある。本書の第2部後半でこうした別の原則をいくつか吟味することになるが、そこには自律、真実告知、誠実性、および正義が含まれている。これらの原則によれば、ある人の行為に他者の自律の尊重が欠落していたり、嘘があったり、約束違反、利害の不公平な割り当てが伴う場合には、結果の良否とは無関係に、その行為は道徳的に誤っていると判定できるのである。

　しかしながら、善をなし害を避けるという問題だけに的を絞ったとしても、道徳論争が生じてくる可能性はある。本章のケースが選ばれたのは、善を為し害を避けるという判断のみに基づいて、歯科医師が行うべき道徳的に正しい事柄を決定するという問題を提起しているからである。

　歯科医師は患者を益し害悪から守るべきだと、伝統的な倫理学は考えてきた。この考え方は、はるかヒポクラテスの誓いにまで遡る。医療従事者がそこで誓っているのは、「病めるものの利益のために自分の能力と判断に従って」処置を施し、「病めるものを害悪と不正から守る」ことである[1]。

　同じような趣旨で、アメリカ歯科医師会の倫理原則は、次のような原則から始まっている。「歯科医師の第一の職業的義務は、公衆に奉仕することである。この義務の最も重要な側面は、患者のニーズと希望を十分考慮したうえで、臨床的状況の許す範囲内で、良質のケアを十分にタイミングよく提供することである[2]」。道徳的にみて、善を為すことは介入を支持することになり、害を与えることはその逆であるという考え方は、事実上、どんな職業倫理にも含まれている。

　これはあまりにもわかりきったことで、道徳的な決まり文句にすぎないと思われるかもしれない。それでも、善を為すことや害を与えることが歯科診療における道徳とどう関わるのかという問題については、議論の余地がある。まず第一に、利益の害悪に対する関係

が議論の的になる。たとえば患者に害を与えることは、より大きな利益が伴うならば、常に許容できるのか。第二に、何が歯科医療における利益とみなされるのかという、まさにその点を定めるうえで議論がある。患者の見方は歯科医師とはまったく違うかもしれない。第三に、歯科医療における善および害悪とみなされるものが何かわかったとしても、こうした歯科医療上の帰結を他の（歯科医療外の）利益や害悪と関連づける際に、倫理的な問題が生じてくるかもしれない。患者は、何か別のことに時間やお金を投資するために、提案された歯科医療上の利益を意図的に拒否するかもしれない。第四に、以前の患者であれ、一度も自分の患者であったことのない人であれ、現在自分の患者ではない人にとっての利益や害悪に関する歯科医師の道徳的義務について、議論がなされることもある。最後に、患者の利益が患者以外の人の利益とぶつかる例はたくさんある。後者には、歯科医師自身の利益や社会一般の利益が含まれる。本章では、利益と害悪の関連に含まれる道徳的問題と、善行原則および無危害原則に含まれる道徳的問題を検討する。

利益と害悪の関連

　医療従事者倫理の古典的問題の1つは、利益と害悪との関係である。ヒポクラテス的伝統は、患者にとって良いことを素朴に為し、患者を害悪から守るようにと、医療従事者に求めている。それに対して、ヘルスケアにおける別の道徳規約は、とくに害悪を避けることを優先する。"primum non nocere（何よりもまず、害する事なかれ）"というスローガンは、ヘルスケア倫理においてもっとも広く用いられているものの1つである[3,4]。それはたいてい、善を為すことに比べて、害悪を避けることには特別な道徳的重要性があるという意味に解釈される。この見解によれば、歯科医師は、まず第一に、患者にまったく害がないと確信した場合にのみ、善を為す努力をすべきだということになる。

　他方、本来のヒポクラテス的伝統に依拠して、利益と害悪を等価なものとして取り扱う人も多い。そうした人々は、両者を同等の重みをもつものとみなしているので、どの行為が実質的にもっともよいのか決定するときに、単純に利益から害悪を差し引くことができる。(善の総量と確率の双方を考慮に入れながら)各々の道をとった場合に見込まれる利益を考え、そして、見込まれる害悪をそこから差し引くのである。それと密接に関連したかたちで利益と害悪を論じるやり方は、害悪に対する利益の割合を計算することである。これは、正式には、いわゆる便益-費用分析あるいは利益-害悪分析でしばしばなされることなのであるが、直観的には、歯科診療の過程において歯科医師によっていつも行われていることである。

　この論証の主要な問題の1つは、周知のように、利益と害悪の数量化が難しいことである。確かに、我々は金銭的コストだけに関心をもっているわけではない。歯が申し分なく機能することに対する満足や、魅力的な歯からくる審美的歓び等々と同様に、痛みや苦しみも計算に入れる必要がある。利益と害悪の評価がおおよそのものでしかないのはほんとうだが、ヘルスケアにおける複雑な決定を含む人生のあらゆる決定において、そのような評価は常に下されているのである。

　我々が出会う最初の問題は、利益と害悪の評価を行ったあとで、それをどうするかということである。可能な行為の仕方のそれぞれについて、単純に利益から害悪を差し引くのか、利益と害悪の割合を計算するのか、それともまず第一に、歯科医師として患者を助けようとする際に、危害を加えていないことを確かめるよう努力すべきなのか。

ケース 3
歯科医師を脅かす患者

　小児歯科医のジョアン・ヘラーはシルヴィア・モールディンを数カ月にわたって治療してきて、やっと治療を終えた。シルヴィアは大きな齲蝕のある12歳の女の子で、一般歯科医での治療をどれも全身で嫌がったため、紹介されて彼女のところへ来たのだった。ヘラー医師は、一般的なコミュニケーション技法や薬剤の助けを借りて、うまく彼女を治療することができた。

　ヘラー医師は、デメロール［＝鎮痛性解熱・鎮静剤メペリジンの商品名］とアタラックス［＝精神安定剤ヒドロキシジンの商品名］を組み合わせて使っていた。用いる薬剤と投与量はその日に施される処置によって決めていたし、投与量を次第に減らして、やめる方向にもっていこうとしていたのである。シルヴィアとはうまくいっていると思っていた。彼女のことが好きだったし、デンタルケアに取り組むうえで一生背負っていく羽目になるかもしれない重大問題を、シルヴィアが克服できるよう、手助けをしてきたという確信もあった。

　最後の診察を終えて帰り支度をしていたときに、シルヴィアはヘラー医師がしてくれたことに対してお礼をいった。とりわけ、難しい状況を乗り越えるために薬がどんなに助けになるか教えてくれたことに対して。シルヴィアが考えていたのは、たとえば新しい状況に直面したり、はじめての人々に会ったり、検査を受ける際のストレスに対処したりするときに、不安を軽減するためには薬が役立つということであった。そうした場合に用いられるように、さらにいくらか薬を処方しもらえないかと彼女はヘラー医師に尋ねた。

　シルヴィアが求めたようなことは法律的にも倫理的にもできないし、そうすることは彼女に害を与える可能性があると、ヘラー医師は彼女に言い聞かせようとした。シルヴィアは失望をあらわにして、「友達だと思っていたのに」といった。しかしシルヴィアは結局、「必要なものは学校で手に入れることができると思うから、大丈夫だと思うわ」と言った。

　ヘラー医師は彼女のことばに肝をつぶした。どんなかたちにせよシルヴィアに害を与えていたなどと本気で考えたことはなかったからである。彼女の治療はシルヴィアのためになっているのだという確信は揺らいできた。この出来事がきっかけとなって、彼女は薬理学的アプローチにおける自分の専門家としての価値観を吟味し、問題視するようになった。

ディスカッション：
　可能な治療プランについて決定しようとするとき、ヘラー医師は、少なくとも心のなかでは、別のやり方で見込まれる利益と害悪、およびそれらが起こる確率をリストアップするであろう。このやり方の欠点の1つは、利益と害悪の可能性すべてを確実に把握しなければならないことである。このケースの場合、薬物乱用者になる方法を自分の患者に教えてしまう可能性があるという、目立たないが重要なリスクを、ヘラー医師は予想していなかった。

　ケースが提起している最初の問題は、このリスクを予想し損なった点でヘラー医師は間違いを犯したのかどうかである。シルヴィアが格別に厄介な患者である（あまりに厄介なので担当した一般医が専門医を紹介するほどであった）ことを承知していたという事実に基づいて、彼女は油断なく警戒しているべきだったのではないか。もちろん、そのリスクを計算に入れることを期待すべきでないとすれば、彼女が間違いを犯したと考えるのは難

しい。そのようなリスクを予想する義務が、歯科医師にはどの程度あるのだろうか。

　ヘラー医師がそのリスクを予想し、それにある程度の確からしさを認めえたとしても、別の種類の倫理的問題が生じてくる。彼女は見込まれる利益と害悪を単純に計算して、実質的にもっとも多くの利益をもたらすと期待される行動の仕方を選択すべきなのか、それとも、利益と害悪について論じる方法が、何か別にあるのか。

　開業医は「何よりもまず、害することなかれ」をモットーにするものだと、ヘルスケア倫理が解釈されることがある。自らの手で危害を加えるのを避けることは、道徳的に最優先すべきことと考えられている。この見解によれば、同程度もしくはそれ以上の善が為されたとしても、害を与えることは誤りである。たとえば医学において人を殺すことは、たとえそうすることで移植用臓器が手に入り、多くの人命を救うことになるとしても、明らかに誤っている。我々は、救われる命を単純に計算し、殺される一人の命を差し引いて、その殺害が正当化されると結論づけるわけではない。多くの人を救うために一人の人間を殺すことが明らかに誤りであると思われる理由は、能動的に害を与えることが善を為すことよりも道徳的にみて悪い、もしくは、より重大であるからだと論じる人々もいる。

　このケースにおいて、ヘラー医師は、自分の年若い患者が薬物中毒になるのを勧奨することになると予想すべきであったとしても、それは臨床医がどんな犠牲を払っても避けねばならないことと考えるべきなのか、あるいは、害の総量を計算し、それを薬を用いることの潜在的利益と比較するよう、彼女は試みるべきなのか。期待される利益と害悪を計算する場合、通常はその重大性を見積もり、確率をそれに掛け合わせるであろう（少なくとも心の中での評価として）。見積もられた利益を、治療に伴う害悪とどのように比較すべきなのか。

　患者への危害の回避を特別優先するとすれば、実質的にすべての歯科治療が、少なくともちょっとした短期的危害は覚悟のうえで施されている事実を、どう考えるべきなのか。近代的歯科医療といえども、害を与えることがある。患者に対する無危害を絶対的に優先することによって、注射針を刺すのも反道徳的だということになるのか。結局のところ、多くの患者にとって注射針は、歯科医院での治療中に経験するもっとも辛い精神的および肉体的苦痛の種である。とはいえ、我々は、患者に対して積極的危害を加えないようにすることを優先するあまりに、歯科医師がまったく身動きできなくなるようなことを望んでいないのは確かである。

ケース 4
リスクの多い外科手術と醜悪な顔貌のままでいるのと、どちらを選ぶか

　西海岸にある研究本位の大病院で働く口腔顎顔面外科医ホセ・グティエレスのところに、38歳のカール・ベングストン氏が紹介されてきた。ベングストン氏は多発性皮膚筋炎という、深刻な全身的影響を伴う結合組織障害を患っていた。多発性皮膚筋炎の治療は大部分姑息的で、ベングストン氏の場合は、プレドニゾン［＝抗炎症剤］を長年用いていた。もっと最近には、メトトレキサート［＝抗腫瘍薬］を月ベースで飲んでいた。このケースで重要なのは、とくに脚の治癒が遅れたことである。この部分に潰瘍ができやすく、治癒にたいへん時間がかかった。

　ベングストン氏の生活はとてもつらいもので、惨めな思いで大半の時を過ごしていた。主な理由の1つは、外見に関わるものであった。彼の顔は上顎骨の肥大のためにひどく歪

んでいたのである。成長の歪みのために著しく均整を欠くこととなった。上顎骨は非常に長く、オーバーバイトはきわめて大きかった。さらに、実質的に咀嚼機能はなく、上顎歯と下顎歯の唯一の接点は、上下顎第二大臼歯の咬頭部の一点だけであった。

　ベングストン氏の問題を大きくしていたのは、エックス線写真が示すように、下顎頭が高度に吸収されてしまっていることだった。下顎窩と関節突起の残遺部との間には１ミリしか骨がなかった。この所見によって、下顎頭領域にどんな手術を施すにしても、そのリスクは増すことになった。ベニングストン氏には、何もしないか、それとも広範な顎顔面再建手術を受けるかという、幅のある２つの選択肢があった。

　グティエレス医師にも、決断しなければならないことがあった。１つは、そもそも外科手術を行うべきか否かである。失敗の危険性は高い。とくに、ベングストン氏の場合、治癒が容易ではなかったからである。この問題のために、術後に感染が起これば、命にかかわる可能性もあった。病気の性質を考慮すると、再発の可能性も考えなければならなかった。もう１つの悩みの種はもっと技術的な問題で、病んだ下顎頭に人工置換物を挿入すべきか否かであった。彼が相談した何人かの外科医はその方法を選択した。しかしながら、グティエレス医師は、自分がこのケースを引き受けるのであれば、人工下顎頭を使わないことにした。治癒の問題を抱えた患者の体に異物を挿入するのは、得策ではないと考えたからである。

　グティエレス医師のアプローチは、ル・フォーⅠ型の水平的上顎骨切り法になるであろう。それは、上顎骨を頭蓋の残りから分離し、３つの部分、すなわち前方部分と左後部および右後部に分けるものである。ベングストン氏の場合、垂直方向の長さも縮められ、非対称性の調整も行われることになる。それから、短くした上顎骨を頭蓋の新しい場所に再び取り付ける。もしすべてうまくいけば、下顎骨は前方に回転できるようになり、新たな咬合が確立されるだろう。このように、かなりのリスクにもかかわらず、顔貌と機能に関して大きく改善される可能性もあったのである。

　グティエレス医師は、以上の可能性についてベニングストン氏にできる限りの説明をした。それほどまでに侵襲的な手術に立ち向かわなければならないという見通しに、ベニングストン氏はショックを受けた。生活の質が大きく改善される見込みに対して、実際に失敗する可能性はどれくらいなのか、彼は推し量ろうとした。

ディスカッション：

　このケースは、技術的・客観的な要素と個人的・主観的な要素との複雑な絡み合いを示している。意思決定者の仕事は、手術の実施と回避の双方の利害を決定することである。さらに、別のやり方で手術を行う道もあるのだから、利益と害悪はそれぞれに評価する必要がある。潜在的な利害は科学的データの域をはるかに越えている。このケースにおけるもっとも核心的な要素は、患者の心理的性向かもしれない。彼は、いまの状態の精神的苦悩にどの程度耐えられるのか。リスクの多い手術の精神的負荷をどれくらい統御できるのか。同様に、いろいろな手術法のなかから選択する際、さまざまな主観的リスクと利益の評価は、評価する人の人物特性と価値観に応じて、変わってくるであろう。

　歯科医師と患者が、選択肢の利益とリスクを決定できたとしても、問題は解決されていない。危害を加えてはならないという特別な義務があると歯科医師もしくは患者（またはその両方）は信じているかもしれないし、そのため両者は、リスクを冒す価値があると患者が一方では考えたとしても、患者に対して重大な危害を加えるような賭けに出るのは慎もうという気持ちになる可能性もある。重大な危害を加える恐れはあるが、予想される利益も同様に大きいと思われるのであれば、グティエレス医師はどうすべきなのか。実質的な利益を最大化するような道を選ぶべきなのか、それとも患者に危害を加えないことに特

別重きを置くべきなのか。

> ケース 5
> 外科手術か義歯か、両親の決断

　フィリップ・ウォンは外胚葉異形成症の13歳の少年で、骨移植-インプラント治療の可能性を評価するために、口腔顎顔面外科医であるサンドラ・ギアリーのところに紹介されてきた。まばらな髪の毛と発汗能力の著しい減退のために、2歳の時に外胚葉異形成症と診断された。加えて、この疾患をもつ多くの子供と同様に、フィリップの歯の大部分はまったく発育していなかった。

　フィリップは4歳の時に最初の義歯をつくってもらった。7歳の時にもう1つ作った。この義歯はその後幾度か調整され、いまや治療の次の局面を考えるときだった。フィリップには7本の乳歯が萌出しており、そのなかには典型的な円錐形の犬歯が含まれていた。6本のまだ萌出していない永久歯もあった。とくに問題だったのは、下顎骨の幅の著しい不足である。歯槽頂から下縁まで骨は7ミリしかなかった。

　妥当と思われる一般的治療法が3つあった。1つは、いま行っている補綴的治療の継続である。この場合の方法は、すべての歯をできるだけ長く保存し、萌出するに従ってすべての歯をオーバーデンチャーの支台歯として活用することで、義歯の安定性をできるだけ強化することである。

　第二の可能性は、インプラント療法である。このケースでインプラントを用いる口腔外科医も、いないことはないであろう。とはいえ、フィリップは13歳で最低限の骨支持力しかもたないうえに、今後骨吸収がさらに起こるであろうから、ギアリー医師はインプラントを勧めなかった。50歳の人ならそのような冒険も可能かもしれないが、若年者には無理である。

　第三の選択肢は、臀部から骨片を取り出して無歯領域に移植することである。その骨移植片にインプラントを埋入することができるし、治癒したらインプラント支持型のオーバーデンチャーも製作することができる。この方法は国中で行われているというわけではなく、有効性についてのデータは限られているが、楽観できる理由はあり、ギアリー医師は、自分自身がこの方法で成功していることから、この処置を推奨した。

　ウォン夫妻は、広範で侵襲的なうえにコストのかかるこれらの治療を、フィリップに受けさせることに乗り気ではなかった。しかし他方において、非外科的方法の限界もすでにわかっていたので、どうすべきか話し合いを始めた。

ディスカッション：
　前のケース同様、ウォン夫妻とギアリー医師が直面している問題が提起しているのは、利益と害悪の相互関係がどうあるべきかを定める問題だけでなく、利益や害悪そのものを見極める問題もある。ギアリー医師は3つの一般的方法を確認した。義歯を続けるのはもっとも保守的な方法で、ギアリー医師がフィリップに実際に害を与える可能性はもっとも低い。骨移植はもっともラディカルで、効果についてのデータは限られており、ギアリー医師が重大な危害を積極的に加えることになる潜在的可能性もある。

　「インプラントに賛成する同僚は、事実を捉え損なっている」と論ずる用意があれば別だが、そうでなければ、ギアリー医師は同僚（およびウォン夫妻）との意見の相違を、主観的

価値に関する選好の違いとみなさざるをえない。ハイリスクのライフスタイルを好み、重大な損害を被る恐れがあっても、大きな利益の可能性に賭けたい人もいるだろう。運に任せることを恐れて、少ない利益によろこんで甘んじるもっと保守的な人もいるだろう。問題になっている一般的方法の選択に関して、同僚の多くは自分と意見を異にするとギアリー医師が知った場合、ウォン一家に利益と害悪を決定させるうえで、どんな義務が彼女にあるのだろうか。

相対的な利害に関してではなく、利益の可能性と害悪の可能性とを関係づける道徳的態度に関して意見が一致しないこともあり得る。比較的保守的で反介入主義的な態度を代表しているウォン夫妻は、「何よりもフィリップの状況の悪化を、まず避けなければならない。状況の改善に努力するのはその後でよい」と思っているかもしれない。害を防ぐことをとくに優先しているのであれば、彼らはもっと保守的な方法に、ひょっとすると義歯を使い続けることにすら、賛成するかもしれない。他方、ギアリー医師は、単純に害を最少にすることよりも、実質的な善（善から害を差し引いたもの）の最大化を考えているかもしれない。実質的な善の最大化という目標を立てると、介入主義的立場に傾くことが多い。このケースでは、どういう方法で利益と害悪を関係づけるのが正しいのか。そして、用いる方法を決定するのは誰であるべきなのか。

歯科的善とみなされるのは何か

利益と害悪の関係づけの問題をどのようにして解消するにせよ、何が利益や害悪とみなされるのかを、歯科医師と患者は何らかの方法で決定しなければならない。歯科医療においてもっとも重要な利害は、それぞれ歯科的な善および歯科的な害悪とよびうるものであろう。歯科医療倫理規約に従って、患者にとって良いことをすると歯科医師が誓うとき、念頭にある善と害悪はふつうこれである。

何が良い、もしくは悪い歯科的状況と考えられるのかの決定は、予想以上に論争の的になる。健全で正常に機能している歯は、おそらく善とみなされるであろうし、カリエス性の病変、歯の欠損、痛み、垂直性骨欠損といったものは、歯科的にみて悪い状況とみなされる。しかし、善悪の分類はそれよりもはるかに複雑なものであることが多い。うまく機能している部分床義歯は、ひどく傷んだ天然歯と同程度に良いのだろうか。天然歯には劣るというなら、どれほど劣るのか。時間のかかる高価なインレーは、4面アマルガム修復よりも良いのか悪いのか、そしてどれだけ良かったり悪かったりするのか。機能は良好だが変色した歯は、歯科的善全体の計算では悪とみなされるのか。悪いというなら、どれくらい悪いのか。いまは大丈夫だが将来的には問題を引き起こすことになる、ひびが入って欠けたエナメル表面と比べたらどうなのか。長期的利害と短期的利害は、どう比較されるのか。

大学教育や多年にわたる歯科診療業務を通じて一定パターンの答えが生まれつつあり、それが専門家のコンセンサスのようにみえることもある。しかしながら、多くの場合、患者はこの同じ判断を共有しないであろう。このことから、歯科医療の問題を解決するための最善の行動は何かについて、患者と専門家の意見が一致しなくなる可能性もある。そもそも問題が存在するのかどうかという議論になることすら、ありうるのである。

ここで、密接に関連する3つの問題を区別する必要がある。歯科的に最善なものに関する歯科医師の判断に同感だと、患者が認めるケースもあるだろう。それでも、その患者は

勧められたやり方には同意しないかもしれない。たとえば、「スリーユニットのブリッジがベストではあるが、高すぎる」と本音をいうかもしれない。全体としての善の最大化を図り、乏しい財源をめぐって競合する非歯科的な別の善のために、歯科的には最善のことを犠牲にする必要を感じることがある。こうしたケースは、本章次節で論じられることになる。

　別の一群のケースが含む問題は、患者にとっての歯科的善ばかりでなく、全体としての善とみなされるものは何かという点についても、患者と歯科医師が合意している場合のものである。患者はそれでもなお、自律的に行為し、自身の福利を犠牲にすることを選ぶ道徳的権利があると主張するかもしれない。子供への出費を節約するために、フルマウス・リコンストラクションが必要という歯科医師の勧めを拒む母親や、リサーチプロジェクトのためにちょっとした危険を冒す方を選ぶ患者は、この状況にあてはまるかもしれない。こうした、自律と患者の福利が衝突するケース群は第6章の主題になる。

　さらに別の一群のケースは、歯科的善それ自体の概念をめぐる争いを含んでいる。ここに挙げられているケースはすべて、患者にとって歯科的に最善のことは何かをめぐる論争を含んでいる。その論争は歯科医師と患者の間で起こるかもしれないし、専門家の間で起こるかもしれない。これらのケースにおける問題は、歯科的に最善のことを決める客観的基盤がどの程度存在するか定めること、そして、歯科医療の知識だけで対立を解消できるかどうかを決定することである。これらの問題は、次のケースで解明される。

ケース 6
セメント合着されていないブリッジ

　フレッド・ダルトン氏は、固定性の金属焼付ポーセレンブリッジが古くなったので、新しいものを作ってもらおうとアーロン・ゴードン医師の診察室にやってきた。彼はその修復物を持参した。それは、外傷のために失われた上顎前歯6本に代わるものであった。彼はゴードン医師に、「固定性のブリッジを作ってもらいたいが、セメント合着はしないでほしい」と、変わったリクエストをした。ダルトン氏は、今使っているブリッジが取り外せることを実演して見せた。固定性のブリッジを可撤性であるかのように使っていたのである。彼は毎晩それを取り外しては念入りに清掃し、それから歯を磨いていた。

　ゴードン医師はびっくりした。そんな突拍子もない要求をした人は、これまで他にはいなかった。それに認められた技法にも反する。しかしダルトン氏は、満足できる状態にはほど遠かったにしても、10年間そのような装置を使って暮らしてきていたのである。彼は、前歯はなんとか納得のいくようにきれいに手入れをしていたが、小臼歯はすでに齲蝕に冒されており、根管治療が必要であった。おそらく、修復物がセメント合着されていなかったためであろう。ダルトン氏の考えは明らかにうまくいっていなかった。

　さらに話し合っていくうちに、ダルトン氏が「古い修復物を作りなおしてほしい」といったのには、最近の治療に対する懸念が潜んでいることに、ゴードン医師は気がついた。この治療には、上顎第一大臼歯と小臼歯のスプリンティングと、上顎前歯に代わる精度の高い部分床義歯の製作が含まれていた。ダルトン氏はこの装置にまったく不満であった。アクリルレジンと金属製の可撤性部分床義歯は、かさが大きいうえに見栄えも悪く、気に入らなかった。これまでのように、毎日取り外してきれいにできる「可撤性」ブリッジに戻したいと思ったのである。

ケース 7
代案

　マーガレット・ティルドン夫人がジョン・スタンプ医師のところでの治療を再開したのは、35歳の時であった。10年前は彼の患者だったが、その後は他の医院に通っていた。近頃は子育て優先で、しばらくはまったく治療を受けていなかった。スタンプ医師の記憶に残っているのは、ひどい歯科恐怖症だったということである。

　彼女の口腔状態はよくなかった。カリエスも歯周病も並大抵ではない。問題が一番多かったのは上顎歯列弓である。深い歯周ポケットがいくつかあり、歯肉切除手術が行われたところもあった。カリエスは広範囲にわたっていた。抜歯が必要な歯はなかったが、保存のための処置として、4本の歯に歯内治療が、6本の歯にクラウンが必要であった。広範な歯周治療も必要だった。これだけたくさん治療しても、自宅での口腔ケアの仕方を大きく変え、そして定期的にデンタルケアを受け続けなければ、いずれ歯を失うことになるだろう。最終的には義歯が必要になるとしても、こうしたケアは彼女のためになるだろうと、スタンプ医師は考えた。

　ティルドン夫人は、歯を全部すぐに抜いてもらいたがった。根管治療は恐怖と出費2つの理由から不可能だというのである。スタンプ医師は彼女の要望にきっぱりと反対した。とりわけ、彼女のような年齢の人に対しては反対であった。歯槽骨保持の観点からすれば、義歯装着が先に延びれば延びるほど、彼女にとってはよいはずである。

　彼女の求めるような治療を行うべきか、スタンプ医師は思案した。また、自分の選択を彼女に受け入れさせるためにどこまでやるべきだろうかと考えた。

ケース 8
治療の中断

　55歳のアリス・アンドリュース夫人は、残っている歯を保存したいと考えて、セオドア・フラー医師の医院へ来た。フラー医師は、インプラント治療に関しては経験豊かな、歯周病と補綴の専門医であった。夫人の主な問題は上顎歯列弓で、6本しか歯が残っておらず、それもすべて臼歯部にあった。すべての歯に約50パーセントの骨吸収が認められ、かなりの歯周治療が必要であった。それが終わったら、前歯部にインプラントを2本埋入し、上顎をフルマウスで修復して終了というのが、フラー医師の計画であった。

　歯周治療が始まって間もなく、夫人の脳に腫瘍が発見され、それを取り除くための手術を受けた。悪性ではあったが、完全に切除されたと思われた。けれども、左顔面神経に障害が残り、彼女の左側顔面は動かなくなった。

　アンドリュース夫人は、まだ回復途中でフラー医師のところに戻ってきて、治療の完了を求めた。彼は治療の再開には懐疑的だった。麻痺のために口腔へのアクセスは著しく制限されており、そのため、手術とそれに続く補綴治療は、技術的にたいへん困難であった。歯は以前にもまして動揺し、沈下する状態で、予後にいっそう疑問を抱かせる所見であった。そのうえ、彼女は意気消沈し、衰弱状態にあるように見えた。フラー医師には、このことがいちばん気に掛かった。というのも、彼女が処置に耐えられるかどうか、確信

が持てなかったからである。代案として、抜歯を行い、従来型の義歯をつくることはできる。この方法なら、アンドリュース夫人にとってずっとストレスが少ないはずである。しかしながら、顔面の麻痺のことを考えると、成功の見通しは暗かった。それに、夫人はインプラントを続けようと決めていたのである。何らかの治療が必要なことはわかっていたが、フラー医師はどちらの方法も気に入らなかった。

ケース 9
不必要な抜歯と抗生物質の要求

　ある口腔外科医のところに、心臓疾患の病歴をもつ65歳の女性が紹介されてきた。そこから1時間ばかりのところにある田舎町の歯科医師からの紹介である。その歯科医師が求めたのは、ひどい齲蝕の大臼歯を1本抜くことであった。しかし患者には、隣在歯も抜いてほしいと頼まれた。問題の歯には大きなカリエス性病変があったけれども、修復は容易と思われた。他の歯にも不良修復物が認められた。
　患者の心臓の問題は狭心症だけであった。リュウマチ性心疾患や亜急性細菌性心内膜炎の病歴はなかった。「以前にかかっていた先生は、みんな抗生物質をくれました」と患者は抗生剤の処方を求めたが、このケースには抗生物質の適応がないことを口腔外科医は知っていた。抜歯の選択においても抗生物質の処方においても患者と衝突することになって、彼女の求めにどう答えたものかと口腔外科医は考えた。

ディスカッション：
　この節の4つのケースはすべて、歯科医師の勧める治療計画に患者が同意しない状況を示している。歯科医師は、訓練された専門家として、患者にとって最善のことが何かを決定できるはずであるし、患者がそれに反対することはまずあり得ないだろうと思われるかもしれない。しかし、患者の歯の健康を増進するという理由で歯科医師が勧めることを、患者は、別の価値を追及したいがために、断りたいと思う場合もあるだろう。たとえば患者は素朴に、限られたお金を何か歯科医療とは別のものに使いたいと思うかもしれない。その種の問題は、本章次節で探究することにする。しかし、本節のケースでは、患者は自分のデンタルヘルスに関心を持っているように思われる。問題は、何が最善の歯科医療であるのかということに関して、患者と歯科医師の意見が一致しないことにある。
　セメント合着されていないブリッジのケースで患者が主張しているのは、アクリルレジンと金属でつくった大きな部分床義歯は好きではないということであった。セメント合着されておらず、取り外してきれいにできる修復物のほうを、彼は好んだのである。対立の本質は、正確には何なのか。
　1つの問題は、患者が事実を必ずしも正しく把握していないかもしれないことである。たとえば、部分床義歯には次第に慣れていくものであることを、理解していないかもしれない。また、装置をきれいにするテクニックを知らないかもしれないし、あるいは、彼が置かれている状況で口腔衛生状態を良くしておくことの重要性を理解していないかもしれない。他方、ここで歯科医師と患者の間に、価値観の真の相違が存在する可能性もある。部分床義歯の外観に対する不満やブリッジの清掃の不便さを、患者はずっと重く見ているのかもしれない。歯科医師は長期的な影響をより重視しているのかもしれず、患者は短期的効果にいっそう大きな関心を抱いているのかもしれない。このようなケースで、何が患

者にとっての歯科的善とみなされるのか、客観的に決める方法はあるのだろうか。

　同様の価値観の不一致が、ティルドン夫人のケースでも生じているかもしれない。歯を全部抜いてもらいたがっているこの女性は、明らかに自分の歯のケアをいやがっている。遅かれ早かれ義歯のために歯を抜かなければならない。そう予想して、いま片を付けてしまった方がいいと彼女が考えるのは、正しいのかもしれない。根管治療に対する通常の恐怖にとどまらないものを彼女は表明しているように思われる。

　もっと多くの時間がかかり、もっと大きな痛みと心理的外傷を伴ったとしても、上顎の修復を試みることは何か客観的な意味での「良き歯科医療」であるのかどうか、ここで問題なのはそれである。これは単なる趣味や選好の問題なのか、それとも、まず修復を試みることが何らかの意味でより良い歯科医療だと、歯科医師はいえるのか。

　末期の脳腫瘍かもしれないアリス・アンドリュース夫人の場合には、同じ問題が逆のかたちで生じてくる。彼女は上顎の修復を求めるが、歯科医師は反対する。歯科医療に関して、客観的に最善の道筋を決定できる方法があるのだろうか、それとも最善の歯科医療を決定することは、単なる趣味の問題なのか。

　心臓に問題を抱えた女性が修復可能な齲歯の抜去と抗生物質を求めるケースは、同じような問題を提起しているであろう。ここでは徹底的に調べて、議論の本質を正確に理解することが重要である。たとえば、なぜその女性は抗生物質を欲しがるのだろうか。彼女は今回の歯の状態を、抗生物質の著しい効果が、納得できるような以前の疾病と、単に混同しているだけなのではないか。もしそうだとすれば、たぶん患者教育が必要であろう。他方、抜歯には常に感染の危険がいくらかは伴うというもっともな考えを、彼女は抱いているのかもしれない。小さなリスクであっても身を守りたいと思っているのかもしれない。歯科医師が抗生物質に反対する根拠は何であろうか。抗生物質には考えられるどんな利益もないというのは正しいのか。歯科医師が心配しているのは、抗生物質乱用の社会的影響（場合によっては耐性菌が生じること）なのか。そうした社会的影響を考えるとなると、歯科医師は、患者の福利と社会にとっての長期的利益とのトレードオフを背負い込むことになる。同様に、抜歯の問題についても、学問的に正しい答えというものはあるのか。2本の歯を同時に抜くことによって患者の心理的外傷を最小化するよりも、齲歯を修復する方が歯科医療としてベターだと、どんな根拠に基づいて歯科医師はいえるのであろうか。

　これら4つのケースにおける歯科的善の評価を、前節でのそれと比較してほしい。何が患者の歯科医療面での福利を促進するのか、それを決定する客観的根拠があるのか。最善の歯科医療とは、痛みや心理的外傷や不便さなど、患者がどんな犠牲を払うことになろうとも、歯の機能維持を図るものなのか。それとも、最善の歯科医療とは何かを決定するために用いることのできる基準が、何か他にあるのだろうか。

ケース 10
歯周治療に同意しない

　ブルース・カーンズ医師は、中西部の大都市の歯周病専門医であった。ジョージ・クインタナ氏は大手銀行のトップクラスの幹部で、全般的評価と歯周治療のためにカーンズ医師のところに紹介されてきた。クインタナ氏がふつうの患者と違った点といえば、彼のように裕福な人間にしては、驚くほどの無頓着さを口腔状態が示していたことである。

　心臓血管系にアテローム性動脈硬化症やその他の問題を抱えていることをクインタナ氏

は伝えた。彼はまた明らかに肥満であった。担当の心臓病専門医にカーンズ医師が相談したところ、医学的にかなり不安定な状態だとの説明であった。

クインタナ氏の口腔状態には、いろいろと問題があった。前歯が前方部へ移動したことによる審美的問題とともに、びまん性の重篤な歯周炎を抱えていた。上下歯列弓に著しい骨吸収がみられ、多くの歯は動揺していた。さらに、未処置のカリエスもいくつかあった。なかにはすでに根尖病変にまで進行しているものもあり、その他の病変もその段階に至りつつあった。全体的な所見としては、ひどく損なわれた歯列ではあるが、大規模な治療を行えばおそらく保存可能であろう。歯を保存できるとすれば、歯周治療は保存的方法と外科的方法の両方を含むことになる。たとえそうしたとしても何本か抜歯することは必要であるし、のちの治療では大きな固定性補綴物が重要となる。治療は長くかかり、困難で、そしてもちろん、お金のかかるものになるであろう。

クインタナ氏がカーンズ医師のところに来たときの意向は、そもそも可能であるならの話だが、歯を全部保存することだった。そして、彼は何を要求されても喜んで終わりまでやり通すつもりであった。お金は無論、問題ではない。

クインタナ氏の問題について、カーンズ医師はまったく違う見方をしていた。もしクインタナ氏が健康であったならば、歯を修復する試みに容易に同意できたであろう。しかしながらカーンズ医師は、大規模な治療にクインタナ氏が耐えられるか心配であった。加えて、口腔軽視の行動パターンは、治療方法全体の土台を揺るがす可能性もある。そこでカーンズ医師は、氏を入念にモニターできる病院設備のもとでの全顎抜歯を提案した。そのあとには義歯の装着が続くことになる。しかしクインタナ氏は、歯を保存したいという希望を断固として主張し、カーンズ医師の勧めを拒否した。カーンズ医師は、患者の願いは理解したが、医学的に不安定な要素があるため重大な問題が生じかねないことを危惧した。どうしたものかとカーンズ医師は考えた。

ディスカッション：

　歯科的善に関する判断は、患者の特異性に合わせて個別に扱わねばならないことを、クインタナ氏のケースは示している。このケースでは、氏のライフスタイルの問題のために、心臓病やその他の医学的問題を引き起こすような無頓着な生活を患者が送っていなければ勧めなかったことを、カーンズ医師は勧めることになったのである。にもかかわらず、このケースの争点は、クインタナ氏におけるような特有の状況にある患者にとって、歯科的善を構成する要素は何なのかという問題である。もっぱらこの患者にとっての歯科的善に焦点を絞ったとしても、どうすべきかについて患者と歯科医師は一致しないように思われる。前のケースとは反対に、最善の歯科医療は全顎抜歯であると歯科医師は信じているのに対して、患者の方は修復を試みることに意欲的である。心臓のリスクがどれほど絡んでこようがそれを引き受け、いくらお金がかかろうと、どんなに不快な目に遭おうとも、構わないと考えているのは明らかである。ここには歯科的に正しいやり方というものがあるのか、それとも二人は本質的に主観的な問題について意見が合わないのか。

歯科的善と全体としての善との対立

　純粋に歯科的な善に絞ったとしても、患者にとっての善とは何かを決定することがいかに難しいかは、いま吟味した事例から明らかである。歯科医療の領域においてすら、善を

決定することは本質的に主観的なプロセスであって、主観的プロセスについては、歯科医療のどんな知識があっても、患者にとっての善が何かという問題に最終的な決着をつけることはできない。そういえる根拠は十分にある。したがって、患者にとって何が歯科的に最善であるのかということに関して、歯科医師は仲間うちだけでなく、患者との間でも意見が一致しないのである。

しかしながら、患者の観点からすれば、検討すべき事柄は、歯科医療の他にもたくさんある。歯科的善が、歯科医療にも他のいかなる種類のヘルスケアにも関係のない、別の善に従属することもある。以下の事例は、歯科的善と他の善との対立を含んでいる。これらのケースを分析する際には、どのような善が問題になっていると歯科医師や患者は考えているのか、注意してほしい。このような対立を、どんな根拠に基づいて解消すべきなのか。たとえ他の生活領域で最善とはいえないものに甘んじることになっても、歯科的に最善のものを求めて努力するのは、理にかなっているのか。

ケース 11
合併症を避けるために抜歯すべきか

　ジャック・グロール医師は、大きな大学病院の一般医療レジデントプログラム歯科部長である。彼は緊急の要請を受け、7歳の少年ビリー・フィンゲルの明らかに膿瘍のできた歯と、その他の潜在的感染源を診察・治療することになった。問題は、その患者をよこした腫瘍専門医の要請で、次の日までに治療をすべて終えなければならないことであった。その日にリンパ腫に対する化学療法が始まることになっていたからである。診断がついたのはごく最近のことで、そのときになって医師たちはビリーの歯に悪いところがあるのに気づいた。歯の治療が重要なのは、化学療法が始まるとビリーの免疫力は実質的になくなってしまい、その後しばらくの間どんな種類の感染症とも闘うことができなくなってしまうからである。

　ビリーは、3週間前におなかに痛みを感じるまでは、元気だった。その痛みがうまく取り除けなかったので、診断のためにさらに検査を行ったところ、リンパ腫があることがわかった。

　診察の結果、6本の乳歯にカリエスがあった。カリエスのうち1本は歯髄にまで達しており、歯肉の頬側に膿瘍がみられた。深いカリエス性病変 —— 歯髄に達してはいないが、齲蝕を除去すれば露髄するぐらい深い —— が3本、初期のカリエス性病変が2本あった。ビリーの行動は、よくいっても、非協力的なものだった。治療は全身麻酔を用いて行う計画であった。

　膿瘍のできた歯は抜いて、初期の病変がある2本の歯にはアマルガム修復を施すということは、すぐに決まった。深い病変のみられる3本については、歯髄処置を施せば保存可能であったとしても、抜歯の必要性は同様に明らかだった。というのも、歯髄処置はうまくいかないこともあるし、免疫面で問題のある子供の場合、治療が失敗するリスクは、歯を保存するメリットよりも明らかに大きいからである。

　抜歯に関する唯一の問題は、続いてすぐに開始される化学療法が細胞分裂のプロセスを停止させ、抜歯後の通常の治癒過程を阻害することであった。抜歯が1箇所ならともかく、4本では、出血や感染症を含む重大な合併症が起こっても無理はないし、そうなると難しいことになるであろう。そこでグロール医師は、化学療法を5日ぐらい遅らせて、自

然的治癒を可能にするよう強く勧めた。しかし腫瘍専門医は治療をすぐに始めたがったし、その気持ちはグロール医師にもある程度わかった。というのは、ビリーの両親は町から離れたところから来ていて、旅費の算段が難しかったからである。加えて、保険がきくかどうか問題があるようであったし、他にも理由はあった。化学療法を遅らせることの必要性を自分はどこまで強く感じているのかと、グロール医師は自問し、どうしたものかと思った。

ディスカッション：
　歯科的に最善の方法が何かを決定するうえでは、グロール医師は何の困難も感じていない。患者にもその家族にも、歯科的に望ましいことに対して同意しない理由は何もない。問題が生じるのは、歯科的に望ましいことと腫瘍専門医の要求との衝突である。腫瘍専門医の観点からすれば、歯科の面で妥協するのが適切だが、そうすると、免疫学的に問題のある患者の感染症を何とかするという難題を歯科医師に押しつけることになる。一方、歯科医師の観点からすれば、腫瘍学的側面で妥協して、化学療法を数日遅らせるのがベストだと思われる。

　しかしながら、もっとも重要なのは、全体的にみて何が最善なのかという問題である。その解決策は、歯科的な面か腫瘍学的な面のいずれかで、100％最善の方法とはいえないものになるであろう。それは、ほぼ確実である。

　本章の前のケースでも、客観的に最善の歯科医療といえるものが存在するか否かという問題に直面している。それとちょうど同じように、腫瘍学的利益と歯科的利益の客観的に正しい組み合わせというものがあるかどうかの問題を、このケースは提起している。

ケース 12
治療の部分的拒否

　ドナ・パーダリス夫人は、リン・デッカー医師のところの非常に裕福な患者であった。著名な法廷弁護士である夫も、彼の患者だった。パーダリス夫人の場合、上顎歯列弓と下顎歯列弓の双方に、ブリッジを用いた完全な修復が必要であった。著しい骨欠損のため、上顎切歯4本の抜去も治療に必要だった。上顎全歯の支台歯形成が完了し、アクリルレジン製フルマウスのプロビジョナルレストレーションを装着した。それを2、3カ月間装着している間に保存的歯周治療を済ませ、その後に歯周外科治療が続くはずだった。

　ところが、プロビジョナルレストレーションの装着中に、夫がひどい事故に遭い、長期入院することとなった。退院して回復を待つ間、パーダリス夫妻は州外に所有する家に移った。そこにいる間に夫人の修復物は何度か壊れ、彼女はそのつど修理のためにデッカー医師のところまで飛行機で戻ってくるのであった。

　パーダリス夫人は、破折しないようなものを作ってほしい、とデッカー医師に頼んだ。通常最終的な修復物のために使うのと同じ耐久性と審美性を備えた素材で、プロビジョナルレストレーションを作ることはできるであろう。もちろん夫人は、喜んでこの特別なサービスに対してお金を出すに違いない。彼女の主たる関心は、長期滞在の予定で海外旅行に出かける場合に破損や外観を気にしなくてもよいということにあった。生活がきちんと元通りになったら、必要な治療を全部済ませると、彼女は約束した。

　デッカー医師は、この異例の提案をどうしたものかと考えた。これまでそのようなこと

はしたことがなかったし、最善のケアを施すといういつもの原則に反していた。また、「後で歯周治療を終えるつもりです」というパーダリス夫人の言葉が信頼できるものか疑い始めてもいた。もし彼女が治療をやり遂げなければ、長期的予後は確実に悪くなるだろう。他方において、歯周外科手術に対する夫人の恐怖心は本物だという確信もあった。しかし、何度か治療に通っていくうちに、パーダリス夫人が抱いている恐れは小さくなり、手術をやり抜こうという気持ちになるかもしれない。それに、夫人は修復処置を必要としているのだし、デッカー医師を信頼しているように思われた。

ディスカッション：
　このケースは、歯科的善に関する判断とその他の善についての混合物を提示しており、興味深い。パーダリス夫人は、歯周外科手術を受けるよう迫られたら、「私が望んでいる方法[＝歯周治療なしで、丈夫なプロビジョナルレストレーションを作ること]には歯科的な利益がある」と主張できるであろうか。患者の不安を和らげる方法をとることで、多少なりとも歯科的善が施される、という論法に頼らなければ無理であろう。「私がほんとうに求めているのは、歯周外科手術を伴わないプロビジョナルレストレーションです」と、パーダリス夫人が率直に述べた場合、彼女がよろこんで受け入れるような部分的治療を歯科医師が提供したら、その行為は倫理に反していることになるのだろうか。
　ほんとうは理想的な歯科医療を追求しているわけではないということを、夫人が最初から認めた場合には、事態はもっと複雑になる。「私の生活には歯科医療よりも大切なものがあります。いま私にとって重要なのは夫と一緒にいることですし、それに、私たちは旅が楽しくて仕方がないんです」とパーダリス夫人が率直に述べたとしたら、ベッカー医師はどう答えるべきか。患者の全体的利益に含まれるものが、歯科的利益に含まれるものと衝突するということはあり得るのだろうか。もしあり得るとすれば、患者と歯科医師の合意内容が理想的歯科医療とはいえないものであったとしても、そうした医療の提供を拒む倫理的義務を感ずべき理由が、歯科医師にあるだろうか。

ケース 13
しつこく持続する症状

　44歳のジャンヌ・ロデル夫人は、すっかりしょげた様子でパトリック・オスター医師の待合室にあらわれた。崩れ落ちるように椅子に腰掛けると、ほとんど返事もしないありさまだった。それから、初診患者用診察室にのろのろと入っていった。
　ロデル夫人には頭蓋顔面の痛みの長い病歴があり、鬱病を伴っていた。神経科医の治療を何度も受けていたが、効果はなかった。鬱病と結婚生活に関する問題については、精神科医にかかっていた。夫は膨大な時間とエネルギーを要するテンポの速い仕事に就いていたので、自分の抱えている問題に対して、家庭での援助はほとんど得られないと彼女は感じていた。オスター医師のところへは、もっぱら顎関節痛治療のために紹介されてきた。
　オスター医師はどうすべきか考えた。検査によれば、ロデル夫人の咬合は、たとえいま顎関節痛を引き起こしていなかったとしても、確実にそうなりやすい状態にあった。多くの咬合早期接触と平衡側の咬合干渉が起こっていた。加えて、中心位と中心咬合位に大きなずれがあった。彼にはこれまで、この種の問題をうまく処理してきた経験が何度もあった。しかしながら、広範な治療が必要となり、費用もかかる。適正な咬合関係を確立する

ためには、プロビジョナルレストレーションが必要であろう。その後すべての歯にクラウンを装着し、咬合関係を再構築すれば、中心位と中心咬合位は調和するだろう。

顎関節痛の治療には問題が多いことも、オスター医師にはわかっていた。患者の90パーセントには、何らかの治療がしばらくは有効であるが、次第に効果が少なくなったり、効果がなくなったりもする。さらに彼は、ロデル夫人の顎関節痛はたぶん全身疾患の一部であり、そのため治療の効果がないのだろうと考えた。こうしたことをすべて彼は夫人に説明し、治療の選択肢の特徴を話した。彼女は苦痛を取り除きたいと必死で、彼が選んだ治療計画を承認した。

オスター医師は治療を完了した。しばらくの間はよくなったように思われたのだが、その後顎関節痛が再発し、歯痛も始まった。相談役の歯内療法専門医は、症状を確認したものの、病的状態を示す徴候はほとんど見つけられなかった。根管治療を1本の歯に施し、次いでもう1本治療した。痛みはとれなかった。それから三番目の歯に痛みが生じた。臨床的にもエックス線写真でもはっきりした証拠は得られなかったが、もう1本の根管治療も終えた。彼女はその後、四番目の歯に痛みを感じた。

この時点でオスター医師はどうしたものかと考えた。ロデル夫人は、心理面のケアのために他の専門家の治療を受けることは、もうまったくしていなかった。

ディスカッション：

心理学的問題と思われるものを歯科医療によって治療し続けるとすれば、オスター医師は、歯科医療を実際には心理療法として用いていることになるだろう。これが必ずしも最善の心理療法ではないこと、そして、自分が心理療法の訓練を十分積んでいるわけではないことを、彼はおそらく認めるだろう。ロデル夫人は依然としてオスター医師を信頼しているように思われ、他の人に診てもらうことを拒んでいる。

こうした状況下では、ロデル夫人にとって、歯科治療を受け続けることが全体的に最善の利益になるといえるだろうか。もしいえるとすれば、歯科医療を歯科医療以外の目的のために用いることを意味するのであろうか。あるいは、心因性であるにせよ、歯の痛みを訴えている患者を心理的に楽にすることは、専門的技能の正当な使用といえるのか。オスター医師がここでしようとしていることと、歯の機能に問題はなくても患者の心理的満足のために治療を施す審美歯科との間には、何か重要な違いがあるのだろうか。

ケース 14
総義歯を求めるミラー夫人

60歳の老婦人、レオナ・ミラーはアンドリュー・プレス医師の新しい患者であった。検査したところ、下顎歯列弓は悪くなかったが、上顎歯列弓には12本しか歯が残っておらず、そのうちの6本は非常に状態が悪いために、抜去の必要があった。また、口腔衛生状態はよくなかった。彼女は部分床義歯を持っていたのだが、口腔状態が悪くなってきたので、2、3年の間装着していなかった。あとの6本の歯は、明らかに保存可能であったけれど、かなりの量の保存修復処置と歯周治療が必要となろう。これがプレス医師の勧めるところになるはずだった。

一方、ミラー夫人は、上顎に残っている歯を全部抜いてもらいたがった。以前に装着していた部分床義歯がほんとうに満足できるものだったことは一度もなく、そのうえ彼女の

友人のなかには、自分の総義歯がいかにいいかを話してくれる人が何人もあったのである。

　プレス医師はこの患者に総義歯を作りたくはなかった。その限界と問題を知りすぎるほどよく知っていたからである。ミラー夫人は頑固で、プレス医師の解決策を拒んだ。夫人が求めるようにすべきか、彼は慎重に考えた。

ディスカッション：

　これは、患者との争いが事実理解に関するものなのか価値に関わるものなのかを、歯科医師が決定しなければならない、もう1つの事例であるように思われる。総義歯に関するミラー夫人の楽観ぶりは非現実的であるし、部分床義歯については、きわめて限られた経験をもとに不必要に悲観している。他方、彼女と担当の歯科医師との価値観の違いはもっと複雑かもしれない。たとえば、ほんとうは修復にかかるコストのことを彼女は心配しているのかもしれない。もしそうなら、彼女は部分床義歯の価値と、そのお金を使ってできる他のことすべての価値とを比較してみなければならない。そうなると、話が歯科的価値の範囲内に収まらないのは確実である。見込まれる結果についてプレス医師とミラー夫人が話し合い、事実に関して合意に達し、なおかつミラー夫人が総義歯を選んだとした場合、プレス医師が協力しないどんな理由があるのだろうか。ミラー夫人にとっては、ある生活領域における善と別の生活領域の善とをトレードオフの関係におくことが理にかなっていると仮定しよう。その場合、別の生活領域において彼女が高く評価することを行うためのお金を取っておこうと、最善の歯科医療とはいえないものを選ぶというのは、彼女にとって合理的なのではないだろうか。

ケース 15
クラウンか衣服か

　キャサリン・オブライエンは32歳、三人の子供の母親で、最近ヴァージニア・フォーゲル医師に診てもらいに来た。数年前に上顎右側第一大臼歯の近心頬側咬頭が破折した。彼女を担当した歯科医師はその歯に三面アマルガム修復を行い、その後は問題なかった。フォーゲル医師はオブライエン夫人の口の中を調べて、「この歯の修復は大丈夫なように見えますが、たぶんクラウンに替えた方がいいでしょう」と彼女にいった。「いずれにしても、遅かれ早かれその修復物は壊れる恐れがありますし、いま手をうっておけば、後でもっと大きな問題が生じるのを避けられます」。

　オブライエン夫人はフォーゲル医師にはっきりと反対したわけではなかったが、クラウンに525ドル払うのは避けたかった。子供たちの食べ物や衣服を買うためにお金を残しておかなければならなかったし、予算は苦しかった。彼女には歯科医師の友人があったので、クラウンを見てくれるよう頼んだ。その友人の意見は本質的にフォーゲル医師と同じだった。「その修復物は何年かもつかもしれないが、明日にでも破折するかもしれない。いまクラウンを作ってもらった方がいいでしょう」というのである。

　歯科医師たちの意見はオブライエン夫人を悩ませたが、彼女は修復物をそのままにしておくことに決めた。

ディスカッション：
　オブライエン夫人は、「クラウンを入れてもらった方が歯科医療としてはよい」という歯科医師の意見に、異議を唱えているわけではないように思われる。デンタルヘルスを最良にすることによって最大の幸福が得られるのか、彼女は確信が持てないのである。最善の歯科医療とはいえないものを患者が選ぶことが、理にかなっている場合もあるのだろうか。あるとすれば、患者がそのような選択をしたときに、歯科医師をどう応ずるべきなのか。

患者以外の人を益する義務

　本章でこれまで探究してきたのは、善と害悪とは何であり、それらの間の関係がどうあるべきかを決定することであった。しかしながら焦点は、患者の善と害悪に合わされていた。古典的なヒポクラテス的医療倫理のユニークさは、患者の福利だけを道徳的に重要なものと考えた点にある。しかし、患者以外の人々の福利が問題になることも多い。たまたまどの歯科医師にもかかっていない多くの人にも、歯科医療に対するニーズはある。そのような人々が歯科医療サービスを得られるよう配慮する責任が、特定の歯科医師もしくは専門職としての歯科医師一般にあるのだろうか。以前の患者との間には、特別な関係があるのだろうか。同様に、ニーズはあるが患者であったことのない人に優先して再度受け入れ、診療する義務が生じてくるという、特別な関係があるのか。本節のケースは、現在診ている患者に対する善行だけが歯科医師の義務なのか、あるいは、以前の患者や診たことのない人に対する善行も同程度の重みをもつのかといった問題に、我々は直面させられる。

ケース 16
土曜の午後の歯痛

　スチュアート・ファイン医師は土曜日に患者を診ているが、午後2時には医院を閉める。ある土曜の午後1時50分に、ジョイ・クラフト夫人から「歯が痛いので診てほしい」という電話が医院にかかってきた。クラフト夫人は以前、この医院の患者であった。通常の修復処置を含む初期治療は終えたのだが、リコールの電話を何度かけても彼女は応じなかった。ファイン医師の方針は、リコールに来ない患者は患者リストから除き、そのことを手紙で知らせるというものであった。クラフト夫人の場合も、この方針に則ってことは行われていた。
　医院スタッフは夫人の患者登録が抹消されたことを伝え、彼女に自分のリコール拒否を思い起こさせた。そして、「今日の午後の受診をご希望でしたら、どこか別のところを探していただかなければなりません」と伝えた。しかしながら、「もし月曜までお待ちいただけるようでしたら、当医院としてはそのときによろこんで診察させていただきます」と結んだ。

ディスカッション：

　古典的なヒポクラテス的倫理の伝統にしたがえば、医療従事者の義務は患者を益することである。そのことは、以前の患者に対する歯科医師の義務に関して何を意味しているのか。クラフト夫人に対して歯科医師には何の義務もないと結論づけられるのか。

　ヒポクラテスの倫理は結果主義とよべるものである。それは、よき結果をもたらし害のある結果を避けることに焦点を合わせているが、もっぱら患者に的を絞っているという点で特殊である。それとは対照的に、別種の結果主義である功利主義は、患者に関するものであろうとなかろうと、ある人の行為の結果すべてを計算に入れなければならないと主張する。功利主義者なら、道徳的に重要なのは、クラフト夫人に関してファイン医師が決定することの帰結であるという結論を、こともなく出すであろう。ファイン医師が土曜の午後にクラフト夫人を診ないことについて、功利主義者が弁明しようとしたら、その唯一の方法は、もしファイン医師がその時間を別なことに使うことで（患者に対して、患者ではない別の人に対して、あるいは自分自身のためであっても）、もっとよいことを為しうるのであれば、という条件をつけることであろう。歯科医師が人々に利益をもたらそうと試みるとき、目下の患者だけが問題になるのだろうか。

ケース 17
他人の患者の歯痛

　ジョン・ミネッティ氏は、歯が痛んだので、日曜日の朝にヘンリエッタ・フェラール医師の医院を訪れた。フェラール医師はミネッティ氏との話しから、彼がその地域の別の歯科医師の患者であることを知った。ミネッティ氏の歯痛は2、3日前から始まり、そのときからかかりつけの歯科医師に連絡を取ろうとしていたのだが、うまくいかなかった。土曜の夜にひどくなり、日曜になって激しい痛みを引き起こしたという。

　フェラール医師は、ミネッティ氏を診るべきだとは思ったが、どうしたものかと悩んだ。病歴からは、彼女の手に負える問題かどうかがはっきりしなかった。その歯の保存が可能で、患者が歯内治療のために日程を変更してくれるのであれば、抜髄して患者を痛みから解放することができよう。必要とされているのが単純な抜歯なら自分でできるが、もっと複雑であれば専門医のところに紹介しなければならない。彼女はどうすべきか考えた。

ディスカッション：

　フェラール医師の問題は、前のケースのファイン医師の問題に似ている。歯科医療のニーズが明らかな人々を助けるという彼女の義務は、すべての人に及ぶのか、それとも、現に歯科医師と患者の関係にある人たちに限られるのか。ここでの唯一の違いは、ミネッティ氏がフェラール医師の患者であったことが一度もないのに対して、クラフト夫人はかつて積極的で継続的な関係をファイン医師と結んでいたことである。以前に医師と患者の関係にあったという事実によって、歯科医師が応じるべきかどうかに関して、道徳的な違いが生じうるのだろうか。

　それが誰の問題であれ、全体としての善の最大化を目指す功利主義者の観点からすれば、（その日曜の朝、より大きな善をもたらすようなことをフェラール医師が他にできるというのでないかぎり）ミネッティ氏の救済を擁護できる。歯科的善を為すことができ、

しかも手助けするのにもっと適切な立場にある人が他にいない場合に、どのような根拠に基づいて現在の患者と以前の患者、そして一度も患者であったことのない人々とを、歯科医師は区別するのだろうか。

ケース 18
隣人の歯痛

　ダニエル・エディソン医師は、夏の週末を家族と一緒にヨットで過ごすことが多かった。そこは仕事場のある街から100マイルほど離れていた。そんなある土曜日の夜11時のこと、診察希望者が歯痛を訴えて電話してきたと、電話応答代行サービス会社が彼に知らせてきた。

　電話はパトリシア・ハーヴェイ夫人からであった。彼女は友人であり、また隣人でもあったが、彼の患者ではなかった。電話してきたのは、彼女の歯科医師が根管治療をした大臼歯にひどい痛みを感じたからであった。その歯は治療を始める以前から痛んでいたのだが、2つの処置を施したにもかかわらず、痛みはいっそうひどくなった。もう我慢できなくなって、その歯をどうしても抜いてもらいたい、と考えたのである。かかりつけの歯科医師に電話したが、空きがなくて診てもらえなかった。そういうことは珍しくないようだった。彼女はどうしたらよいかわからず、絶望的な思いでエディソン医師に電話をかけてきたのだった。地理的に離れていて彼が直接問題を処理できないので、ハーヴェイ夫人は、「誰かすぐにその歯を抜いてくれるドクターを紹介してください」と頼んだ。

　無理なくまだ保存が見込めるのに友人の歯が抜かれるのを、エディソン医師は見たくなかった。彼は、夫人の歯科医師が歯内療法専門医ではないことを知っており、そして専門家なら抜歯せずに問題をすぐに解決することができるだろうと思った。他方において、夫人が痛みで気も狂わんばかりになっていることはわかっていたし、抜歯を望んでいるのも明らかだ。どうしたらよいか、エディソン医師は考えた。彼の心にあった心配事の1つは、紹介しようと頭に浮かんだ新しい歯科医師が、彼の思惑通りにうまくその歯を保存したとしたら、ハーヴェイ夫人のかかりつけの歯科医師はどう反応するだろうか、ということである。この友人に対するエディソン医師の義務は何か。もともと彼女を担当していた歯科医師に対する義務はどのようなものであろうか。

ディスカッション：

　このケースでは友愛の倫理と歯科医療の倫理が一点に集中している。ハーヴェイ夫人は現在もこれまでもエディソン医師の患者ではないのだから、患者の利益を図るという厳しい倫理はここには適用されない。しかしながら、より一般的な功利主義的倫理の見方からすれば、エディソン医師が大いに貢献できることは明らかである。彼がそうするのは友愛の義務からか、歯科医師としての義務からか、それとも、困っている人を助けるという一般的義務からにすぎないのか。助けを求めたのが偶然知り合った人であったり見知らぬ人であったりしたのなら、彼の義務に何か違いが生じるのだろうか。

　功利主義者は、関係者すべてにとっての帰結を考慮に入れる。この考え方によれば、ハーヴェイ夫人のためにやってあげようとエディソン医師が努力することは、容易に正当化されるだろうが、ハーヴェイ夫人を紹介することがエディソン医師自身に及ぼす影響を算入することも、正当化されるのだろうか。とりわけ、夫人のかかりつけ歯科医を疎外し

たり、いらだたせたりした場合に、エディソン医師自身が被るかもしれない害悪の可能性を算入することも、正当化されるのだろうか。結局のところ、ハーヴェイ夫人はエディソン医師の患者ではないのだ。

患者の福利と総体的福利の対立

　本章のケースでは、これまでのところ、歯科の問題を抱えた個人にとっての利益と害悪に焦点が合わされている。利益が害悪とどう関係しているのか、歯科的善はいかにして決定されるのか、歯科的善はそれ以外の善とどう関係するのか、そして、以前の患者や患者以外の人は、患者を益するという歯科医師の義務の範囲内にあるのか、そういったことを決定するのが課題であった。そこでさらに生じてきたのは、(患者であるか否かにかかわらず)歯科的ニーズを抱えた個人を益することによって、他の人の福利が危険にさらされるとしても、そうする義務がほんとうにあるのかどうかという問いである。

　倫理学的理論の古典的問題の１つは、あらゆる関係者にとっての利益と害悪──少なくとも医療関係者にとってのそれ──が考慮されなければならないのか、それとも患者の福利だけがものをいうのかという問題である。ヒポクラテス的医療倫理は、以前のいくつかのケースで見てきたように、功利主義倫理と争い合っている。ヒポクラテス的倫理では、医療従事者が為すべきことを決定する際に道徳的に重要なのは患者だけである。対照的に功利主義においては、誰に属するものであろうと、あらゆる利益と害悪が問題になる。功利主義的な考え方によれば、重要なのはこの社会に住むすべての人の実質的利益を合計したものであって、個人の福利ではない。

　次のケースが提起するのは、歯科医師がもっぱら個人の福利に焦点を合わせるべきなのか、それとも、他の人々にとっての利害も同様に包含するよう、範囲を広げるべきなのかという問題である。そのケースが扱うのは、患者の福利と、患者に治療を施すことによって影響をうける人すべての全体的福利との衝突である。歯科医師は(あるいは自分自身の福利も計算に入れながら)為しうる善の総体を実質的に最大化するよう努力すべきなのか、それとも、重要な利益と害悪を患者にとってのそれに限定するべきなのか。

ケース 19
切歯を修復しない理由

　ケン・ゴフ医師は、合衆国公共医療サービスがスポンサーとなっている研修をちょうど終え、ニューメキシコのインディアン・ヘルス・サービスに配属された。最初の日に、４歳９カ月の子供を診察した。上顎切歯すべてと大部分の臼歯に、初期から中程度のカリエスがある。

　ゴフ医師は、教えられたとおりに、すべての歯の修復を計画した。子供の両親に治療計画を話し始めたところで、歯科助手が、「この年齢で初期から中程度のカリエスのある歯は、ここではふつう修復しないことになっています」と彼に告げた。同様の、もしくはもっとひどい問題を抱えた子供たちがあまりに多く、病変が膿瘍をつくる前に歯が脱落するで

あろうことを考えると、そんな小さな病変を相手にしている暇は全然ない。病変がもっと進行したら面倒をみることにする、あるいは、子供が２歳で同様の問題を抱えていたら治療する、というのである。

ゴフ医師は、歯科助手がはっきり述べたこの方針に合点がいかず、きちんと納得できる説明が与えられているのだろうかと思った。

ディスカッション：

インディアン・ヘルス・サービス(IHS)の目的は、インディアンの人々の健康をできるだけ高い水準にまで高めることである。これは歯科医療サービスにも一般的医療サービスにも当てはまる。どちらの領域でも問題は、IHSの受けとる資金が不十分だということである。歯科医療においては、必要額の34パーセントの水準にしか達していない。そこから帰結するのは、ある標準的な年でみると、一般住民のほぼ60％が歯科医師に診てもらっているのに対して、インディアンの人々は30％でしかないという事実である。

IHSの歯科医療資源は逼迫している。齲蝕のレベルは高く、一般住民の約二倍もある。そのうえ、インディアン人口は急速に増加している。それは合衆国人口のなかでも最高の増加率を示す部分である。需要は多く、緊急のニーズに応じるだけで資源の大部分を使ってしまうことになるので、ケアの供給は当然制限しなければならない。誰がケアを受け、どんな種類のケアを提供するのが費用効果的か、決定が下されてきた。したがって、割を食う人も出てくることになる。

IHSは、乏しい資源の効果を最大にするために、ケアの６つの段階に基づいて歯科治療の優先順位を定めた。

レベル１…救急
レベル２…一次予防。これに含まれるのは、診断サービス、予防処置、シーラント(学校検診時のシーラント処置を含む)、フッ化物(地域フッ化物添加法、医院での局所適用、学校での洗口、錠剤を含む)、そして保隙装置である(抜歯率が高いために行われる就学前予防を含む)。
レベル３…一般的な修復的処置(主としてアマルガム修復)。これがターゲットとなるサービスである。しかしながら、ニーズのたった34％の資金では、IHSは毎年増加する新たな疾患についていくことができない。
レベル４、５、６…臼歯の歯内治療、部分床義歯、クラウンやブリッジによる治療、総義歯、外科的歯周治療、そして選択的口腔外科手術。

全処置の93％が最初の３つのレベルで行われる。残りの７％は、インディアンの人々の助けになっているとはいえ、もっぱら医療提供者のためのものである。つまり、それによって最初の３つのレベル以外の歯科医療分野における医療提供者の技能レベルが高く維持されているのである。

ゴフ医師には、選択の余地がほんのわずかしかないように思われる。患者個人の利益になることならば何でもするという伝統的なヒポクラテス的倫理を、彼がほんとうに信じているのであれば、理想的ケアとはとうていいえないものに参与するのを拒むだろう。他方、いま診ている子供のような患者に対して、旧来の水準の修復を施してよいとする方針をIHSが採用したらどんなことになるか、彼は考えているかもしれない。

現状では、十分な量の修復ケアを提供すれば、他の患者のケアにしわ寄せがくるのは明らかである。道を譲らねばならないケアは、レベル１、２、３のもの、すなわち、救急処置、一次予防、およびその他の修復的ケアになろう。資源をこのケアの潜在的受益者か

ら、修復措置を必要としている子供に振り向けることは、ある患者から別の患者への歯科的利益のシフトにすぎないと思われるかもしれない。どんな根拠に基づいて、歯科医療サービスはその優先順位を定めるのか。

　救急ケアは通常、緊急の大きなニーズを有する患者を扱うものである。そのような救急ケアは、投入される資源の量に対して大きな利益をもたらすといえよう。同様に、一次予防は効率的な仕方で利益をもたらすのがふつうである。投下される資源に対して、初期あるいは中期のカリエスを修復するよりも、多くの歯科的問題が一次予防によって回避されるだろう。このように、レベル1と2両方のケアに関するIHSの論拠は、利用可能な資源を用いて、できるだけ多くの善を患者住民全体に施すことが、目的でなければならないというものであろう。ここにある道徳的問題は、いったんゴフ医師がこの論拠に納得がいったならば、「共同体の善のために」、自分の患者をそうと承知で犠牲にしなければならないプランに、協力すべきなのかということである。

　この歯科医師はディレンマに追い込まれているように思われる。患者を益することなら何でもするという伝統的倫理を固守するならば、他の患者は、彼の幼い患者が直面しているよりも、大きな問題に追いやられることにすらなる。他方、もし彼が功利主義的方策という解決を受け入れるとすれば、自分の患者を総体的善のために犠牲にすることになる。すなわち、ニーズは大きいがそれを満たしても全体にはあまり貢献しないような人々は、社会の都合のためにいつも損をすることになる。さらに、この功利主義的推論によれば、個人の利益を社会のために犠牲にするよう強いられる可能性がある。たとえば、個人に加えられると予想される害悪よりも、他者にもたらす善のほうが大きい場合には、個人の意志に反して被験者にさせられる可能性がある。研究の潜在的受益者が将来の人類全体で、倫理的アプローチとは予想される利益をまとめること、すなわち、あらゆる受益者の利益を合計することであるとすれば、その場合には、個人にとっての害悪よりも予想される利益すべての総体のほうが勝ることもあるように思われる。

　たぶんこの問題の解決は、利益と害悪の計算に尽きない倫理原則のうちに見出されることになるだろう。次章で、自律や真実性、誠実性、正義を含む他の倫理原則を吟味する。ゴフ医師の問題には、他の倫理原則をケース分析のうちに導入した後で、立ち戻ることにしよう。

参考文献

1. Edelstein L. The Hippocratic Oath: text, translation and interpretation. In: Temkin O, Temkin CL, eds. *Ancient Medicine: Selected Papers of Ludwig Edelstein*. Baltimore, Md: Johns Hopkins University Press; 1967:6.
2. American Dental Association, Council on Ethics, Bylaws and Judicial Affairs. Principles of Ethics and Code of Professional Conduct, with official advisory opinions revised to May 1992. Chicago, Ill: American Dental Association.
3. Sandulescu C. Primum non nocere: philological commentaries on medical aphorism. *Acat Antiqua Hungarica* 1965;13:359–368.
4. Jonsen AR. Do no harm. *Ann Intern Med* 1978;88:827–832.

第6章

自律とインフォームド・コンセント

　第5章の事例は、患者の善を構成する要素は何か、その善は患者にとっての潜在的害悪にどのように関係しているのか、そして、患者の善は他の人々の善とどう関係しているのか、といったことに関する議論を含んでいた。これらの問いに対する歯科医療専門家の答えが患者の答えとは必ずしも同じではないために、しばしば食い違いが生じてくることを確認した。当事者グループ2つが、利益と害悪についてまったく異なる概念をもっているのである。

　現代の医療従事者倫理においては、こうした議論やそれと関連した議論が、少しばかり違った道徳的用語で表現されることも多い。患者(やときには他の関係者)が自己決定もしくは「自律」に基づいて行為する権利をもつべきか否か、たびたび議論されている。患者にとっての善を構成する要素に関するあの論争が、最近の倫理的議論においては、たいてい自律の原理という観点から取り組むべき問題として扱われていることがわかるであろう。

重要概念

自律の概念

　自律は、現代の専門職倫理において重要な言葉の1つである。それは心理学的かつ道徳的な用語である。心理学的な観点から人が自律的であるといえるのは、自分自身が自由に選んだ生活プランに従って暮らしている場合である。しかしながら、第3章で論じたように、事実上だれも四六時中完全に自律的であったり、まったく自律的でなかったりするわけではない。それゆえ、自律的に行為する能力の連続性に沿ってはたらく「本質的に自律的な」人、もしくは「本質的に非自律的な」人について語るほうがよい。

　道徳的な観点からすると、人が自律的に行為することは正しいのか誤りなのか、道徳的判断を下すこともできる。第3章で論じたのは、一般的な意味で心理学的に自律的な人の選択や行為を尊重することは、道徳的に正しいという見解だった。この見解を支持する人々は、少なくともある程度は、自律尊重の道徳原則にコミットしている。しかしなが

ら、ある人の行為が自律的であったとしても、その自律を尊重する道徳的義務はないと考えることも、可能である。

　自律原則を支持できる理由の1つは、「ある人の福利を最大化する方法を誰よりもよく知っているのは、その人自身だ」という信念である。患者にとって何が最善かという問題について、患者と歯科医師の意見が異なるような状況だとしよう。もし我々が、患者の福利を最大化することを欲し、患者が自分の利害を他の誰よりも良く知っていると信ずるのであれば、その場合には、患者の自律的選択を尊重する必要があると考えるであろう。

　しかしながら、本質的に自律的な人が常に自分自身の福利を最大化する選択を行うと想定するのは、無理があるように思われる。そのような人でも間違えることがあったりするのだから。事実を取り違えているかもしれないし、自分の選択が意味するものを誤算しているかもしれない。また、自分がほんとうは何を評価しているのか、確信がもてないことだってあるかもしれない。さらに、本質的に自律的な人が、自分自身にとっての善よりも他の人にとっての善を、意識して優先させることがあるかもしれない。子供や配偶者、友人、あるいは見知らぬ人のためにでも、自分の利害を犠牲にするかもしれない。たぶん衝動に駆られて行為することもあるだろう。

　自律原則が、患者の福利を最大化する工夫とは区別された真に独立した道徳原則であることが、ここで明らかになる。利益を最大化し害悪を最小化する算段とは別に、道徳的に正しい行為と誤った行為を単独で決定するものが存在すると信じている人は多い。こうした見解を抱いている人々は、たとえある行為が最善の結果をもたらすとはいえなくても、自律尊重のような原則によって、その行為が正しいものになることがあると考える。本章の事例で歯科医師が直面するのは、次のような問題である。すなわち、本質的に自律的な人の選択が最善の結果をもたらすとはいえないと歯科医師が確信した場合でも、患者やその他の意思決定者の自律を尊重すべきなのかという問題が、それである。そうすることが最善の結果につながらない場合でも、自律を尊重する道徳的理由があると信ずる人は、いずれにせよ、真に独立した原則としての自律の擁護者である。

パターナリズム

　パターナリズムは、しばしば自律性の尊重と対照させられる見方である。しかしながら、我々が自律性を無効にしようとする理由はたくさんある。たとえば、感染症にかかっている人に治療を強制するかもしれない。その人の自律は侵されるであろうが、他の人たちの道徳的要求がその理由となるだろう。少なくとも極端な場合には、他の人々を守るために強いて何かをさせても道徳的に認められるというのが、ほとんどすべての人の考えである。ここから明らかになるのは、自律性の尊重が、為すべき正しい行為にそのままなるわけではない、ということである。

　しかし、本質的に自律的な人に行為を強いることによって、その人の福利を向上させられると考えられる場合についてはどうなのか。パターナリズムとは、当人のためなら強制が道徳的に認められることもあるという見解である。哲学的文献が試みているのは、ある程度は受け入れられるパターナリズムの規準を、正確に示すことである[1,2]。「パターナリスィック」と名づけられる行為に関していうならば、強制される当人の望みに反するには違いないが、しかしその人の福利のためなのである。パターナリズムが正当化されるためには、強制される当人が自由に行為することを許された場合よりも、大きな善がその人にとって期待できるのでなければならない。これは、がちがちのパターナリストでも認めることであろう。その強制がもたらす心理学的弊害を計算に入れた場合でも、このことは正しいに違いない。

正当化可能なパターナリズムに関する現在の文献の多くは、この地点で立ち止まってしまう。しかしながら、付随的な最低基準があり、これはパターナリズム擁護者の観点からしても必要と考えられるであろう。臨床専門職においてとくに重要なもので、パターナリズムの適法手続き規準といってよい。自律的な治療拒否を認めるよりも、強制的に歯科処置を受けさせたほうが患者のためになる、と確信する臨床医を思い浮かべるといい。(強制がもたらす心理学的弊害も計算に入れたうえでの)確信にもかかわらず、まだ、歯科医師の誤算という重大なリスクがある。第5章でみたように、彼は、特定の歯科的善やある種の歯科的善を過大評価しているかもしれない。まったく奇妙な、言い換えれば、普通ではない価値観をもっているかもしれない。こうした理由から、適法手続き基準が適用できるように思われる。この規準のもとでは、強制しようとする者は公的な許可を得なければならないし、またその者は、患者の善に関する考えに偏りがないと確証する手続きを、慎重に行わなければならない。こういうわけで、いかなる私人といえども、── 医療従事者ですら ── パターナリスティックに行為する権利をもたない、と論じることができよう。

　しかし、本質的に自律的ではない人に対するパターナリスティックな介入についてはどうだろうか。侵犯されるべき自律が存在しないのだから、そのような介入は真のパターナリズムではないと考える人々もいるだろう。したがって、小さな子供や著しい精神発達遅滞者、知的無能力者に対しては、パターナリスティックに振る舞うことはできないと、そうした人たちは主張するであろう。

　しかしながら、重い病気や鬱状態など、自律が危険にさらされる状況に人は陥ることもあるかもしれない。こうした人たちに、当人の希望に反して治療が施される場合には、その行為を表わすために「弱いパターナリズム」という言葉が用いられることがある。この用語は、本質的に自律的な仕方で行為しているかどうかの決定に必要な間、人を抑制するという[3,4]一時しのぎのパターナリスティックな行為を表わすのにも用いられる。たとえば、自殺を図ろうとしているが、自律的に行為しているようには見えない人を、一時的に拘束するような行為である。ふつう、弱いパターナリズムは、強いパターナリズムよりも、すなわち、本質的に自律的であることがわかっている人に対するパターナリズムよりも、正当化しやすい。

インフォームド・コンセント

　医療の道徳において、インフォームド・コンセントは自律尊重原則と密接に関連している。インフォームド・コンセントとは、提案された治療(もしくは研究)方法を承認したり拒んだりする選択に関わる情報を患者に与え、その処置について選べるようにする手続きである[5~8]。インフォームド・コンセントは、患者の福利を最大化する方法として支持されるものであろう。自らの利益については、患者が他の誰よりもよく心得ていそうに思われるとすれば、インフォームド・コンセントは、利益を最大化する戦略たりうることになろう。

　しかし、自律尊重原則は、同意取得手続きのもっと強力な根拠を提供する。自律原則のために、自己決定の機会が与えられなければならないとすれば、インフォームド・コンセントは、たとえこれが患者の福利の最大化には必須でないことが明らかになったとしても、道徳的には要求されることになろう。以下のケースはすべて、自律の尊重と十分なインフォームド・コンセントを得ることに関連した問題を提起している。最初のケースは、同意したり同意を拒んだりする能力を、ほぼ間違いなく有する患者を扱っている。次いで、能力を欠いた患者のための代理人の同意を含むケースに目を向ける。最後に、患者の求める処置が、歯科医療専門家からすれば提供したくないと思われる場合に、専門家のほ

うも自分の自律を尊重してもらう権利を有しているかどうかという問題を探究する。

同意と能力ある患者

　インフォームド・コンセントの問題がもっともわかりやすいかたちで生じてくるのは、本質的に自律的な患者に関してである。法的な用語で、自己決定の能力をもった(competent)、あるいは少なくとも、もっていると思われる患者にまず注目しよう。歯科医師のアレン・ハーシュと哲学者バーナード・ガートは、患者の能力を評価する枠組みを提供している[9]。能力とは、「一般的特徴」とみなされるべきではないと、彼らは指摘している。つまり、人は決定に関して能力を有していることもあれば、そうではないこともある。歯科医療でも、患者は選択肢 —— 修復のために局所麻酔を用いるかどうか —— を理解できることもあるかもしれないが、全顎抜歯が必要か否かというような選択肢の場合は、無理だろう。ハーシュとガートが提案する能力の規準は、同意プロセスのなかで伝えられる情報を理解し評価することが、患者にできるかどうかである。これが意味しているのは、患者がもっともらしく下す決定だけに基づいて、同意能力を評価することはできないということである。患者よってはおかしな決定を下すかもしれないが、それでも、それは患者がはっきり理解したうえでの決定で、患者の生活パターンに合った決定かもしれない。一方、歯科医師の目には最善と映る患者の決定が、真の理解を欠いたまま下されるかもしれない。第一の決定は患者の能力に基づいて下されたものであり、第二の決定はそうではない。

患者の能力の決定

　ハーシュとガートは、「完全な能力をもつ患者」、「部分的能力をもつ患者」、そして「能力をもたない患者」を区別している。しかしながら、どんなに十分に情報を与えられ、どんなに知性的であったとしても、あらゆる選択肢を「完全に」理解する人はいない。一方、能力をもたないとされる人々が、にもかかわらず選択肢を理解することがある。こうしたことを銘記してほしい。
　最初のケースが提起しているのは、患者の選択能力を歯科医師はどのようにして評価すべきなのか、という問題である。

ケース 20
どこまでが義務なのか

　ジョーンズ一家は、数年間マリアンヌ・フォスター医師の患者であった。トーマス・ジョーンズとナンシー・ジョーンズはすでに成人していたが(24歳と27歳)、依然として歯科治療をフォスター医師から受けていた。彼らは、54歳になる母親マデライン・ジョーンズ夫人の予約を入れた。下顎左側の痛みをフォスター医師に診てもらうためである。母親が飲酒癖と薬物乱用の問題を抱えていることも、フォスター医師に話した。

ジョーンズ夫人はしきりに痛みを訴えたが、フォスター医師が検査しても、痛みの原因はよくわからなかった。唯一はっきりした問題は、1本の大臼歯の修復物が破折していることだった。フォスター医師はその修復物を取り替え、鎮痛用にダーヴォセット[＝プロポキシフェンとアセトアミノフェンの合剤]を15錠処方した。
　2、3日後、痛みが続いているという電話がジョーンズ夫人からあり、ダーヴォセットをもっと欲しいという。フォスター医師は断って、もっと詳しい診断をするために口腔外科医のところに彼女を紹介した。
　口腔外科医は、小さな特発性骨嚢胞に関連した歯槽骨炎の可能性以外には、基本的に何も特別なものは見つからず、何も治療を勧めなかった。ジョーンズ夫人はダーヴォセットをもっとと求めたが、フォスター医師は拒み続けた。
　二人目の口腔外科医に紹介したところ、特発性骨嚢胞が除去された。ジョーンズ夫人の痛みは続き、彼女はまたフォスター医師に電話をかけてきたが、ダーヴォセットをこれ以上処方することは、再度拒否した。
　フォスター医師は、この一連の騒々しい出来事を通して、ジョーンズ夫人の家族と連絡を取っていた。彼らはジョーンズ夫人のことをとても心配していた。彼女が飲酒癖と薬物乱用の治療を頑として拒否していたからである。フォスター医師は自分にできることが他にないか、そして、ジョーンズ夫人に対する彼女の義務はどこまでなのかと考えた。

ディスカッション：
　当面、ジョーンズ夫人に道徳的能力があるとして、ジョーンズ夫人の行動によって提起される倫理問題が何かあるだろうか。たとえば、彼女に能力があり、自律的に行動しているとするならば、薬物乱用に対する忠告を拒む権利を彼女に認めない論拠が何かあるのか。同様に、彼女が自律的だとするならば、その自律性がダーヴォセットを入手する何らかの権利を彼女に与えるのか問わなければならない。インフォームド・コンセントで用いられる自律原則は、通常、拒否権を与えるものとみなされている。自律原則は、薬物入手を認めるよう医療従事者に要求する権利を人に与えることはできない。ジョーンズ夫人のためにはならないと歯科医師が考える薬でも、処方してもらう倫理的権利が夫人にあるとする論拠は考えられるだろうか。
　自己決定できる精神的能力がジョーンズ夫人にあるとすれば、このことは、フォスター医師と問題の家族との関わり合いについては何を意味しているのか。彼女が家族と話したということは、患者に真の自己決定能力はないと考えているという意味なのか。もしそうだとすれば、ジョーンズ夫人に対して負っている守秘義務について、これは何を意味するのか。能力のある患者の場合でも、（薬物乱用やアルコール中毒のような）ケースの微妙な側面については、患者の家族と話し合うことが認められるのか。
　いまや我々は、ジョーンズ夫人がほんとうに本質的に自律的な人物なのかを問うべきである。（子供のように）能力を欠いていると法的に推定される集団の一員であるという理由から、同意したり同意を拒否したりする法的能力がないとされる人もいれば、裁判所によって能力を欠いていると宣告される人もいる。ジョーンズ夫人はこうしたグループのいずれにも入らないようである。たいていの場合、能力がないと確定されるまでは、患者は能力あるものと推定されなければならない。一方、医療従事者は患者の自律的決定能力を評価する道徳的義務を負っており、おそらくは法的な義務すら負っているのである[10,11]。ほんとうは、夫人には自律的な仕方で自己決定する能力が欠けているとフォスター医師が考えるとすれば、この場合に彼女に与えられた選択肢はどのようなものであるのか。

同意の基準

　患者が能力ある者として取り扱われるべきか否かを決めたのであれば、患者(もしくは能力を欠いた患者の代理決定者)に何を伝えるべきかを確定しなければならない。このためには基準が必要である。以前はいわゆる専門家基準が当然とされていた。専門家基準によれば、医療従事者は、提案した処置について、自分と同様の立場にある専門家仲間が開示するであろう情報は、すべて開示する義務がある。専門家基準の問題は、患者がインフォームド・コンセントの決定を下すために必要な情報が、必ずしも十分与えられないことにある。本質的に自律的な選択を行うためには、たいていの歯科医師がふつうはまったくしないような他の治療法に関する情報を、患者が必要とすることもありうる。たとえば、臼歯部をコンポジットレジンで修復することを好まない歯科医師は、それがアマルガムの代わりになる修復だとはいわないだろう。このような問題を回避するために、現在では多くの人が、いわゆる理性的基準を支持している。それによれば、提案された治療法に同意するかどうかを決定する際に、思慮分別のある人が「重要」もしくは有意義だと考えるような情報すべてを歯科医師は開示する必要がある。次のケースが描き出しているのは、同意プロセスにおいて患者に何を開示したらよいのかを決定するための基準を選択する問題である。

ケース 21
コツェブでのインフォームド・コンセント

　インディアン公共医療サービスは、アラスカの、北極圏から150マイルのところにある先住民の村コツェブで、チェアー2台の歯科診療所を運営している。ある日のこと、エリック・ウォルトン医師は、コツェブから飛行機で1時間半のところに住むボビー・ヤンとその母親を診察室に迎えた。臨床像はなじみのものであった。ボビーは3歳7カ月で、哺乳瓶齲蝕があり、痛みがあった。8本の歯には歯髄切断法が、10本にはステンレスのクラウンが必要だった。ウォルトン医師はヤン夫人に何を提案すべきか考えた。理想をいえばボビーは全身麻酔下で処置されるべきところだったのだが、コツェブには病院がなかった。さらに、病院のある大きな町まで何百マイルもボビーを移送するのは現実的でなく、多額の費用がかかることであった。何回か来てもらえば、鎮静法を使わなくてもボビーを治療できるのではないか、とウォルトン医師は考えた。しかしながら、賃金の安い仕事に就いているヤン夫人に、コツェブに何日も滞在する金銭的余裕がないことはわかっていた。
　ウォルトン医師は鎮静法を用いたケースを何百もこなしており、その際にはパルスオキシメーターで患者をモニターしていた。患者にはとくに目立った問題はなかった。しかしながら、鎮静の形式的な教育はいくらか受けていたものの、現行のガイドラインのもとで深い鎮静法を実行するには、それでは不十分だった。彼が心得ていたのは、用いなければならない薬剤とその投与量、そして鎮静がしばしば深いレベルに至るということである。ウォルトン医師は、アンカレッジとシアトルで開業している二人の歯科医師に電話をかけて、彼が陥っているディレンマについて話し合った。彼らは二人ともウォルトン医師が来る前にコツェブのクリニックで働いていた。
　あらゆることを考慮し、同僚の同意も得たうえで、ウォルトン医師は、鎮静法を用いて

ボビーを1回で治療できるとヤン夫人に伝えることに決めた。

ディスカッション：

　資源が限られている状況と地理、天候、輸送の問題とが結びついて、治療の選択肢が限定されているコツェブのような遠隔地域では、インフォームド・コンセントに対する要求も異なったものになるのであろうか。ウォルトン医師が選択肢をたった1つしかヤン夫人に示さないのは妥当なのか。ウォルトン医師の同僚が同意したことは、彼の立場を支持することになるのだろうか。

　このケースに関しては、治療の選択肢は少なくとも3つあるように思われる。（1）お金はかかるが別の地域に移送する。（2）地元で鎮静法を用いずに処置を行う。（3）通常の基準には合わないが、鎮静法を用いた処置を地元の設備で行う。ボビーの母親にこれらの選択肢について話して、あれこれの方法を勧めたあとで、勧めた方法に同意するか、それとも別のやり方を提案するか彼女に尋ねることもできた。そうする代わりにウォルトン医師は、状況を心得ている同僚二人の同意を得たうえで、選択肢を1つだけ、すなわち、地元で鎮静法を用いた1回限りの治療という選択肢を提示することに決めたのである。

　現行のガイドラインに合致しない状況下で鎮静法を用いることの法律的含意を、ウォルトン医師はたぶんよく考えてみたであろう。それは彼と彼の弁護士が議論すべき事柄である。彼はまた、こうした異例の状況下での十分な同意の構成要素は何か、という問題にも直面している。ただ1つの方法だけを、すなわち、あらゆることを考慮したうえで歯科医が最善だと信じる方法だけを提示するのは認められるのか。

　専門家基準のもとでウォルトン医師が開示すべきものは、同僚が似たような状況にあれば開示したであろう（治療法の選択肢を含む）情報である。状況を心得ている2人の同僚が選択肢を1つしか提示しなかったであろうことを、彼は示せるであろう。彼は、他の歯科医師がそのような立場にあったとしても、彼と同様にしただろうことも示せるかもしれない。どちらかの証拠で、十分なインフォームド・コンセントの要求は満たされるのだろうか。

　理性的基準が要求するのは、こうした状況にある患者が選択のために開示を望む選択肢すべてを、彼は提示すべきだったということである。ボビーの母親がいくつくらいの選択肢から考えたいと思っていたか推測するのは難しい。全身麻酔を行える病院がある町へ移送することを、ヤン夫人は拒否したであろうことがウォルトン医師にはあらかじめわかっていたのだと証明するのも難しい。ヤン夫人は、別の理由から、町へ行こうかと考えていたかもしれない。治療の必要なボビーを引き受けて、そして支払いもしてくれる親戚があるかもしれないし、その種の治療を彼女は極めて高く評価しており、そのためになら喜んで無理をするかもしれない。ヤン夫人はその選択肢について知りたいと思わなかったのかどうか、ウォルトン医師や彼の同僚が知るのは困難である。

　コスト面では、地元での2つの選択肢には大した違いはないであろう。それを選択することは、苦痛および何回か治療に通うわずらわしさと、理想的とはいえない状況の下で鎮静補を用いるリスクとのトレードオフを含んでいる。結局地元でウォルトン医師に鎮静法を施してもらうことを選んだとしても、ヤン夫人は、他の2つの選択肢について考える機会をもちたかったと思うかもしれない。理性的基準のもとでは、分別のある患者が同様な立場にあったら提示してもらいたいと思うであろう3つの選択肢すべてを、ウォルトン医師は提示しなければならないだろう。

　留保がつくのは、ヤン夫人の望む情報量はそれとは異なると信ずべき理由がウォルトン医師にある場合だけであろう。夫人が若干の選択肢を拒否する（あるいは、他の選択肢について知りたいと思う）のは確実だと彼にわかっていたならば、その場合には、いわゆる

「主観的基準」に従って、典型的な理性的人間が望むであろうというよりは、むしろ彼女が望んだ情報を、伝えなければならなかっただろう。ヤン夫人に何をいうのか決定するにあたって、ウォルトン医師が用いるべきは専門家基準なのか、客観的な理性的基準なのか、それとも主観的基準なのか。各々の基準のもとで、どれだけの選択肢について話し合うことになるのだろうか。

同意の要素

　患者に同意能力もしくは同意を拒否する能力があるかどうかを決定し、何を明らかにすべきかを決めるに際してどの基準を用いるのかを定めたあとで、今度は、同意の「要素」とよべるものを、つまり、開示されねばならない一定の情報群を、特定しなければならない。開示すべき要素に含まれるのは以下のものである。

1．治療の選択肢と、そのリスクおよび利益。
2．選択肢ごとの料金。
3．治療のさまざまな局面を執り行うのが誰であるか。
4．(利用されている技工所の所有権や薬品会社への投資のような)医療提供者やその他の関係者の特別な利害関係。

　以下のケースはすべて、開示すべき事柄を歯科医師が決定しなければならない同意状況を示している。前節で論じた専門家基準、理性的基準、主観的基準を用いるならば、この歯科医師は患者に何を開示すべきなのか。

ケース 22
リスクとみなされるのは何か

　1990年の12月のこと、「60分」という番組が放映されてから、アマルガムの安全性に対する疑問がわき起こり、バーンズ医師の患者の多くが、歯に充填されたアマルガム修復物に不安を抱いて医院へやってきた。修復物から溶出する水銀が、免疫障害から多発性硬化症に至るまで、多くの症状や疾病を急激に引き起こすのではないかという恐れを、その番組は呼び起こしたのである。彼はこの論争に関する文献をできるかぎり読み、そして、アメリカ歯科医師会(ADA)は正しかったとの結論に達した。すなわち、こうした不安を裏づける客観的証拠はない。しかしながら一方で、彼個人としては、心配するもっともな理由があるし、水銀が問題である可能性を絶対的に排除する十分な証拠はないと感じていた。
　アマルガム修復物除去の見通しは暗く、バーンズ医師が満足できるものではなかった。アマルガムは100年以上も使用されており、他の材料はもっと値が張るし、さもなければ物理的性質が劣っていた。彼はADAが推薦する立場をとることに決めた。患者の求めがあればアマルガム充填物を除去するが、ただし、他の方法の問題点について十分話し合った末のことに限った。何の不安も訴えない患者に対しては、この問題に関する話はまったくしないことにした。しかしながら、この後者の決断は彼を悩ませた。害があるという決定的証拠が欠けているからといって、アマルガム修復物が完全に無害であるという証明になるわけでもない。「おとなしい」患者たちにも、彼の懸念について知らせるべきだろうか

と思い始めていた。

ディスカッション：

バーンズ医師は、専門家基準に従うか理性的基準に従うかを決めることによって、ディレンマを解消できる。もし専門家基準を用いるとすれば、ADA が推薦し、大多数の同僚がたどっている道をとることができるのは明らかである。

理性的基準を用いるとすれば、どうすべきかそれほど明らかではない。ここでの問題は、分別のある人が次のことを知る必要があるかどうかである。すなわち、（1）アマルガム修復物の安全性について最近広く大衆の間で論議されていること。（2）ADA は、その議論に応じて、安全性を再確認したこと。（3）バーンズ医師は、基本的には同業者仲間に同意しているものの、すべての証拠が出そろっているわけではないので、100%満足してはいないということ。患者が話を持ち出さなくても、アマルガム論争について話すべきか。科学の専門家がアマルガムの安全性を伝えていても、安全性の決定的な証拠が欠けていることに個人的懸念が残るのならば、それに言及する義務があるのだろうか。個人的留保をはっきり口に出したら、患者に余計な不安を与えることになるのではないか。

ケース 23
誰が治療を行うのかを知らせること

ドロシー・ウルフ夫人は40歳で、中西部の大都市の郊外、富裕層が暮らす地域に住んでいた。彼女は歯周治療の必要があると自覚していた。大手の保険に入っていたので、歯周病登録医の名簿をチェックし、リストに掲載されている三人のうちから、ロバート・ウォズニアック医師を選び出した。

最初の診察のときにウォズニアック医師が説明したのは、広範なスケーリングとキュレッタージが必要だということである。これは、あと2回治療に来れば終えられるであろう。費用はこの診断のために50ドル、そしてあと2回の治療のそれぞれに250ドルで、合計550ドルになる。治療に来るたび、ウルフ夫人は帰りがけに50ドルを支払った。残りは彼女の保険がカバーしてくれる。

治療はうまくいった。しかしながら、ウルフ夫人は最初の診察のあとは一度もウォズニアック医師に診てもらわなかった。治療はすべて歯科衛生士によって行われたのである。ウルフ夫人はこれに気を悪くしたが、治療の基準については確信がなかったので、不満を口に出すことはしなかった。

最後の診察後の支払いのとき、「フォローアップのためにウォズニアック医師が1カ月後に診たいといっております」と受付で告げられた。ウルフ夫人は同意した。再訪の際、ウォズニアック医師が実際に検査して、歯周組織と咬合関係をチェックしてくれたことに彼女は満足した。帰ろうとすると、受付で「今回の診察代金は125ドルです」といわれたので、ウルフ夫人は「もともとの治療計画にはなかった検査です」と怒って支払いを拒否した。夫人は地域の医療当局者に苦情を申し立てた。担当した職員は、その後ウォズニアック医師に電話をかけて、公平な解決を図ろうとした。

ディスカッション：

このケースに含まれている処置は、きわめて異例というわけではない。ウォズニアック

医師は、同意を必要としないケースだとすら考えるかもしれない。実際には彼は、提案した治療計画に関する情報をいくらかウルフ夫人に提供している。スケーリングとキュレッタージを行いたいということ、そして、それは２回で済ませられることを話した。550ドルという見積額も示している。彼はここでのやりとりを今後の予定の通知とみなすべきなのか、それとも、患者の諾否が問題になるような治療プランの提案と解するべきなのか。

その答えは、部分的には、その状況が選択の余地のあるものと考えられているかどうかによるだろう。このケースには他に選択肢があるのか。その処置は２回でなくてもできたのか。追加できる処置もしくは省略できる処置があったか。ウルフ夫人は単純に治療計画全体に反対できたのだろうか。技術面で見逃せないヴァリエーションがあって、それぞれに異なるリスク、利益、不快さ、コストが関わっているのだろうか。ウルフ夫人の選択肢に治療の完全な拒否も含まれることを念頭に置くなら、やり方の可能性をたった１つだけ想定するのは不適切であろうといえる。だとすれば、ウォズニアック医師は、「自分の考えが最善の方法だと思う」と提案して、ウルフ夫人の同意を得ることもできたであろう。

別の考え方もある。それは、ドナルド・サドウスキーが「多極的処方に基づく歯科医療 (multiple prescription dentistry)」とよぶものである[12]。歯科医師は、説得力のある治療計画や選択肢をいくつも提示することができる。その各々が、患者によって意味をもったりもたなかったりする。客観的にみて患者にとって最善の決定的治療プランがたった１つだけ存在するということはないという想定のうえに、このアプローチはつくりあげられている。たとえ「最善の」方法が１つだけあったとしても、患者の経済的、社会的、心理的状況を考えると、その方法は患者にとって合理的でないかもしれないと歯科医師が気づいた場合にも、このアプローチは用いられるであろう。

多極的処方に基づく歯科医療のもとでは、インフォームド・コンセントの概念はほんとうの意味では適用されない。インフォームド・コンセントは、歯科医師がまず選択し、それから患者に承認を求めることを意味している。道理にかなったいくつもの選択肢や選択肢内部にもオプションがあることを歯科医師が認識するならば、ある特定の患者にとって何が最善なのかわかるなどという想定は、差し控えざるをえないと思うであろう。

専門家基準を考えた場合、ウォズニアック医師と同じ立場の同僚なら、一般に何をウルフ夫人に話したであろうか。提案した処置はすべて歯科衛生士が行うことを伝えただろうか。コストに言及したであろうか。フォローアップのことを話しただろうか。ウルフ夫人に対してできることには幅があるのだから、その選択肢を提示すべきではなかろうか。

今度は、理性的基準の観点からの情報伝達について考えてみよう。分別のある患者がウルフ夫人の立場にあったなら、治療の選択肢について何を知りたいと思うだろうか。患者が知りたがることと、歯科医師がふつう開示することとでは、何らかの点で違いがあるのだろうか。違いがあるのなら、その場合には、専門家基準に従うか理性的基準に従うかによって、ウルフ夫人に提供される情報量は変わってくることになる。夫人は実際に与えられたのとは異なる量の情報を欲していたはずだという証拠が、そのケースから得られるだろうか。もし得られるとすれば、ウォズニアック医師は彼女の特異な希望を認識すべきだったのか。そうした異例の希望を把握する責任は誰にあるのか。専門家基準、理性的基準、主観的基準のもたらす答えが異なっているとすれば、ウォズニアック医師はどうすべきなのか。

ケース 24
シーラントも行うべきか

　タミー・ウィリアムズは、膿瘍のできた下顎乳臼歯を抜去するために、小児歯科医のジョー・コービン医師のところに紹介されてきた。タミーは8歳で、その前はボブ・ザーネッキー医師の患者であった。彼が局所麻酔をしようとしたら、タミーは大騒ぎした。最初、ザーネッキー医師は、口腔外科医のところに紹介して全身麻酔下で抜歯しようとしたのだが、ウィリアムズ夫人は拒否した。彼女の妹が全身麻酔下での抜歯中に死にかけたことがあったからだ。それで今度は、笑気吸入意識鎮静法を用いて抜歯してもらうよう、コービン医師のところにタミーを紹介したのである。他には何の治療も必要なかった。

　コービン医師は検査を行い、排膿している膿瘍を確認した。彼は笑気のリスクとそれが全身麻酔とどう違うのかを説明したが、ウィリアムズ夫人はまだ心配していて、笑気の使用は、絶対に必要な場合に限るという条件で認めた。

　処置を施す日には、実際、笑気が必要であった。しかしながら、抜歯は、これといった問題もなく無事に行われた。コービン医師は、治療中、第一大臼歯に深い溝ができていて形成不全気味であることに気づいた。シーラントが必要だった。ザーネッキー医師がシーラントをしていなかったのは、うまくいくと思っていないからだとコービン医師にはわかった。

　コービン医師は、タミーにはシーラントの適応が大いにあるという考えを、ウィリアムズ夫人にいうべきか考えた。いったらザーネッキー医師を批判することになる可能性が高いのはわかっていた。コービン医師は自分の見解を述べることにした。「シーラントが齲蝕を防ぐことは証明済みですが、すべての歯科医師がそう考えているわけではありません」と説明した。しかしながら、タミーの場合は注射に強い不安を抱いていたので、シーラントをしてもらうよう彼はアドバイスした。

ディスカッション：
　ここでは、とくに注目に値するものとして、2つの異なる同意問題を抜き出すことができよう。まず第一に、コービン医師は、治療の選択肢に関してどんな情報を伝えるか決める必要がある。局所麻酔、笑気麻酔、全身麻酔について彼がいうべきことは、専門家基準、理性的基準、主観的基準のもとで、それぞれどうなるのか。3つの基準のいずれかに従って開示される他の治療法やそのヴァリエーションはあるのか。笑気のような薬剤や、とりわけ全身麻酔の使用には、両親が知らなければならない特別なリスクがあることは明らかである。しかし、局所麻酔についてはどうであろうか。そのリスクは、同意に関する両親との話し合いにおいて言及しなければならないほど重大なものなのか。歯科治療の局所麻酔は、たいていの人には馴染みのもので、きわめて広い範囲で上手に用いられているため、一般の人々は総じて安全だと考えている。しかし、どの薬剤についてもいえることだが、毒性作用やアレルギー反応、さらには死に至ることすらありうる問題を引き起こす可能性がある。他方、毒性作用が生じるのは過剰に用いた場合だけであり、何らかの種類のアレルギー作用の頻度は0.0001％以下、そして死亡頻度はおそらく注射1兆回あたりに一人程度にすぎないのである。

　歯科医師はどのようにしてリスクをめぐる議論の最低規準を決定できるのか。答えは、ハーシュとガートが示唆しているように、問題の頻度と強度の組み合わせのうちにある。まれにしか起こらず重要でもない問題は開示する必要がないという考えから出発して、判

断は下される。段階が上がり、頻度も多く結果も重大になってくると、分別のある人ならどこかで情報を知る必要がでてくる。局所麻酔の場合、はじめての患者には、2、3時間軟組織に麻痺を感じると話しておくべきだということには、万人の同意が得られている。同時に、重大な副作用の頻度はきわめてわずかなので、こうしたリスクについてはとくに話をする必要はないと、大部分の歯科医師は思っている。

　第二の同意問題は、シーラントに関するものである。理性的基準のもとで鍵となる問題は、典型的な理性的患者(もしくは、このケースの場合には理性的な親)がシーラントについて知りたがると考えられるかどうかである。もしそう見込まれるのであれば、何を知りたがるだろうか。シーラントの「適応が大いにある」というコービン医師の意見を、知りたいと思うだろうか。その家族が最初にかかった歯科医師の意見は違うことも、ウィリアムズ夫人は知りたがるだろうか。

　専門家基準では、このケースはどう分析されるのか。そして、ウィリアムズ夫人に何を知らせるべきかを決めるために、コービン医師はどの基準を用いるべきなのか。シーラントを行う話をしたらザーネッキー医師は怒るだろうという感じをコービン医師が抱いていることは、どのような役割を果たすのだろうか。最後に、彼自身がシーラントをやりましょうと申し出た場合に、最善の結果が得られるとコービン医師が思っているとしたら、これは、「紹介患者への治療は紹介した歯科医師が求めたものに限定すべきだ」とするADAの倫理規約に照らすと、どう評価されることになるのだろうか。

ケース 25
医療扶助を受けている患者をケアする際の選択肢

　モートン・ワイス医師は、郡の歯科診療所で17カ月の子供を診察した。広くはないが明らかな咬合面齲蝕を、4本の第一乳臼歯全部に見つけた。隣の上顎中切歯の近心表面に、小さなカリエス性病変も認められた。加えて、右側中切歯には唇側および遠心面に小さな窩洞状病変があり、そして、右側側切歯には、近心隅角部にクラスⅡの小さな破折があった。母親は、子供がまだ哺乳瓶を使っていると伝えた。全般的にみて、これは哺乳瓶齲蝕に特徴的な臨床像である。臨床的には治療が必要だが、緊急ではない。

　検査の間ずっと、子供は泣き叫び、体をよじり、反抗した。診察室にいた母親は17歳ぐらいであった。彼女は神経質になっておびえているようで、検査中は顔を背けていたが、他方では、治療の様子を知りたい様子で、「子供の歯は抜いてもらいたくないんです」と意見を述べた。

　ワイス医師は何を勧めたらよいか考えた。一般的には、この種の状況で最善の方法は、全身麻酔か、もしくは、鎮静法と強制的取り扱い法を併用した局所麻酔である。他のどんな処置を提案するにしても、彼はまず母親を促して哺乳瓶を取り上げさせ、それから子供の歯をきれいにするやり方を教えなければならない。

　事態をややこしくしている要因は、全身麻酔が使えるような保険やその他の方策がその母親にはない点であった。彼女は診察1回につき2ドルの料金を払うことはできたが、それで精一杯というところだった。さらに、郡の診療所には、笑気を含め、どんなタイプの鎮静法を行う設備もなかった。患者の固定をはかるためのレストレーナーすらなかったのである。

　このため、選択肢は2つしかなかった。1つは、歯科助手と母親に子供をできる限り抑

えてもらって、局所麻酔を用いた治療を行うこと。もう1つは、積極的な口腔衛生プログラムを開始するために、母親の協力を取りつけるよう努力することである。それでカリエスの進行はかなり抑えられるであろう。その方法がうまくいけば、子供がもっと容易に治療を受け入れるようになるまで、最終的な治療を延ばすことができよう。

ディスカッション：
　インフォームド・コンセントの問題としては、ワイス医師の課題は、この年若い不安げな母親に対して、治療について何を話すべきか決定することである。第一に、どんな治療法なら患者に話す価値があるのか。彼女には支払い能力がないと思われる選択肢について、どこまでいうべきなのか。理性的基準によれば、分別のある母親が（財政に関して）同様な状況にあったなら、治療の選択の基礎として話してもらいたいと思うようなことを話すべきである。彼女が、全身麻酔や笑気に関する情報を、有意義だと思う可能性があるだろうか。ワイス医師の予想に反して、彼女がこうした処置の支払いをするための財源を見つけ出すことができる可能性はどうか。支払う余裕がなくてもその処置について知りたいと思う理由が、何かあるだろうか。
　妥当と考えられる2つの選択肢について、ワイス医師は何をいわなければならないのか。ここで、どのリスクと利益について説明する必要があるのかを、彼は決めなければならないだろう。伝えるのが適切なものがあるとすれば、どれなのか。

同意への応答と同意の拒否

　患者に情報を与え、治療への同意を求めることは、患者が提案された治療プランを承認したり拒んだりする権利をもっていることを意味している。思わぬ仕方で患者が応答することもあるだろう。提案された治療プランに対し同意を拒否するかもしれない。次の事例が提起しているのは、患者の治療拒否に対して歯科医師がどう応じるべきかという問題である。

ケース 26
エホバの証人の外科手術

　身寄りのない42歳の単身の黒人女性ウィルマ・アレン夫人が、口腔顎顔面外科医のリチャード・ジェイガー医師のところへ、左頬の大きな腫脹のことで診察を受けに来た。パノラマエックス線写真では、両側上顎洞に曇りが見られた。その病変には線維組織の広範な形成異常があることが生検でわかり、巨細胞修復性肉芽腫と診断された。適応となる処置は外科手術による摘出である。
　複雑な要因が2つあった。1つはアレン夫人が鎌状赤血球症に罹患していることだった。彼女のヘマトクリットは15、ヘモグロビンは5だった。
　もう1つの要因は、アレン夫人がエホバの証人であったことである。手術には何の反対もしなかったが、どんなことがあっても血液（からつくったもの）を体内に入れることには同意しないであろう。彼女の姿勢は、まったく断固たるものであった。
　ジェイガー医師は、何の処置も行わなかった場合にどうなるか、アレン夫人に話した。病変は大きくなり、いっそう審美性を損なうようになるだろう。輸血の許可を得ずにその

異常な病変の外科手術による摘出の敢行は、彼女が鎌状赤血球症にひどく冒されていることを考えると、重大な結果を招きかねないし、命を落とす可能性があることも伝えた。しかしながら、彼女は考えを変ようとはしなかった。ジェイガー医師は彼女が所属する教会のメンバーとその問題について話し合ったが、全員がアレン夫人と同じ考えだった。

アレン夫人は外科手術を受けることに意欲的だったが、ジェイガー医師はまったく気が進まなかった。彼はどうすべきなのだろうか。

ディスカッション：

同意をめぐるこの対話の問題は、患者に何を話すべきかを決めることにあるのではない。問題は、患者の最善の利益を図る治療であるように思われるものを、ひとたび患者が拒否したら、どう対応したらよいのかということにある。

このケースは、第5章で出会った問題の1つを描き出している。患者の最善の利益が何なのかを歯科医師が正確に決定するのは、きわめて難しいと判明するかもしれない。ここでは、輸血が彼女にとって医学的利益になるようにみえるが、そのことですら明白ではない。輸血がどれほど重要なのか、ジェイガー医師にあらかじめわかっているわけではない。わかっているのは、ヘマトクリット異常を扱っているということで、最悪の場合には、きっと輸血できるようにしたいと思うだろうことである。

他方、アレン夫人の関心は必ずしもこの世界で生き残ることだけにあるわけではないのかもしれない。エホバの証人たちは、聖書解釈に基づいて、他人の血液をもらうと永遠の救済から排除されてしまうと信じている[13,14(pp91～105)]。さらに、場合によっては、輸血がひどい心理的後遺症や村八分につながることもあろう。アレン夫人の観点からすれば、輸血はほんとうは彼女の最善の利益にならないかもしれない。

たとえ仮に輸血が最善の利益になったとしても、このケースは次のような問題を提起している。すなわち、本質的に自律的な人には、死の危険を冒すことになる場合でも、同意を拒む道徳的および法的な権利があるのかという問題である。法律的には、今ではもうはっきりしている。少なくとも扶養家族がない場合には、精神的能力をもつ成人は、救命用の輸血を拒否する権利を有する。道徳的には、問題はもっと複雑である。アレン夫人が、彼女の道徳的な枠組みでは、輸血を拒む権利——道徳的な義務はもちろん——が自分にあると信じているのは確かである。

しかしながら、ジェイガー医師の観点はどうであろうか。患者の利益を考える伝統的な見方からすれば、どちらの仕方でも議論できることはすでに確認した。しかし、自律の観点からすると、彼女の拒否権を尊重すべきである。この場合、ジェイガー医師はどちらの立場をとるべきなのか。治療すると決めたとしたら、選択肢は何であろうか。彼女の同意なしで手術できるのか。輸血は避けると約束しておいて、あとで彼女に内緒でとにかく輸血してしまうというのは倫理的でありうるだろうか（この問題は、第8章で約束に対する誠実性を論じる際にもっと詳しく取りあげる）。

彼女の輸血拒否を尊重することにした場合、ジェイガー医師にはどういう選択肢があるだろうか。外科手術を行い、必要とあれば代替血液を用いる準備をしておくことは、彼の道徳的義務の1つなのか。アレン夫人の血液を自己血輸血のためにあらかじめ採取しておくことを考えるべきなのか。必要とあれば輸血を行う外科手術の勧めを彼女が受け入れなかったならば、あっさりよそに移してしまえるのか。

自律的選択と能力を欠いた患者

　前のケースでは、精神的能力があると推定される成人の治療拒否を扱った。患者に能力が明らかに欠けている状況もあるわけだが、それでも誰かがその患者の代わりに何をすべきか、決定しなければならない。歯科医師は妥当な選択肢の範囲を確定する好都合な立場にあるが、以前の多くのケースでみたように、妥当な選択肢が複数ある状況で選択しなければならないことも多い。そのようなケースでは、歯科医師も含めて、さまざまな人がさまざまな仕方で選択するだろう。患者の歯科医療上の福利と、それと競合する患者にとっての別の善とのトレードオフが含まれているケースもある。患者に能力が明らかに欠けている場合には、誰かがその人の代弁をしなければならない。

　能力があっても、しばしば成人は、「継続的効力をもつ委任状」とよばれる仕組みによって、代理人を指名することがある[10,15]。患者が誰かを指名したら、明らかにその人物が最善の選択なのだろう。極端な場合には、裁判所が代理人の選択を検討し直し、必要があればそれを無効にすることもあろうが、通常は、そのようにして医学的選択のために指名された人による決定が優先される。

　誰も指名されていない場合には、一番近い親族が能力のない人の代わりに選択すべきだという考え方が、次第に一般的になってきている。親は妥当な治療の選択肢のなかから選ぶことができるし、またそうすべきだと、何十年もの間小児歯科医は想定してきたのである。同様に、能力を欠いた老齢の患者や精神的能力のない人たちについては、一番近い親族が意思決定の役割を引き受ける。一番近い親族もしくはその他の代理人が妥当な選択をした場合には、ふつう誰もそれに疑いを差し挟まないだろう。しかしながら、もしその人が予想外の選択をしたらどうなるのか。それが次の２つのケースの論点である。

ケース 27
二の足を踏む親のケース

　小児歯科医のジョーン・スミス医師は、ジョーイ・ダニエルズを診察していた。その子は２歳半で31ポンドの体重があった。ジョーイには医学的問題はなかったが、哺乳瓶齲蝕の病歴があった。彼が連れてこられたのは、この哺乳瓶齲蝕に関連した問題がおさまらなかったためである。ジョーイはまた、行動管理上きわめて扱いにくい子供であることがわかってきた。検査で判明したのは、２本の切歯に膿瘍が生じていること、そして他の２本の切歯のカリエスはたいへん大きくて、事実上修復不可能だということである。ジョーイがおとなしく座っていなかったので、エックス線写真は撮ることができなかった。スミス医師が慣例としている方針は、リスクと他の選択肢の説明を含む治療プランを口頭で提案するというものであった。提案された治療に対する親の理解と同意が得られたと確信したら、そのときには書面で承諾を得ることなしに治療を進めていくのである。

　スミス医師は、ジョーイの母親に関してもこの方針に従い、「一番よいのは４本の切歯を全部抜くことです」とダニエルズ夫人に説明した。そのうちの２本は保存できるかもしれないが、修復物がずっともつとはとても思えなかった。ジョーイの場合、鎮静剤が必要だと話し、抱水クロラール［＝催眠薬、鎮静薬、抗痙攣薬］(60mg/kg)とヴィスタリル［＝精神安定剤ヒドロキシジンの商品名］（1mg/lb，最大25mg）を処方した。この鎮静剤の効

力はきわめて予想しにくく、2回に1回程度しか効かないことも説明した。いずれにせよ、補足的鎮静法として笑気を使う必要があるだろう。最後に、物理的拘束もいくらか必要で、ジョーイが体を動かさないようにレストレーナーを使うことになると説明した。夫人はその処置を理解したようにみえ、治療計画に口頭で同意した。スミス医師はジョーイを次週の早朝予約枠の1つに入れた。

　ダニエルズ夫人は処方箋に従って薬を調剤してもらい、診察の日の朝早くにその薬をジョーイに飲ませた。ジョーイがやってきたときのスミス医師の第一印象は、薬がまったく効いていないということだった。それで、ジョーイの行動管理は特別難しいだろうと予想したのであった。

　スミス医師が歯に麻酔をかけようとしたちょうどそのときに、ダニエルズ夫人はいった。「歯を2本抜いてもらうだけのお金しか持っていないんです。悪いほうの歯を2本だけ抜いてもらいたいのですが」。スミス医師は耳を疑った。準備万端整ったところで、治療を半分だけにしろとダニエルズ夫人はいっているのだ。彼女は急いで状況を説明し、「いまお金の心配をすることはありません」とダニエルズ夫人にいった。「何か方法を考え出すことができるでしょう。大切なのは、ジョーイがすでに鎮静状態にあるということです。こうした鎮静状態は何度もしてはいけません」。ダニエルズ夫人は、「ほんとうに4本の歯を全部抜かなければならないんでしょうか」と問い返した。最終的にダニエルズ夫人は同意し、スミス医師は処置を続けた。

　ジョーイはわめき、蹴飛ばし、頭を前後に動かし、大汗をかいた。レストレーナーを装着した後ですら抑制が必要だった。スミス医師は笑気を吸入させ、割合を50％まで上げたが、役に立たないとわかった。そこで脱窒素のために100％の酸素を与え、できるだけ先に進もうと決意した。ダニエルズ夫人と歯科助手もジョーイを押さえつける手伝いをしなければならなかった。スミス医師は歯に麻酔をかけ、開口器を挿入し、4本の歯をすべて抜去した。はじめのうち出血のコントロールが難しかったことを別にすれば、処置はつつがなく終わった。

　ジョーイは疲れ果て、ダニエルズ夫人は目にみえて動転していた。ジョーイが耐えなければならなかったことを目の当たりにして衝撃を受けたのは明らかだった。驚いたことに、彼女は料金を全額支払った。

　その朝遅く、スミス医師は近隣の小児歯科の院長から電話を受けた。子供が出血しているので診てほしいと、ダニエルズ夫人がそこに電話をかけて、さらに、抜く必要のない歯をスミス医師に抜かれたといって、セカンドオピニオンを求めてきたのである。

　スミス医師は午後1時にダニエルズ夫人に電話をして、出血の問題も含めて、事態について話し合った。彼女は診察しましょうと申し出たが、「歯槽からいくらか血がにじみ出てくるのは珍しいことではありません」と説明した。話をしている間に、ダニエルズ夫人は、「健康な歯を抜いたでしょう」とスミス医師を責め、それに対してスミス医師は、「その歯はほんとうに全部抜く必要があったのです」と釈明しようとした。

ディスカッション：
　このケースは関連しあう問題をいくつも提起している。ダニエルズ夫人には、同意の前提として何を説明すべきなのか。同意は有効であったのか、もし有効でなかったとしたら、歯を2本だけ抜くという最善とはいえないプランを主張する権利が、夫人に認められるのかといった問題である。

　第一の問題は、ダニエルズ夫人がほんとうに知る必要のあることをスミス医師は話したのかどうかである。4本の切歯全部を抜くことが歯科的にジョーイにとって最善であったとしても、スミス医師は、現実に即してすべての選択肢を伝えただろうか。2本の歯は実

質的に修復不可能であったが、保存できたかもしれない。ダニエルズ夫人はそれが歯科的選択肢の1つだと思っていただろうか。彼女の財政状態を前提した場合でも、その選択肢を示すべきだったろうか。全身麻酔は、話し合うべき可能性の1つであったのか。

十分に情報が開示されたとしたら、次に問題になるのは、有効な同意の有無である。書類上の同意はなかった。法律的には、了解事項が何であったのかをスミス医師が証明することは難しいだろう。法律的にも倫理的にも決定的なのは、ダニエルズ夫人が、与えられた選択肢をほんとうに理解したうえで、スミス医師の実施したプランに同意したのかどうかである。同意が書面上のものかどうかは法律的な目的のためには重要であろうが、倫理的に重要なのは、書類ではなく心の交流である。

ダニエルズ夫人が、2本の歯だけを抜いて残りを保存したい、と言い張ったと仮定しよう。スミス医師は歯科的に最善と思われる方法を主張すべきだったろうか。ここで問題なのは、前のケースで輸血を拒んだエホバの証人のような、能力ある患者の選択と同等の選択をする自律性が、ジョーイの代理人としてのダニエルズ夫人にあるのかどうかである。能力のない患者にとって最善のことを評価する際に代理人がもちうる裁量権には、法的にも倫理的にも、何らかの道徳的限界があることは明らかであるように思われる。子供の命を救うための輸血を両親が拒否しようとするような医学的ケースでは、法廷は代理人の決定を無効にできるし、実際そうするのが普通である。ダニエルズ夫人は、エホバの証人の親について我々が思うような意味で、理性的でないのだろうか[14(pp129,130)]。そうでなければ、夫人の選択が真に最善のものではないように思われるとしても、それは宗教的原則に基づいて自分の子供の命を危険にさらそうとする両親の選択ほど奇妙なものではない、と結論づけられるであろう。多くの場合で両親には、ほんとうは最善とはいえない意外な選択をすることが、ある程度認められている。代理人の決定が理屈に合わないものでない限り、裁判所は介入しない[16,17]。ダニエルズ夫人の選択は許容可能な裁量の範囲内にあるのか、それとも不合理なものなのか。

次のケースにみられるように、代理人の裁量の限界ではなくて、誰が有効な代理人であるべきかが問題になることもある。

ケース 28
法的後見の問題がある場合の同意

バーバラ・フルサムは20歳の女性である。中程度の精神遅滞と部分的聴覚障害（補聴器が必要）があり、言語能力も限られていたが、その他の点では健康だった。バーバラは病院の歯科外来診療所に長年通っていた。ネグレクト［＝虐待の一種で、保護の怠慢や拒否を指す］の問題があったために、彼女にはしばしばソーシャルワーカーが同伴していて、このケースの場合もそうであった。

ブライアン・ジョーンズ医師は、その診療所の新しい主任であった。彼は同意書にバーバラの継父の署名があることに気づいた。ソーシャルワーカーは、尋ねられると、その継父がバーバラの法的後見人ではないことを認めた。彼女のホームケアの水準が十分ではなかったのと、母親の居所がわからないという事情のため、州の社会事業局は法的後見人をさがしているところだったのである。

ジョーンズ医師は、少なくとも検査はすることにした。その結果わかったのは、健康な永久歯にひどい歯周疾患があることだった。何本かの臼歯には根分岐部病変が認められ

た。加えて、第三大臼歯の萌出は不完全で、歯周組織に問題があり、抜歯が必要だった。プラークが大量に付着していることが示すように、ホームケアはまったく欠落していた。

カルテの以前の記入事項には、非協力的行動のために、筋肉内麻酔鎮静法が用いられたとあった。きちんとした同意が欠けているので、それをいま使うのは不適切だろうとジョーンズ医師は思った。筋肉内鎮静法は、いずれにせよ、あまり成果をあげていなかった。

もう1つの問題は、バーバラがまもなく21歳になると、ソーシャルワーカーがいなくなることである。医療扶助による歯科医療給付も受けられなくなり、その後は救急デンタルケアしか受けられなくなってしまう。

ジョーンズ医師の考えでは、最善のプランは、病院で全身麻酔をかけ、2時間半の処置1回で治療を全部終えてしまうことであった。処置は、第三大臼歯をはじめとして、歯周組織に問題のある歯をすべて抜いてしまうこと、それと、残りの歯全部のルートプレーニングとスケーリングになろう。後見問題はバーバラの21歳の誕生日前に解決されるだろうと、ソーシャルワーカーはジョーンズ医師に請け合ったが、あまりにも楽観的な予想であることがわかった。そこでソーシャルワーカーが提案したのは、ジョーンズ医師がいくらか治療を施して、バーバラのデンタルケアの法的責任は彼女がとるというものであった。

ジョーンズ医師は、どうすべきか決めなければならなかった。同意の問題があるので、全身麻酔は問題外とわかっていた。しかしながら、別のアプローチを用いれば、法的に正当なかたちで処置できると思った。そう考えた理由は、主として、そのまま待っていたらバーバラには救急ケアを受ける資格しかなくなってしまうからである。それにまた、治療しなければ歯周状態はいっそう悪くなって、激痛を引き起こすだろうからだ。

ディスカッション：
　ここでの問題は、継父 ── もしくは他の誰か ── がバーバラの代わりに同意する権限を有するのかどうかである。彼女には中程度の精神発達遅滞がある。それがなければ、20歳の人間として、自分自身で同意を与えることのできる成人とみなされただろう。もし彼女には法的能力がないと宣告され、後見人が指名されていたならば、誰に同意を求めたらよいかがわかるであろう。いま問題にしているケースでは、彼女を無能力とは宣告されていない一人の成人として扱うのか。明らかに同意できない人の場合 ── たとえば、意識のない患者や重度の精神遅滞の患者の場合には、能力が欠けていると想定するのがふつうである。しかしながら、この患者は、能力が明らかに欠けているというわけではない。

彼女自身の同意の有効性は認められないと仮定した場合、ジョーンズ医師は自動的に一番近い親戚のところに ── たとえその人が彼女を十分に世話していないということで、現在告訴されていたとしても ── 赴くことができるのだろうか。ソーシャルワーカーは責任を引き受けられるのか。もしこれらのどれも受け入れがたいとすれば、彼女の能力が法的に判定されることをジョーンズ医師は求めるべきだろうか。そして、バーバラに能力がないとなったら、誰が彼女の代弁をすべきなのか。

医療提供者の自律

自律原則が要求するのは次のことである。すなわち、自由に為された本質的に自律的な選択は、たとえその決定を無視した方が意思決定者にとってよりよい結果になるとして

も、尊重に値するということである。これまで考察してきたのは、能力のある患者とない患者の自律である。自律原則が提起する三番目の、そして最後の問題は、ヘルスケア専門家にも自律に基づく権利があって、患者が望むケアの提供を拒むことができるのかどうかという問いである。ヘルスケア提供者が良心にもとると考える場合には、あっさり自律の権利を行使して、専門家-患者関係の継続を拒否できるのか。意思決定における専門家の自律は、次の事例が提起する問題の１つである。

ケース 29
歯科衛生士と歯科医師の対立

ふだん土曜日に働いている歯科衛生士が、週末に予定があったので、友達のグレース・キングに代わりをしてくれるよう頼んだ。キングは週末の半分を働くのに費やしたくはなかったし、そこの業務について耳にしていたことが彼女に不安を抱かせた。たとえば、彼女は新しい患者一人につき約１時間を費やすのが常だったが、そこの雇い主は、その半分の時間で仕事を終えることを望んでいたのである。しかし、友達のよしみで、取り決めた土曜日にライキンズ医師のところで仕事をすることを引き受けた。

最初の患者の一人がサム・ワーナー氏だった。彼は急いでいる様子で、衛生士の処置にお金をかけるのもうれしくないようだった。彼の病歴を更新してみると、彼が心雑音のことを告げていたのをキングは見つけた。さらに尋ねてみると、「雑音はずっと長い間続いていて、心臓付近の感染症のために一度入院したこともある」とその患者はいった。このような患者全員に対する標準的な処置として要求されるのは、亜急性の細菌性心内膜炎を防ぐために、どんな場合でも抗生剤による予防処置を行うことである。彼女の見立てによれば、この患者は重い歯周疾患を患っており、器具を使用する際にかなり出血するであろうから、これはとくに重要な点である。

キングはライキンズ医師に患者の病歴を伝えて、抗生剤の適用をどうするか尋ねた。予約時間は20分しか残っていなかったので、「今日診るのはたぶん無理でしょう」と彼女は意見を述べた。ライキンズ医師がまずいったのは、「この患者に抗生剤は必要ない」だった。しかしながら、彼女がためらっていると、前言を撤回して、「すぐに処置を始められるように経口ペニシリンをいま準備するから」という。十分な血中濃度に達するまで少なくとも45分は待つ必要があることを、彼女はできるだけ上手に指摘した。そのころにはライキンズ医師はイライラしてきていて、「仕事にかかれ、そうしないと30分の予約時間が終わるまでに何も仕上げられないぞ」と告げた。キングもその状況にうろたえて、どう答えたものかと考えた。

ディスカッション：

十分なペニシリン血中濃度にならないうちにすぐ治療を始めるのは、水準を著しく下まわる歯科医療である、という主張には説得力がある。ライキンズ医師がすぐに治療を進めたがっていることは、彼の行為に重大な疑問を抱かせる。キングが反対せざるをえないと思ったとしても無理もないが、ワーナー氏は迅速で安価な治療を強く望んでいるようである。そのため、彼女は治療を進めようと思うかもしれないが、もしそうしたら、自律の重要な問題に直面することになる。

このケースは、患者と歯科衛生士双方の自律を含む問題を提起している。患者の観点か

らすれば、衛生士の処置に同意する前に、どんな情報を知っておく必要があると考えたら理にかなっているだろうか。

予防処置やスケーリングのような決まりきったことには同意の必要はまったくない、と反対されるかもしれない。しかしながら、同意につながるようなどんな正式の会話も交わされていないし、いかなる正式の同意書にも署名されていないからといって、同意はない、と結論づけることはできない。口を開けるという行為だけでも同意の動作、すくなくとも暗黙の同意と受け取ることはできる。

しかしながら、このケースは日常的なデンタルクリーニングではない。心雑音が聞こえる患者については、抗生剤による予防措置を伴うクリーニングと伴わないクリーニングのリスクを決定しなければならない。抗生剤が投与される場合には、適正な血中濃度を得るための時間を決める必要がある。理性的基準の観点からすると、鍵となる問題は、もちあがってくる諸問題について患者が知りたいと思うのは妥当かどうかであり、そして、抗生剤を用いた予防措置なしで行われる衛生士の処置に対して同意する機会がほしいとか、経口ペニシリンが投与された場合には、適正な血中濃度に達する時間をとらない処置に対して同意する機会がほしいという、患者の思いが理にかなっているかということである。歯科衛生士がこうした問題について患者と話し合わないで進めていくとしたら、十分な同意を得ずに処置していることになるのだろうか。

このケースはまた、歯科衛生士の自律の観点からみることもできる。ヘルスケアの古い規範では、医師もしくは歯科医師の監督の下で働いている看護婦、歯科衛生士、助手は、自立的意思決定者とは考えられていなかった。命令に従う存在だったのである。しかしながら、しだいにこれらの専門家はヘルスケアチームの仲間という地位を与えられ、自らの行動を見極める、独立した道徳的責任を負うようになってきている。

ここでのキングの選択肢は何か。問題を患者と話し合うべきか。そうだとしても、患者は処置を続けて欲しがっている(待つことでお金や時間を浪費したくないと思っている)と感じるものの、衛生士としては抗生物質療法を先行させないスケーリングは無責任だと考えるのであれば、どうすべきなのか。患者が許可し、リスクを引き受けようという意志が示されれば、衛生士の責任は免除されるのか。

処置を続けるよう主張しているのがライキンズ医師であったら、彼女はどうすべきなのか。彼女が単なる「穴埋め」にすぎないという事実を楯にとれば、処置の継続の拒否は容易になるのか、それとも彼女は、友達でもあり同僚でもある衛生士のために、患者がその日にうまく治療を終えられるようにしなければならないのか。良心に従って最低限度の治療水準を強く要求する権利が、彼女にあるのか。常勤の歯科衛生士ならどうか。

ケース 30
代案はいくつあるのか

エド・ヴァン・サイバー医師は、下顎第二臼歯に大きな MOD アマルガム修復のある患者を診ていた。近心頬側咬頭は完全に破折していた。歯は確かに修復可能だったし、歯内治療を施さねばならないような厄介なことは何もなかった。しかしながら、患者に選択肢をどこまで提示したものだろうかと、彼は考えた。可能な選択肢すべてに言及することが不適切だと思われることもある。このケースの全選択範囲には以下のものが含まれている。

1．キャストゴールドクラウン
2．インレー・アンレー
3．破折した咬頭を含む、MOD アマルガムの再型
4．再型せずにアマルガムで補修
5．コンポジットレジン
6．ポーセレンインレー
7．抜歯

　こうした選択肢のうちのいくつかについては、彼は決して実行するつもりはなかった。すなわち、コンポジットレジンによる修復、ポーセレンインレー、抜歯がそれである。彼にはこれらの選択肢は妥当な代案とは思えなかったが、状況と価値観によっては、それらを選ぶ人もいるだろう。
　アマルガムによる補修を妥当な選択肢とみなすことについても、彼は懐疑的だった。それは質のよい処置とは思われなかったし、彼自身でもそれを選ばないだろう。他方、自分自身の口のなかにも似たような修復が施されていることを、彼は認めざるをえなかった。それは暫間的な、急場しのぎの修復物として入れたものだが、何年ももっていた。問題は、それがいつどうなるかわからないことである。
　MOD アマルガムを取り替えて咬頭を再型するというのは、確かに患者が考慮すべき代案であった。彼が選ぶものではなかったが、十分認められる修復であろう。
　クラウンは明らかに最善の選択である。それはインレー・アンレーよりも問題が少なく、長持ちするだろう。彼はそう教えられたし、そう信じていた。自分の場合でもそれを選ぶだろう。彼および他のすべての歯科医師が直面する問題は、患者の妥当な、そして情報に基づいた選択を可能にする客観的なデータを、患者に提供できないという点にあった。たとえば、クラウンと4面または5面のアマルガム修復物を、5年ないし10年の期間にわたって比較した研究はない。結果に関するこのような資料は、歯科医療の多くの治療状況で欠けているのである。

ディスカッション：
　このケースの出発点は、十分な情報に基づく同意のためには、どのくらいの情報を伝えなければならないのかという問題だと思われる。自分にとってはそれほど魅力的ではない選択肢でも、選ぶ人がいることをヴァン・サイバー医師が認めるならば、患者にこうした選択肢についての情報を与える理由があることになるのか。各々の選択肢に関して患者にいわなければならないことは何なのか。その情報には、見込まれる利益や副作用の程度だけでなく、コストも含まれていなければならないのか。これらの選択肢の一部を彼はよく思っていなくても、他の歯科医師なら選ぶかもしれないということを、患者に伝えなければいけないのか。
　患者が、十分に情報を与えられた末に、コンポジットレジンによる修復、ポーセレンインレー、あるいは抜歯を選んだとしてみよう。その場合には、患者の自律を尊重するという問題はかなり変わってくる。ヴァン・サイバー医師は、どんな根拠に基づいて、キャストゴールドクラウンが最善の選択だと信ずるのか。うえにあげられているような理由によって、必然的にそれは患者にとってもっとも合理的な選択になるのか。ヴァン・サイバー医師の観点からすれば受け入れにくい選択肢の1つに患者が固執した場合、歯科医師にはそのケアを提供する義務があるのか。
　自律の原則は、自分自身のプランに基づいて行為する権利を人に与えるものだということを銘記してほしい。これは哲学者が「自由権」とよぶもの —— 行動を起こさない権利、立

ち去る権利、専門家と素人の間にあるどんな関係も取り消す権利、といったものである。患者に医師と患者の間の契約をキャンセルする権利があるならば、専門家基準に関する歯科医師の観念に反する処置を患者が強く要求したときには、歯科医師にも同じ権利があるのだろうか。

　この問いに答えるためには、社会によってライセンスを付与されたときに ── 公然とであれ暗黙のうちにであれ ── 何を歯科医師は約束したのか、問わねばならないだろう。その専門職に従事するものが共同で、あるいは歯科医師個人として、一定のサービス ── たとえば、信頼できる同僚が似たような状況で提供するであろうサービス、もしくは、社会が根本的ないし基礎的とみなすサービス ── を提供する約束をしたのであれば、その場合には、専門職の義務は一方的に取り消せるようなものではないであろう。専門職の自律と、免許が交付されるときになされた約束の一部として生じる義務との関係を確定することについては、第8章で再び検討する。

ケース 31
板挟みの患者

　サミュエル・ピッツ医師は、大都市近くのにぎやかな郊外の道路に面した古い家で、長年開業している一般歯科医である。彼にはキャシー・ガーバーという、パートタイムの同僚の医師がいた。彼女は、近くの歯学部の歯科矯正学課程に在籍している大学院生である。

　ある土曜日の遅く、6歳の子供が父親と一緒に予約もなしに来院した。子供はピッツ医師の医院にときどきやってくる患者で、その一家が医療扶助を受けていることはわかっていた。少年には歯痛とちょっとした発熱があり、とてもおびえているようだった。ピッツ医師は別の患者で忙しく、さらに二人を待たせていたので、ガーバー医師がその子を診た。彼女が検査したところでは、下顎第二乳臼歯に深いカリエス性病変があり、頰側歯肉に腫脹を伴っていた。第一大臼歯はまだ萌出していなかった。父親はその歯を抜いてもらいたがった。

　ガーバー医師は反対した。第一大臼歯が萌出する前に第二乳臼歯を抜去すると、必ずといってよいほど歯列弓のスペースが著しく失われることになるのが、彼女にはわかっていた。臨床像とエックス線写真は、根管治療をしなければならないことを示していると思った。月曜日に診る予定の子供と一緒に、この患者を専門医に紹介したいと考えて、ピッツ医師にそう提案した。

　ピッツ医師は乳歯に根管治療を行う意義を認めておらず、その歯は抜くべきだと考えた。さらに、痛みと感染が認められるのだから、必要なことはすぐにしなければならない。彼はまた、その歯を抜いてもらいたいという親の望みも考慮する必要があると思った。ガーバー医師が心配する萌出余地の喪失は、保隙装置でなんとかなるだろう。

　ピッツ医師はガーバー医師にその歯を抜くように伝えた。彼がきわめて強くそう思ったのには2つの理由がある。それが臨床的に為すべき正しいことだと考えていたのと、開業しているのは彼なのだから、そこで行われる治療をコントロールする権利は自分にあると考えていたからである。こんなに忙しくなければ彼が自分でやったところである。

　その歯は抜くべきではないというガーバー医師の思いも同様に強固で、ピッツ医師に「抜きたければどうぞ」とはいったものの、自分が抜くのは拒否した。

ディスカッション：

　ガーバー医師は道徳的に身動きのとれない状態にある。彼女の基準で適切だと思われる歯科医療を施したり、最善と思われる患者紹介を行うことは許されないのか。ピッツ医師の医院での同僚という役回りのために、ピッツ医師の考えに従って診療する義務があるのか。彼女自身の自律に基づいて紹介を主張する権利があるのか、また、父親は抜歯を要求できるのか。

　ピッツ医師が抜歯できる状態にあれば、患者をそちらに回すのが誰にとってもいちばん都合のよいことかもしれない。他方、抜歯はその幼い患者の最善の利益にならないとガーバー医師がほんとうに確信しているのであれば、「父親の選択はあまりにも不適切で、許容範囲を超えているのではないか」と自問するはずである。しかし、父親の選択の誤りは受け入れ難いとガーバー医師が思っても、裁判所の指示を仰ぐこと以外に、彼女には選択の余地がないように思われる。紹介が唯一の選択肢だと父親に告げることは認められるだろうか。父親やピッツ医師とこれ以上話をしないで、ガーバー医師が（彼女にできるとして）根管治療を自分で行ってしまうことは認められるだろうか。

結論

　これらのケースは、自分の考えに従って歯科診療を行う歯科医師の自律と —— 一部の能力ある歯科医師が認める —— 法的に正当な専門的サービスを受ける患者（もしくは代理人）の権利との、正面からの衝突を示している。患者の自律それ自体は、専門職のサービスを要求する権利を自動的に患者に与えるものではない。しかしながら、ライセンス授与の時点で専門家が約束したことのなかには、次のような場合に患者の望むサービスを提供することを専門家に義務づけるものが、おそらく含まれているだろう。すなわち、患者の望むサービスが、それを提供する意欲をもった他の能力ある歯科医師からは得られない場合がそれである。これらの問題は第8章のケースでさらに探究される。患者を誠実に扱うことの倫理学は、人格への尊敬という倫理的義務の別の側面なのだが、次章のケースの焦点はそれである。

参考文献

1. Gert B, Culver CM. The justification of paternalism. *Ethics* 1979;89:199–210.
2. Dworkin G. Paternalism. In: Wasserstrom R, ed. *Morality and the Law.* Belmont, Calif: Wadsworth; 1972:107–126.
3. Feinberg J. *Social Philosophy.* Englewood Cliffs, NJ: Prentice-Hall; 1973:33.
4. Beauchamp TL, Childress JF. *Principles of Biomedical Ethics.* 3rd ed. New York, NY: Oxford University Press; 1989:218, 219.
5. Lidz CS, Meisel A, Zerubavel E, Carter M, Sestak RM, Roth LH. *Informed Consent: A Study of Decisionmaking in Psychiatry.* New York, NY: The Guilford Press; 1984.
6. President's Commission for the Study of Ethical Problems in Medicine and Biomedical and Behavioral Research. *Making Health Care Decisions: A Report on the Ethical and Legal Implications of Informed Consent in the Patient-Practitioner Relationship.* Washington, DC: US Government Printing Office; 1982:vol 1.

7. Faden R, Beauchamp TL, in collaboration with King NNP. *A History and Theory of Informed Consent*. New York, NY: Oxford University Press; 1986.
8. Applebaum PS, Lidz CW, Meisel A. *Informed Consent: Legal Theory and Clinical Practice*. New York: NY: Oxford University Press; 1987.
9. Hirsch AC, Gert B. Ethics in dental practice. *J Am Dent Assoc* 1986;113:599–603.
10. President's Commission for the Study of Ethical Problems in Medicine and Biomedical and Behavioral Research. *Deciding to Forego Life-Sustaining Treatment: Ethical, Medical, and Legal Issues in Treatment Decisions*. Washington, DC: US Government Printing Office; 1983:125, 126.
11. The Hastings Center. *Guidelines on the Termination of Life-Sustaining Treatment and the Care of the Dying*. Briarcliff Manor, NY: The Hastings Center; 1987:123–127.
12. Sadowsky D. Moral dilemmas of multiple prescription in dentistry. *J Am Coll Dent* 1979;46:235–248.
13. Moore ML. Their life is in the blood: Jehovah's Witnesses, blood transfusions and the courts. *North Ky Law Rev* 1983;10:281–304.
14. Veatch RM. *Death, Dying, and the Biological Revolution*. revised ed. New Haven, Conn: Yale University Press; 1989.
15. Martyn SR, Jacobs LB. Legislating advance directives for the terminally ill: living will and durable power of attorney. *Nebraska Law Rev* 1984;63:786.
16. Veatch RM. Limits of guardian treatment refusal: a reasonableness standard. *Am J Law Med* 1984;9:427–468.
17. Areen J. The legal status of consent obtained from families of adult patients to withhold or withdraw treatment. *J Am Med Assoc* 1987;258:229–235.

第7章

患者に正直に接する

　第6章で歯科医師が直面した問題は、患者の自律的選択を尊重すべきか否かである。とりわけ、患者の自律性を侵害したほうが患者のためになると信ずる理由のある場合が、問題であった。インフォームド・コンセントは、次第に自律という道徳原則に基づいたものとなってきている。人格への尊敬という概念の重要な部分をなすのは自律であるとはいえ、その概念には他の側面もある。1つは、「真実告知」あるいは真実性の倫理原則である。本章のケースでは、患者に正直に接することの倫理が吟味される。

　嘘つきは自らの評判を台無しにしてしまうことから、不正直であることが当人にも他の誰にとっても無意味な結果に終わることは多い。嘘は自滅的なのである。一貫して自分の都合のいいように嘘をつく歯科医師も探せばいるだろうが、患者の利益になるという理由によって、嘘や真実隠蔽を正当化できるかもしれない特殊状況もある。それが例外なのかどうかが道徳的な議論になる。こうした場合に問題になるのは、臨床家が患者の福利を追い続けるべきなのかどうか、あるいは、たとえ患者の状態がもっと悪くなるとしても、患者に正直に接するべきなのかどうかということである。

　実質的な福利を最大化することに的を絞る倫理的アプローチ —— ヒポクラテスの誓いと功利主義の倫理 —— は、行為の特徴のうちで道徳的に問題になるのは、結果つまり利益と害悪だけだと考える。それとは対照的に、結果にとどまらず、行為の他の特徴を問題にする倫理体系もある。自律性の尊重はその1つである。真実を告げることもそうだろう。たとえば、哲学者のイマヌエル・カントは、「何を語る場合にも正直であるということは、・・・理性の神聖な、無条件の命令であって、いかなる便宜主義の制約も受けるものではない」といっている[1]。

　たいていのヘルスケア専門家、少なくともたいていの医師は、1975年頃までヒポクラテス的であった。患者の利益になると思われる場合、患者に嘘をつくことは倫理的に許容できる、それどころか倫理的に要求されるとすら信じられていたのである[2]。その後、考え方は劇的に変わった。患者自身の善や他の人々の善のために患者に嘘をつくことの倫理性を、いまでは多くのヘルスケア専門家が問題にしている。考え方の変化は著しく、現在ではむしろ患者に情報を開示する傾向がずっと強くなった[3]。

あからさまな嘘

　比較的まれではあるが、患者や他の人たちに対して明白な嘘をつくことも倫理的に支持できる、と歯科医師が思う場合もあるかもしれない。正直が倫理問題になるのは、完全には真実を明かさない場合のほうが多い。本章最初のケースは、嘘 ── 歯科医師が意図的に語る偽りの言葉 ── を含んでいる。明らかに擁護できないと思われる嘘もあるけれども、歯科医師が道徳的理由をあげることができるために、もっと議論の余地のある嘘もある。

ケース 32
子供に不安を抱かせないための嘘

　ルーク・ブラドックは9歳の子供だが、歯科の病歴は長かった。最近中西部の小さな町に引っ越したが、そうこうするうちに、ルークの一家は新しい歯科医師とのコンタクトが遅くなってしまった。父親に連れられてハンセン医師のところにやって来たときには、ルークは深刻な問題を抱えていた。その最たるものは救いようのない下顎第一大臼歯で、ひどい痛みをひき起こしていた。ハンセン医師は初診で抜歯を考えたくはなかったが、少年の痛みをいくらかでも和らげるためには、すぐに抜歯する必要があると結論を下した。
　ルークは、新しい歯科医師に診てもらうのが少しばかり不安だった。彼は勇気を示そうと努力した。問題の部分に麻酔が施された後で、とうとう彼はハンセン医師に「何をしようとしているんですか」とずばり質問をした。
　ハンセン医師は、それまで一度もこれほど真正面から問いを突きつけられたことがなかった。子供を動揺させたくなかったので、ちょっと躊躇した後で、「口のなかを覗いているだけだよ」と答えた。そのときにはすでに、彼は慎重にルークの頭のうしろから近づいていた。少年に鉗子が見えないようにするためである。何が起きているのかルークに気づかれないうちに、抜歯は行われた。

ディスカッション：
　ハンセン医師の善意に疑いはない。彼は、「歯を抜くところだ」と率直に答えることで少年を動揺させたくはなかった。とっさのことで、「罪のない」嘘といわれる、つまり、善意から出たと思われる嘘をつくことよりましなことを、何も思いつくことができなかったのである。
　ハンセン医師は嘘を弁護するためにどんな理由をあげるであろうか。「医療専門家は患者の利益になると信ずることを行うべし」というヒポクラテス的義務と、これはどう一致するのか。この厄介な状況にある少年にとって最善のことは嘘であると、ハンセン医師がほんとうに思っていると仮定してみる。その場合、実は抜歯しようとしているときに、「覗いているだけ」というのは、道徳的誤りだとする理由があるのか。
　このケースでは、患者は抜き打ちの抜歯にひどいショックを受けて、ハンセン医師のところでまた診てもらうと考えただけで恐怖に襲われた。結局、彼は二度と再びその患者を診ることはできなかった。このような心理的外傷の可能性は、嘘をつくことの利益と害悪の計算に、どのような影響を与えるのだろうか。慎重に長期的トラウマのリスクを考慮に

入れたうえでもなお、嘘をつくことの害より善のほうが多いという結論を、ハンセン医師が出すと想定してほしい。その場合でも、この種の嘘をつくことが不正だという理由があるのだろうか。嘘は正しくないとあなたが考えるとして、それは長期的にみて結果が悪くなるためなのか、あるいは、よいことのためであっても、歯科医師が嘘をつくのは端的に間違っているという理由からなのか。

　ケース32において、患者は明らかに受益者であった。しかし、（たぶん患者あるいは歯科医師以外には）誰もほんとうには害を被っていないであろう。医療従事者の義務が患者を益することにあるのなら、（おそらく患者ほどには尊重しなくてよい）他の人たちに危害が及ぶとしても、患者のために嘘をつくことは、その義務の範囲に含まれると論じる人もいる。次のケースが描き出すのは、そうした状況である。

ケース 33
真実を曲げることを患者が求める

　20歳のメアリー・ワイナーは、その兄弟や他の家族と同じように、ソニヤ・ヘール医師の患者であった。メアリーには発作歴があり、長い間ダイランチン［＝ジランチン、抗痙攣剤フェニトインの商品名］を服用していた。発作はコントロールされていたが、深刻なダイランチン増殖を患っていた。増殖した歯肉を除去してもらうために、メアリーを歯周病科医に紹介する計画をヘール医師は立てた。しかしながら、メアリーが自動車事故に遭って、紹介は遅れた。顔面骨折に加えて、他の部分にもかなりの外傷を負った。何度も外科手術を行わなければならなかったので、ほぼ8週間、彼女は入院することになった。さらに、少なくとももう1回は外科手術が必要になりそうだった。

　歯肉外科手術のための紹介について、次にヘール医師と話したとき、メアリーは尋ねた。「私の一般的な健康保険で治療がカバーされるように、顔の外傷のせいでダイランチン増殖が悪化したということにしてもらえないでしょうか」。増殖の原因がダイランチンだけだったとすれば、彼女の一般的な健康保険では手術はカバーされない。しかし、外傷が一因なら支払いの対象になるであろう。これまでずいぶんひどい目に遭ってきたのだから、ヘール医師は少しぐらい配慮してくれてもいいはずだとメアリーが思っているのは明らかだった。

　ヘール医師はこの要請に頭を抱えた。メアリーは顔面外科手術のために線副子をつけていたとはいえ、その結果として口腔衛生問題が増えても、それが既存の増殖に影響することはほとんどありえない。他方において、メアリーに同情していたし、メアリーの家族も患者であるから失いたくなかった。ヘール医師はどうすべきか考えた。

ディスカッション：
　前と比較すると、このケースでは2つの新しい問題が導入されている。まず、事故が増殖の少なくとも部分的な原因だという根拠が、少しはある。嘘をつくことと完全な真実を単に保留することとが区別されることもある。ある程度は事故で増殖が起きた可能性もあるのだから、この歯科医師は保険会社に対して誠実だと、論じる余地があるのだろうか。
　事故と増殖の間には、せいぜいのところ希薄な関連性しかないというのがヘール医師の結論であったとしても、保険会社をだますことによるメアリーの利益が、財政的利益以上のずっと大きなものである可能性に、彼女は気づくかもしれない。保険会社をだませば、

全身麻酔1回で、難しい増殖外科手術と最終的顔面外科手術を一緒に行うこともできるかもしれない。もしそうしたら、メアリーの危険と不快さはかなり減少するであろう。メアリーに付加的利益があることによって、保険会社との交渉で真実を誇張することがヘール医師にとって正当化しやすくなるのであろうか。

　第二に、嘘によって、もう一方の当事者である保険会社(そして究極的には他の保険加入者)が損害を被ることになる。歯科医師がヒポクラテス主義者であれば、「患者」を益し害から守ると信ずるものを行うことに力を尽くすだろう。保険会社に嘘をつくことがメアリー・ワイナーの利益になることに疑いはないと思われる。害があるとしても、それが他の関係者に対するものであるならば、ヒポクラテス的見地からして、嘘をつくことに何か問題があるのだろうか。ないとすれば、他に反対するどんな理由があげられるのか。嘘に反対する何らかの理由があるならば、それは他の人たちに対する害悪であるのか、あるいは、嘘をつくことになるという事実そのものなのか。

　これまでみた2つのケースが示しているのは、患者のための嘘である。ときには、患者以外の関係者のために嘘をつくことを考えることもあるだろう。次のケースのように、調査研究において、他の方法では虚心に質問に答えてくれないと思われる回答者から重要な情報を得るために、嘘をつくこともありうる。

ケース 34
助成金を得るためにペテンを用いる

　マイケル・ラヴ医師は、南西部にある人口約70万人の都市の歯科保健部長であった。1980年代初期のこと、彼は国立医療サービス局から資金を得ようと努力していた。都市の経済的に恵まれない地域に、新しい歯科クリニックを設立するための資金である。主な問題は、この特定の場所がデンタルケアに関する「欠乏地域」の指定を受けられるようにすることであった。やっかいな障害だったのは、歯科医師数は十分であるにもかかわらず、メディケイド[＝連邦、州、および地方の財源で、低所得者と身体障害者に入院加療と医療保険を与える制度]患者を受け入れる医師が不足しているという事情があったからである。この場所が欠乏エリアであることを正当化するために、何らかの調査が必要であった。それには、歯科医師会の協力を取りつけるのが一番であろう。しかしながら、もしそうしたら、調査結果がゆがめられて —— 事実はおそらくその反対であるのに —— メディケイド患者は容易にケアを得ていると示すことになりはしないかと、彼は恐れていた。そこで、別のやり方で調査を行うことにした。何人かの部下に命じて、その区域の歯科医師全員に電話をかけるよう指示をした。歯科医師を探していることと、生活扶助を受けていることを伝えたうえで、そのような患者を受け付けるかどうかを相手の歯科医師に尋ねさせたのである。

　ラヴ医師の調査結果は、電話をかけた人たち(したがって、たぶん都市のその区域のメディケイド患者)は一般にケアを得ることができないというものであった。彼は、その地域を欠乏地域と宣言する根拠としてその調査結果を添付して、助成金を申請した。

　救済される住民の潜在的利益があれば、ラヴ医師が調査に際して用いたペテンは正当化

されるのか。ペテンに荷担するよう部下に求めたことは、正当化できるのか。

ディスカッション：
　歯科医療におけるリサーチが提起する一般的倫理問題は、第12章で扱われる。ここでの焦点は、ラヴ医師の指揮する調査において、詐欺的なことをいうよう部下に求めたことにある。リサーチでペテンや公然たる嘘を用いるという考えは非常にありふれているので、それは当たり前のことだと考える人もいるかもしれない。それでもやはり、真実を話すことを主題とする章では、業務の倫理的正当化を考察することは重要である。ラヴ医師は部下に電話をかけさせて、「生活扶助を受けているのですが、歯科医を探しています」といわせた。良かれと思ってのことだといってよく、また、おそらく誰も傷つくことはないにしても、この言葉は計算づくの嘘である。妥当な理由があることと誰も傷つかないという事実によって、不正直は正当化されるかというのが、ここでの問題である。

　メディケイド患者を受け付けるかどうか、ラヴ医師が率直に尋ねていたら、調査対象の歯科医師はたぶん正直に答えなかったであろうが、それは重要か。この調査は、歯科医師を必要としている本物のメディケイド患者を使って行えたはずだともいえる。こうした診察希望者が電話をしていたなら、その言葉は真実であっただろう。本物のメディケイド患者を使うほうが、倫理的に（もしくは科学的に）望ましかったのであろうか。そのようなやり方で研究するのはずっと不便で時間もかかると仮定した場合、それでもラヴ医師はそうすべきであったという道徳的理由があるのか。ラヴ医師が自分でするよりも、部下に嘘をつくよう求めるほうが、いっそう悪いのか。

　ラブ医師が集めている情報の必要性については、確かに立派な理由がある。嘘をつくことによってもたらされる善の総体は、害をはるかにしのぐと論じることができよう。ある行為の実質的な結果が他に可能などの行為にも劣らず良いのであれば、その行為は道徳的に正しい、と功利主義者は考える。このケースで嘘を正当化するには、それで十分であろうか。

　非功利主義者は、行為を正しくしたり不正にしたりする特徴が結果以外にあると考える。たとえば、嘘が含まれている場合には、言っていることが不正なものになりがちだと考える非功利主義者もいる。しかしながら、非功利主義者であっても、嘘を正当化する理由を見いだすかもしれない。

　正義の原則は第9章でもっと立ち入って吟味することになるが、その原則によれば、行為を正しいものにする特徴の1つは、利益と害悪が均等化されることである。このケースにおいて、リサーチは、デンタルケアをもっと公平に配分するうえでの主要因であろう。正義は行為を正しくする特徴の1つであると考える人々によれば、良い結果が予測されるというだけでは無理でも、正義の原則によってなら嘘は正当化されるかもしれない。

　真実性（真実を話すこと）の原則だけでなく、正義の原則も行為を正しくする特徴だと主張するという、すっきりしない立場に非功利主義者は立っているのかもしれない。だとすれば、調査は一方の次元（嘘）によれば誤りとなり、他方の次元（デンタルケアの公平性を高めること）によれば正しいものになるといえよう。このようにして行為の個別的な道徳的次元を分析するときの原則は、「一見自明的な原則」（もしくは道徳的次元を1つだけ考慮に入れている原則）だといってよい。一見自明的な道徳原則は、倫理的分析における重要概念の1つである。「一見明らかに正しい」行為だと我々がいうのは、公平を促進するとか率直であるとかといった事実のように、行為の道徳的次元をただ1つだけ考慮している場合である。このようにして行為の個々の道徳的次元を分析することは、ある行為を正しくしたり不正にしたりする結果につながると考えられるものが何であるのかを、正確に示すための役に立つ。実際、もし他にどのような道徳的次元もなかったなら、我々は嘘を

つくという行為そのものが悪いという結論を出すであろう。しかしながら、他の次元も関わっているとすると、(調査対象の歯科医師に嘘をつくというような)行為は、(誠実性あるいは真実性の原則に反しているので)間違っているのだが、にもかかわらず、善行もしくは正義のような他の道徳的原則を考慮すると、なすべき正しいことであったということも、論理的には可能である。嘘をつくことは一見明らかに不正であり、同時に、利益を促進し、それを公正に配分することは、一見明らかに正しいということもできる。結局のところこの時点では、調査で歯科医師たちに正直に話さないことが正しかったのか間違っていたのか、まだわからないということになろう。

　2つの一見自明的な原則が矛盾するとき、何らかの方法で対立を解消しなくてはならない。常に一方の原則が、他方よりも高い順位にあると思われるかもしれない(ランクが高いほうの原則がもう一方の原則よりも「上位の札」だといえる)。あるいは、2つの原則が矛盾するときには、直観によって競合する要求のバランスをとる必要があるということもできる。このケースにおける真実性、正義、善行の原則間の対立を、あなたならどのように解決するであろうか。もっと努力すれば嘘をつかなくても調査できたという事実は、分析に影響を与えるだろうか。

誤解を招く情報開示と限定的な情報開示

　歯科医師が直面する真実告知に関わる倫理的問題の多くは、実際には明白な嘘を伴わない。多くの場合、歯科医師は嘘をつくのを避けられる。とはいえ、歯科医師が単に黙っていたがために、患者をミスリードしたり、患者には予想もつかない潜在的利害を開示し損ねたりするおそれも大いにある。

　嘘はどんな場合でも(少なくとも、一見したところでは)道徳的に間違っていると論じられるかもしれないが、どんな状況でも真実をすべて話す道徳的義務があるとは考えられない。あたりまえすぎるとか、まったく重要でないとか、あまりに無礼であるとしかいえないような事柄は多い。不器量な友人があったとしても、少なくとも問われないかぎり、そんな風にいう道徳的義務はないだろう。実際、そうしたことを避ける義務さえあるかもしれないのだ。

　しかしながら、求められなくても真実を語る義務を負うこともあるかもしれない。同意過程において歯科医師は、分別のある人なら話してほしいと思うことは、開示しなければならない。これが多くの人々の考えであることは以前に確認した。そうした情報の多くは、患者が知る方法をもたない問題に関わるものである。患者はどんな質問をしたらよいのかすらわからないであろう。まさに何を尋ねたらよいのかが患者にはわからないからこそ、真実を開示する義務があるように思われるのである。

　当事者の間に何らかの関係があるとすれば、手がかりはその関係の性質のうちに見いだされるかもしれない。路上で出会う見知らぬ人どうしが開示に関して負う義務は、非常に限られたものである。しかしながら、患者と現在進行的な関係にある医療従事者は、いっそう厳しい義務を負うと考えられるであろう。この義務が要求しているのは、思慮分別のある患者が自らの状態について知りたいと思うことすべてを開示することであろう。その義務は真実告知の原則の一部であるのか、あるいは(第8章で取りあげる)誠実性の原則が議論の対象となりうるのか。医師と患者の関係がいったん正式に確立されたら、正直に開示するという暗黙の約束が生じ、それが関係者を拘束するということなのかもしれない。

歯科医師と患者の関係において、潜在的重要性をもつ情報の開示義務があるかどうかという問題は、双務的とみることができる。患者に接する際の正直さの問題はたいてい医療専門家の義務と思われるであろうが、それは患者の義務だとも考えられる。歯科医師の開示義務に関わる一連のケースに取りかかる前に、潜在的重要性を有する情報をもっているのが患者で、しかも、そのことを問われてはいないケースを、まず吟味することにしよう。

ケース 35
患者が HIV 感染を明らかにしない場合の義務

　チャールズ・ヤント氏がビル・マッキーナ医師に診てもらうようになって5年以上になる。マッキーナ医師はずっとヤント氏がゲイではないかと思っていた。最近、ヤント氏は急患として来院した。予診では口腔カンジダ症と思われた。セカンドオピニオンと生検のためにヤント氏を口腔外科医に紹介したところ、その口腔外科医の話によれば、ヤント氏は数年前からHIV陽性であることを明らかにしていたという。マッキーナ医師は過去5年、診察のたびにヤント氏の病歴を再検討していたが、ここ2、3年、医師の監督下にあったときでさえ、ヤント氏は健康状態の変化を口にしていなかった。マッキーナ医師は、その問題についてヤント氏と話し合うと、氏はついにHIV感染を告げた。
　ここにいたって、マッキーナ医師はどうしたらよいだろうかと考えた。同じ時期にほかの人には包み隠さず話したのに、自分には血清学的な変化を話さなかったことに対して、マッキーナ医師は腹を立てていた。ヤント氏にだまされていたように感じ、今後は彼を治療しないことも考えた。ひょっとするとヤント氏をどこかのクリニックへ回して治療してもらうこともできるのではないだろうか。

ディスカッション：
　ヤント氏は、マッキーナ医師に対して、決してあからさまな嘘をついたわけではない。彼は情報を1つ明らかにしなかっただけだが、その情報は、たいていの歯科医が患者ケアのために非常に重要だと考えるものであった。「歯科医師は全体的に用心して、それぞれの患者を血清陽性であるかの如く扱うように」との勧告が出されているのは確かである。けれども、歯科医師がこの情報を重要だと考えるかもしれない理由は、(患者の免疫状態に問題がある可能性を考慮に入れる必要性のように)他にもある。ヤント氏には、嘘をつかない道徳的義務だけでなく、マッキーナ医師にこの情報を提供する必要があることを積極的に推測する義務もあったのか。
　関係ない人や、偶然に知りあった人に対してでも、ヤント氏がこのように話をする義務はまったくない。それは明白だと思われる。HIV感染について知人にとくに尋ねられたときに嘘をつかない道徳的義務の有無にかかわらず、わざわざその主題を持ち出す義務が彼にないのは確かだ。
　しかしながら、ヤント氏には、特定の人たちと特別な関係にあることによって、補足的な開示義務が課せられることになるだろう。たとえば配偶者やセックスパートナーには、ヤント氏に対してこのような請求をする権利があるかもしれない。もしヤント氏が研究調

査の対象となることに同意していたならば、調査者との関係にも同じことがいえるかもしれない。

　ここで問題になるのは、患者は、医療従事者との関係を確立することによって、次のような義務を負うことになるのかどうかである。すなわち、専門家が専門的サービスを提供する際に知っておく必要があると考えること、あるいは重要だと考えることを開示する義務がそれである。実際のところヤント氏は、患者と歯科医師の関係を確立したことによって、マッキーナ医師が良い歯科医療を行うためには知る必要があると思われる情報の開示を請け合っているのか。もしそうであるなら、その義務はあからさまな嘘を避けることに限定されているのか、それとも、たとえ歯科医師が尋ねなかったとしても、重要かもしれない情報は間違いなく伝えるという、患者の特別な義務を含むのか。

　歯科医師にとって重要だと思われることに関する情報提供を確かなものにするために、患者は歯科医師に対して正直である義務ばかりでなく、話の口火を切る特別な義務も負っているとするならば、逆に歯科医師は、嘘を避けること以上に、患者が知りたがるのも道理だと思われる情報について話を始める義務を、素人-専門家関係の一部をなすものとして負っているのか。次のケース群が提起しているのはこの問題である。

ケース 36
肝炎であることを隠す

　シェリル・グレイディーは大きな医院の歯科衛生士で、フルタイムで働いていた。彼女の雇い主であるドナルド・ホリンガー医師は肝炎を患い、ほとんど1週間入院していた。グレイディーはホリンガー医師の肝炎がどんな型なのか知らなかった。しかしながら、「ホリンガー医師の病気については、どんなことがあっても他のスタッフに話してはならない」とオフィスマネージャーにいわれたときには、感染の危険性が心配になった。その指示はホリンガー医師が出したものであった。
　グレイディーはとても不安だった。ホリンガー医師が診る患者全員に加えて、彼には12人のスタッフがいた。そのうえ、他の2つの医院でも提携者として働いていたのである。彼は病気のことを患者とスタッフに知らせるべきだと彼女は思った。
　グレイディーがホリンガー医師の担当医と市保健局に匿名で連絡を取ったところ、「その歯科医師は患者を診るべきではない」といわれた。グレイディーはホリンガー医師と話し合った。しかし彼は、「結婚したてだし、とてもお金が要るので、病気について公表する危険を冒すことはできない」というのである。

ディスカッション：
　医院内で誰か肝炎にかかっている人はいませんかと、せんさく好きの患者がホリンガー医師やグレイディーに尋ねないかぎり、誰も積極的に嘘をついていることにはならないであろう。その意味で、このケースは本章冒頭部分のケースとは違う。それでもコミュニケーション倫理の問題は生じてくる。まず第一に、ホリンガー医師は肝炎について、スタッフおよび／あるいは患者に知らせるべきであるか。スタッフは危険にさらされてい

る。この問題は、仕事場での危険について知らせる雇用者の義務に関する問題の1つとみなすこともできよう。雇用者には一般に、重要な危険について従業員に知らせる義務があるのか。もしあるなら、ホリンガー医師の負う義務は、他の雇用者の場合とは違うところがあるのか。

ホリンガー医師は、患者に対する義務の問題にも直面する。第6章ではインフォームド・コンセントの諸基準について論じた。これらの基準のうちのいずれかに従えば、あるいは、どれに従っても、肝炎の危険について情報を得る権利が患者にあることになるのか。そのような情報を欠いていても、患者の同意は、情報に基づく同意もしくは有効な同意として取り扱うことができるものなのか。

患者に知らせることに関して、ホリンガー医師の気が変わらないとした場合、このケースにおけるグレイディーの義務は何か。患者に知らせるべきか。保健局や免許交付機関に知らせるべきなのか。

ケース 37
チタン下顎頭

ロバート・エディンガー医師は、中西部の大きな歯学部で口腔顎顔面外科部長の職にあった。44歳のデニス・ペンブルック夫人が、右顎関節に長年抱えている問題のことで彼のところに相談にやってきた。

この15年間に、彼女はすでに顎関節外科手術を6回受けていた。他の口腔外科医やエディンガー医師が行ったものである。そして彼は7回目の手術を計画しているところだった。手術はすべて、痛みを和らげ、機能不全を軽減するためのものであった。しかし、症状は15年前よりも悪化していた。最初の外科手術では、両側顎関節後部靭帯の皺壁形成術が行われた。両顎関節の関節造影法によって関節円板の断裂が明らかになった。2回目の外科手術で両顎関節円板に穿孔が見つかり、両側関節円板切除術が施された。3回目の外科手術によって下顎頭の粗造化がわかったので、口腔外科医は両側顎関節の高位切離術を行った。4回目の手術で、下顎頭が両方とも除去され、プロトプラスト−ポリテトラフルオルエチレン（PTFE）が挿入された。PTFEはうまくいかず、痛みがひどくなった。そこで5回目の手術では、ステンレススチール・インプラントを用いてPTFEを含めた顎関節の完全置換が行われた。患者の痛みは続き、今度は顔面の皮膚に紅斑もみられた。結局6回目の外科手術が施された。ペンブルック夫人には金属アレルギーがあると思われたので、ステンレススチール・インプラントは除去された。顎関節はチタン製インプラントで再構築された。

ペンブルック夫人は2年後、痛みがとれず、下顎骨が機能する際に右方向へ偏位するためにエディンガー医師のところに相談にやってきた。彼が行った検査でとくに重要なのは、パノラマレントゲン写真である。それは右側のチタン・インプラントと下顎枝の間の不連続を示しているように思われた。エディンガー医師のみるところでは、インプラントがはずれた理由はたぶん病的な吸収である。不連続と下顎偏位の両方とも、これで説明がつくだろう。

エディンガー医師はチタン・インプラントを取り外し、肋軟骨接合部から取った肋骨の一部に替えるべきだと思った。ペンブルック夫人は処置に同意した。手術の際、エディンガー医師が顎関節にアクセスしようとする一方で、もう一人の口腔外科医は肋骨を露出さ

せていた。肋骨部分の摘出準備が整ったところで、エディンガー医師はチタン・インプラントがしっかりと適所に埋入されていることに気づいた。インプラントはなお下顎枝に連結されており、病理学的事実は確認できなかった。レントゲン写真でみたのとはまったく異なる臨床像であった。

　エディンガー医師はどうするべきか考えた。チタン・インプラントは無傷であったが、そこに問題がある可能性はまだあった。著しいミネラルの損失のために、アタッチメントエリアが弱まっていて、それでエックス線写真像が非連続的なのかもしれない。実際、それはおそらく最良の解釈であっただろう。だが、たとえそうだとしても、計画通りに処置を完遂することは正当化されるのであろうか。計画通りに続けるとしたら、彼はペンブルック夫人にどういうべきなのか。とはいえ、もし手術を止めるとすれば、彼らが当初考えたように、チタン・インプラントが今後外れる可能性があることを、ペンブルック夫人に伝えなければならないであろう。すぐに外れる可能性もある。慎重な計画に基づくものではあったのだが、不必要な処置を受けさせられたことに対する彼女の怒りにも、対処しなければならない。

ディスカッション：
　エディンガー医師がここで直面している倫理問題は2つある。第一に、麻酔されている患者の外科手術を続けるべきなのか。この苦境を予期していたなら、選択肢について前もってペンブルック夫人と話し合ったであろうが、そういうわけにはいかなかった。処置を続けるかどうか、彼が一番よいと思うように判断を下すべきであるのか、あるいは、麻酔が切れるまで待って、彼女に尋ねるべきなのか。彼女がどちらの道をとりたいと考えるにせよ、その理由となるのは何か。彼女にとって、各選択肢に要するコストはどうなのか。

　少なくとも外科手術を続けるとしたら、彼が直面しなくてはならない決定の1つは──話すことがあるとして──ペンブルック夫人に何というかである。このケースが本章に含まれているのは、そのためである。そのまま外科手術を完了して、ペンブルック夫人には計画通りにすべてうまくいったという印象を与えることもできただろう。それが彼にとって一番簡単なのは確かである。予想外の展開について知らせてもらう権利がペンブルック夫人にはあるのだろうか。こうしたことを彼女が歯科医師に望むのは理にかなったことなのか。予想外の展開というのは、次のような情報のカテゴリーに属するのだろうか。つまり、患者が知りたいと思うようなことではあるが、それについて歯科医師に尋ねることは望めないような、そういう情報のカテゴリーに属するのだろうか。

　患者が予期することができないのも無理はないと思われる情報と、歯科医院における不注意なミスとが関連していることもある。次のケースが提示するのはその問題である。

ケース 38
間違ったブリッジ

　ホープ・ラザロは、マデライン・ウェクスラー医師のところに新しくやってきた患者で

ある。彼女は、別の歯科医師のところで、上顎中切歯欠損に対してメリーランドブリッジ［＝接着性ブリッジの初期のもの］を作ってもらっていた。それがこのごろゆるくなってきたので、ウェクスラー医師にもう一度セメント合着してもらおうと思ったのである。この処置にはブリッジ撤去と再接着後の挿入が含まれることをウェクスラー医師は説明した。とはいえ、ゆるんだブリッジの下に齲蝕があるかもしれないので、新しいブリッジが必要になる可能性もあると注意した。この状況と、齲蝕の有無によって請求金額が異なることをラザロは了解し、治療を了承した。

　ブリッジをはずしてみると、ウェクスラー医師が恐れていたように、カリエスがみつかった。カリエスは深く、ブリッジの安定性が損なわれる恐れのあることがわかった。そこでラザロは新しいブリッジを作ってもらうことに同意した。そのあとウェクスラー医師は印象をとって、技工所に送った。色調を一致させるため、古いブリッジも一緒に入れた。

　ラザロは試適のために再び医院を訪れた。彼女もウェクスラー医師も結果にとても満足した。「次回に新しい接着性ブリッジを装着することにしましょう」とウェクスラー医師はいった。

　「接着性ブリッジ ── 触るな」といういつもの注意書きのついた袋に入れられて、ブリッジが技工所から戻ってきた。ウェクスラー医師はそれがフィットすることを確信していたので、助手と一緒にセメント合着する作業を続けた。しかしながら、ブリッジは試適時のようにぴったりとはフィットしないように思われた。意外なことに装着は難しかった。それに見栄えもあまりよくないとウェクスラー医師は思った。しかし、ラザロは新しいブリッジにわくわくしていた。

　セメントの凝固を待つ間に、助手は模型を技工所の箱から取り出した。箱のなかには、もう1つ、もっと小さな箱があった。開けてみると、中には装着されたはずの新しいブリッジが入っていた。技工所のミスによって新しいブリッジではなく、ラザロの古いブリッジを再接着してしまったのである。

　ウェクスラー医師はどうするべきか考えた。ラザロは「新しい」ブリッジが気に入っていた。弱くなった支台歯を損なわずにセメント再合着したブリッジを取り外すことができるか、ウェクスラー医師には自信がなかった。彼女はラザロに何が起きたか話すべきか。料金はどのようにするべきなのか。

ディスカッション：
　この場合、おそらく歯科医師は、何もいわないようにするだけで、容易に苦境を回避できよう。ウェクスラー医師が積極的に嘘をつく必要はたぶんないだろう。ただ、全部話さなければよいのである。実際に起きたことを明らかにするどんな理由がそこにあるのか。

　第一に、患者もしくは歯科医師が望む妥当な処置で、患者に知らせなければならないものがあるだろうか。新しいブリッジの代金を払ってくれるとラザロに期待してよいのか。だめだというのであれば、ウェクスラー医師は、何が起きたか患者に話さずに、どうやって代金を請求しない理由を説明できるのか。この状況下では、患者は他医にかわることを考えたいと思うだろうか。

　議論のために、間違いを患者に明かさずにこの問題を解決できたと想定してほしい。歯科医師がミスについて患者に話さなければならないことに議論の余地はないとする理由が、まだ何か残っているだろうか。

　医師と患者の関係の義務は、関係ない人や偶然知りあった人との間の義務とは根本的に異なると、多くの人は考えている。ほんとうに差があるのか。もしあるとすれば、「信託fiduciary」関係とよばれるもの、すなわち、相互に信頼を期待することが予想されるよう

な関係の存在に関わりがあるだろう。誠実性つまり関係への誠実さは、医師と患者の関係における特別な期待の基礎なのかもしれない。誠実性の義務の1つは、他の関係者が関係におけるその責任を果たすために知りたいと思う情報、もしくは、知る必要があると考えるのが妥当な情報を知らせる義務であろう。誠実性を構成する他の義務も、歯科医師と患者の関係のうちに含まれているかもしれない。第8章で、今度は誠実性の原則に目を向けることにしよう。

参考文献

1. Kant I; Abbott TK, trans. On the supposed right to tell lies from benevolent motives. In: *Critique of Practical Reason and Other Works on the Theory of Ethics*. London, England: Longmans; 1909 [1797]:363.
2. Oken D. What to tell cancer patients: a study of medical attitudes. *J Am Med Assoc* 1961;175:1120–1128.
3. Novack DH, Plumer R, Smith RL, Ochitill H, Morrow GR, Bennett JM. Changes in physicians' attitudes toward telling the cancer patient. *J Am Med Assoc* 1979;241:897–900.

第 8 章

誠実性：信頼義務と守秘義務

　これまでの 3 つの章で検討したのは、行為を道徳的に正しくしたり不正にしたりする結果につながる、いくつかの原則であった。ここには善行、無危害、そして人格への尊敬の 2 つの側面 —— 自律性と正直 —— が含まれている。人格への尊敬には、注目に値するもう 1 つの側面がある。誠実性である。患者との職業的関係は、信託関係とよばれることも多い。それは、関係者間の約束が尊重されることへの一定の信頼と確信に基づいている。

　誠実性の原則は、多くの倫理体系の重要な構成要素である。専門職倫理において重要であるばかりでなく、契約に対する誠実さを強調するある種の宗教的倫理体系（とくにユダヤ教とプロテスタンティズム）の中枢でもある[1]。

　誠実性の原則は、一般的な義務である忠誠や責務の履行だけでなく、約束遵守の概念も含むと解される。明示的になされる約束もある。ちょうど前章で、正直に話をすることにはたいてい実践的な理由があることを見たように、いったん約束したらなぜそれを守らなければいけないのかということに、十分な実践的理由があることも多い。もしある人の約束は信じられないという話が知れ渡れば、その人の評判は確実に傷つけられるであろう。

　約束を守り、真実を告げる実践的理由があることは多いけれども、前章で確認したように、倫理的に興味深いのは、結局のところ、嘘をついたり約束を守らなかったりしたほうが、かえってより多くの善が実際にもたらされることになるという状況である。誠実性は行為をその結果とは独立に正しいものとする特徴だと考える人々にとって、約束を破ることは、（たとえその結果が、約束を守った場合に劣らないとしても）まったく本質的に間違っているのである。

　約束に誠実であることは、その結果にかかわらず、本質的に当人の道徳的義務だと考えるもっとも有名な哲学者はイマヌエル・カントである[2]。カント以来、類似の結論に達した哲学者は他にも大勢いる[3]。こうした人々は一般に、自律性の尊重と真実告知は、結果に依存せず行為を道徳的に正しいものにする要素だと考えてもいる。

　これら 3 つの道徳原則（自律性、正直、誠実性）は明らかに密接に結びついている。これらの原則が、「人格への尊敬」という、何よりも大切な単一の原則の側面として取り扱われることもある。自律尊重、正直、誠実性といった原則は、密接に関連してはいるけれども、（生命の神聖さの原則や、殺さない義務と同様に）分析的には別の倫理原則だとみる人々もいる。我々はこれらの原則を 3 つの別々の章で論じている。（生命の神聖さの原則や殺さない義務は、医師のための倫理においては重要であるが、ふつう歯科医師にとって

は重大ではない。)本章の事例すべてが何らかの仕方で提起している問題は、歯科医療専門家が患者や同僚、その専門職、そして公衆に対して約束したことに忠実であるために必要とされるものは何か、ということである。

この約束は、歯科医師が患者に一定のタイプの修復を約束したり、予約時間を約束したりする場合のように、はっきりと言葉で表わすこともあれば、医療従事者が機密保持の約束をほのめかす場合のように、言外のものであることもある。ある種の約束行為が、専門家と患者および同僚との関わりに不可欠と考えられるようになってきた。その暗黙の約束には、もっと明示的なものと同じぐらいの道徳的拘束力があると信じられている。

患者への約束のうちで、誠実性のこの原則に包摂されるのは、患者のために働くという一般的なヒポクラテス的約束だけではなく、情報を内密にしておくという、いっそう明白な約束もある。約束の本質が正確には何であるのかということは、本章冒頭部分のいくつかのケースの主題である。

当の専門職および専門家の同僚に対する約束もある。歯科医師は、忠誠心と同僚間の協調関係という暗黙の約束のために、ミスをした同僚や能力に欠ける同僚を守りたくなることがある。(ADA倫理原則の言葉を用いるなら)「臨床的状況の許す範囲内で、良質のケアを十分にタイミングよく提供する」という約束もある[4(p2)]。ADAは続けて、「他の医師のはなはだしい誤りやたび重なる誤りを、歯科医師会支部によって定められた適切な査察機関に報告しなければならない」と述べている。これらの問題は本章第2部のケースで扱うことになる。

患者に対する義務は何か

専門職倫理での信託関係は、「契約 contract」とよばれることもある。それぞれの関係者が他の関係者に何かを誓うことは、契約の倫理の構成要素である。法律上の契約で、一方の当事者が約束を反故にしたとき、他方の当事者は取引上の責任を果たすいかなる義務も免除されるのが普通である。

しかしながら、専門家と患者の関係を一種の契約と考えるべきなのかどうかという問題に関しては、専門職倫理学内部で大論争がある[5~7]。歯科医師と患者の関係を最小限主義的に解釈して、ただ契約通りにやるだけで、それ以上のことはしない歯科医師は支持できないのは明白だと思われる。歯科医師と患者の関係を法律万能主義的なビジネス取引に還元することはできないのである。

この理由から、信託関係を表わすには「誓約 covenant」という用語のほうが適切だと提案した人々もいる。宗教的な比喩を用いるならば、専門家と患者は誓約に参加するとみることもできる。この言葉を用いることによって、両者のきずなの道徳的かつ社会的な面が強く打ち出されることになる。これに対して、誓約という言葉では、当事者各々が他方の当事者に対して負う具体的義務を表現していないという議論もある。こうした契約概念の擁護者が指摘するのは、「結婚契約」を例に引く場合のように、「契約」という用語は、ときとして、もっと倫理的かつそれほど法律万能主義的でない意味で使われることである。

患者とのこの契約・誓約・信託の関係の含意を理解することは、医療従事者倫理のもっとも複雑な、しかし同時にもっとも重要な側面の1つである。医療従事者倫理の1つの側面は、患者に奉仕するという約束、あるいはもっと古い言葉を使うなら、患者にとって最善のことを行うという約束全体である。この倫理的約束は、伝統的医療従事者倫理がたい

へん力を込めて明言しているものであるから、患者に対する約束といってよい。

しかしながら、そこにどんな意味が込められているのかを正確に決定するのが難しいこともある。我々がこれまでに学んだのは、「患者にとって文字通り"最善"のことをする」と約束しても、ほとんど意味がないということであった。それは、常に考えられるかぎり最良の処置を施し、最高の材料を使用することを意味するであろう。患者は最高品質のケアを受けたいとは思うだろうが、ほぼ同程度のケアが、時間、金銭、そして労力の面でずっと少なくすむのであれば、おそらく、考えうる限り最善のケアをつねに望むというわけではないだろう。たとえば、多くの場合、ゴールド修復の方がアマルガム修復よりよいとする大勢の歯科医師の見方にもかかわらず、たいていの人は、アマルガム修復の低コストと満足できる性能を考えて、ゴールドをあたりまえのように選択したりしないであろう。同様に、たぶん患者は、予約制のためにちょっとの間待つことをいとわないはずである。救急ケアの場合ですら、極端な緊急事態を別にすれば、患者は朝まで待つことに異存はないだろう。最善のケアを約束することがほとんど意味をなさない理由の1つは、文字通りの意味で最善を尽くそうとすることが理にかなっているとは、歯科医師も患者も思っていない点にある。

もう1つは、最善のことを為すために、患者の権利 —— 治療を断る権利や自律的に別の仕方で行動する権利 —— を危険にさらすという犠牲を払うことになるかもしれないという理由である。こうしたわけで現在では、素人と専門家の関係を確立するための約束として妥当なのは、「専門家は患者の"権利と福利"のために奉仕する」ことだと主張する（場合によっては、権利を守るために福利のほうが譲歩しなくてはならないことを認める）人もいる。

ケアの基準はどの程度に設定すべきなのか

患者との信託関係から生じてくる一群の問題は、提供していたケアが理想にはほど遠い結果に終わったことに歯科医師が気づいたとき、どうすべきなのかということである。（修復物の破折のような）重大な問題がある場合、仕事をやり直さなくてはならないのは明白だと思われる。しかしながら、ほんのちょっとした問題しかない修復物についてはどうなのか。誰が責任を負うべきなのか。どんな場合に十分良いケアだということになるのか。患者が完璧さを求めた場合、誰が代金を払うのか。患者が気がつかなくても、歯科医師は不備に言及するべきなのか。これらは次のケース群の問題である。

ケース 39
治療をやり直すべきか

ポール・ゴールドマン医師は、開業してほぼ15年になる歯科補綴専門医であった。彼がデビー・リチャーズ夫人に施した治療は、0.5ミリのディスクレパンシー以外は、模範的な質のものであった。しかしながら、その些細な問題のために、彼は上顎歯列弓の治療をやり直すことを考えていたのである。

リチャーズ夫人は55歳で、大部分の歯はすでに抜去されていたのだが、残りの歯は保存したいと切望していた。4本の下顎切歯が残っていた。上顎歯列弓には中切歯2本、左の第一小臼歯、右の小臼歯2本と犬歯しかなかった。

ゴールドマン医師は下顎部分床義歯と2つの上顎ブリッジを作製した。右側の残存歯3本にはクラウンをかぶせ、側切歯をポンティックとして延長ブリッジを作った。左側のブリッジについては、第一小臼歯と両方の中切歯を支台歯に使って、側切歯と犬歯をポンティックとした。そのため、右の側切歯と中切歯が連結しなくなった。単根歯を最後方支台歯に使ったことですでに無理がかかっていたので、第一小臼歯にかかる咬合力を減らすためにこうしたのである。

　すべての歯を連結して1つのユニットとし、プロビジョナルレストレーションをセメント合着した。二度にわたってスプリントがゆるんだ。それは左の第一小臼歯の周りのセメントが洗い流されたためであったのだが、ゆるんだのは咬合力のせいだとゴールドマン医師は考えた。側切歯と中切歯の間で装置を「分断した」のは正しかったと、そのことでいっそう確信を強めた。

　最初は、彼もリチャーズ夫人も最終的な成果に非常に満足していた。色はすばらしく、辺縁はすべて完璧であった。下顎部分床義歯に対する咬合は申し分なかった。3週間後、具合が悪いといって、リチャーズ夫人はまたやってきた。咀嚼の際に、修復物が側切歯と中切歯の間で分かれてしまい、ひどい食物圧入を起こしたのである。社交の場でそこに食物が挟まるのは非常に具合の悪いことであった。「リチャーズ夫人は厳密さを求めすぎだ」とゴールドマン医師は思ったが、診断してみるとまったく彼女がいった通りであった。機能的運動に際して、右の中切歯と側切歯はかなり大きく離開した。咬合調整を若干試みたが、何も効果がなかった。

　こんなことが起こるのをゴールドマン医師はみたことがなかった。彼は、治療計画を立てたときの判断は間違っていなかったと考えていた。振り返ってみて思うのは、中切歯と側切歯の間には精密性アタッチメントを使うべきであったということである。そうしなかったのは、その部分がとても大きくなってしまうからであった。

　リチャーズ夫人と夫はその問題について話し合うために予約をとった。ブリッジを再製すべきかどうか、ゴールドマン医師は考えた。自分は何も間違ったことはしていないと信じていたが、やり直すべきだろうかと思った。さらに、上顎ブリッジを作り直すとして、誰が代金を払うことになるのであろうか。

ディスカッション：
　歯科医師と患者の間の信託関係が歯科医師に課す義務は、患者の福利への献身である。ヒポクラテス的基準に異論がないうちは、歯科医師は、この基準に従って、患者の最善の利益にかなうことをすると誓っていた。

　たいていの場合、この責務の厳密な意味は詳しく調べられることもなかったのだが、いま問題にしているケースは、信託関係から生じるこの義務をいっそう注意深く吟味することを我々に強いてる。

　ゴールドマン医師が患者を受け入れるときに、「質のよい仕事をする」と約束したのは確かである。少なくとも、彼の属する共同体の有能な歯科医師によって確認ずみの、専門的業務基準に従うことを、彼は誓っているのだといわれるだろう。けれども、患者にとって文字通り最善のことをすると約束したことになるのだろうか。

　次のように想定してみよう。治療の選択肢に関する彼の当初の考えはもっともなものであったのだが、結果としてうまく患者を完全に満足させることができなかっただけだと。ゴールドマン医師はいまになってちょっとした問題があることに気がついた。その処置をやり直せるとしたら、今度は、もっとかさばることになったとしても、中切歯と側切歯の間に精密性アタッチメントを使うことになろう。

　彼がとるであろう以下の立場について、考察してもらいたい。

1．ゴールドマン医師は最善と信ずる選択肢を選び、同僚が同様の立場にあれば提供したであろう水準の質を保つ責任を負うべきである。つまり、その水準に満たないようなことがあれば、自らの経費で処置をやり直す責任を負わなければならない。
2．ゴールドマン医師は最善と信ずる選択肢を選び、最善の仕事をする責任を負うべきである（たとえその基準を同僚が満たさないことが多いとしても）。つまり、その水準に満たないようなことがあれば、自らの経費で処置をやり直す責任を負わなければならない。
3．ゴールドマン医師は選択肢1もしくは2に従ってことを進めるべきである。しかし、料金については、何らかの理由で治療をやり直さなくてはならない場合には、二度目の請求を行うという前提で、低く設定すべきである。
4．このインフォームド・コンセントの卜時代、ゴールドマン医師は、リチャーズ夫人に2つの妥当な治療プランを提示し、いずれの選択肢にも彼女の気に入らないところが残るかもしれない旨を言い添えるべきである。もし彼女の選択した処置が満足できるものではないことがわかり、二番目のオプションを試みたいというのであれば、彼女は「第二の試み」に対して追加料金を支払わなければならない。

倫理的にみて、他の選択肢があるだろうか。ゴールドマン医師はどれを選択するべきであろうか。

患者が契約を守らないとき

　歯科医師が患者に対する義務を果たしたかどうか確定する際に、どの程度の基準を用いるべきなのかをはっきりと決定することは、患者に対してどういう責任があるのかという問いが提起する問題の1つにすぎない。倫理的な問題は、患者が契約上の義務を果たさないときにも起こってくる。こうした問題が生じてくるのは、患者が正しい口腔衛生法を実行しなかったり、予約時間をいつも守らなかったり、あるいは、次のケースのように、請求された料金を支払わなかったりする場合であろう。

ケース 40
患者が代金を支払わないときの歯科医師の義務

　50代後半のサンドラ・リヒター夫人は、ジェラルド・バート医師が診ている患者であった。バート医師の業務は主に修復的なもので、彼がリヒター夫人に提供したのもそのタイプのサービスであった。彼女には、主にクラウンと部分床義歯からなるオーラルリハビリテーションが施されたが、歯内治療と歯周外科手術も必要であった。
　全体の請求金額はおよそ20,000ドルと予想された。バート医師はリヒター夫人の保険からすでに2,000ドルの支払いを受けており、業務部長には、リヒター夫人と一緒に支払いスケジュールを取り決めるよう頼んであった。金銭面については合意に達したものと業務部長のほうは信じて疑わなかったのだが、しかし、リヒター夫人はやってくるたびに、代金未払いの弁解をまことしやかにするのであった。
　とうとう治療は完了した。バート医師はすべての修復物を仮着し、その出来映えに満足した。しかしながら、リヒター夫人は18,000ドルの代金をまだ少しも支払っていなかっ

た。

　勘定が支払われるまで、修復物すべてを最終的に合着するのを差し控えるか、それとも、補綴物を入れ、リヒター夫人と協力して、治療を完遂する努力を続けるべきか、バート医師は考えた。

ディスカッション：
　前のケースとは違って、バート医師が思い悩んでいるのは、患者にとって最善の仕事をしたかどうか決めるにあたって、どの程度の基準を用いるべきかということではない。
　バート医師も患者も満足しているようにみえる。ここでの問題は、リヒター夫人が契約上の義務を果たす気がない、もしくは、そうすることができないように思われるとき、その「契約」をバート医師が履行すべきかどうかである。
　ここでの最初の問題は、患者が取引上の義務を果たすまで歯科医師が仕事の完成を差し控えるというのは、そもそも容認できることなのかどうかである。古くからの倫理の下では、歯科医師の義務は患者にとって最善のことを行うことであった。患者に対する責任は無条件のものであった。実際、患者は医師との関係に積極的に参与する者とはみなされず、治療を受ける者にすぎなかった。
　患者が積極的に責任を担い、それゆえ、権利と同様に義務も負っているような新しい関係が出現しつつあること、そのことを原則としては認める人たちにとって、次に問題になるのは、患者はどんな責任を負うのかということである。
　このケースでリヒター夫人に代金の支払いが可能なのか、それを見定めるのは難しい。そのことで道徳的な違いが何か生じるのであろうか。この関係は、商品購入契約に含まれる関係に似たものなのか。その場合、代金が支払われなければ商品は配達されない（か、取り返されてしまう）。それとも、たとえ患者が代金を払うことができなくても、あるいは、少なくとも代金を払えない理由が患者の力の及ばぬことであったなら、患者のデンタルヘルスを改善する道徳的責任を歯科医師が負うというのが、歯科医療上の関係なのか。患者が支払いを始める努力すらしないとき、バート医師は仕事の完成を差し控えるべきなのかどうか、それを決定する変動要因としては、他にどんなものがあるのか。

機密保持

　信託もしくは契約の関係は、医療従事者倫理のもう1つの伝統的要素である機密保持を了解するために役立つであろう。患者に対して次のような義務があることを、医療従事者はずっと以前から認識していた。すなわち、職業的関係にある間に患者について知った情報は秘密にしておく義務がそれである。
　この義務がどれほど議論の余地のあるものか理解されるようになってきたのは、ごく最近のことである。ヒポクラテスの誓いをよく読めば、医療従事者は「公にすべきでないこと」を漏らしてはならないとあるのがわかる。その含意は、開示するのが適切な事柄もあるだろうということである。何が開示されるべきかを決定するにあたって、パターナリスティックな伝統的ヘルスケア倫理が準拠するのは、医療提供者の能力と判断に従って、常に患者の利益になるよう行動せよという、ヒポクラテスの誓いであった。
　問題となる状況は2つある。第一に、患者が情報の秘匿を望んだとしても、公表が患者の利益にかなうと思われる場合には、専門家は情報を開示すべきなのか。第二に、第三者に害を与える重大な危険性があるときには、専門家は情報を開示すべきなのか。
　次のケースが提起しているのは、第一の問題である。

ケース 41
少女の妊娠を秘密にすべきか

　15歳の少女メアリー・スミスは、リコールのために、予約していた歯科クリニックにやってきた。そのクリニックのバージニア・ジョーンズ医師に診てもらうようになって何年にもなる。エックス線写真撮影を待っていると、掲示板に妊娠しているか否かを歯科医師に告げてくれるよう女性患者に向けて指示がでていることに気づいた。メアリーは狼狽して、「どうしてそんな掲示がでているんですか」とジョーンズ医師に尋ねた。結局、彼女は妊娠していることを告白し、母親には話さないよう、ジョーンズ医師に頼んだ。
　ジョーンズ医師はメアリーの母親とたいへん懇意で、メアリーだけでなく母親に対しても義務があると思った。メアリーは法的に自立していなかったので、ジョーンズ医師の提案するどんな治療についても、親が同意しなければならなかった。両親が妊娠の事実を知れば、このむずかしい時期にメアリーをケアし、サポートできる。そのほうが彼女のためになるという確信がジョーンズ医師にはあった。彼女の両親をよく知っていたからである。ジョーンズ医師はメアリーの秘密を守りたいとは思ったが、そうすべきかどうか確信がなかった。

ディスカッション：
　機密保持の問題に対してはいくつかのアプローチが可能である。このケースが歯科医療にとって興味深く、また重要である理由は、ジョーンズ医師がなすべきことに関して、アプローチ次第でまったく異なる結論に導かれることになるからである。
　比較的パターナリスティックな伝統的アプローチは、患者にとって何が最善と考えるのかという問いを、ジョーンズ医師に立てさせることによって、問題を解決するであろう。このアプローチは、そのもっとも伝統的な形式においては、「歯科医師仲間は患者の利益をどう考えるのか」という基準に、当の歯科医師を縛りつけることもなかった。
　長い目で見れば、妊娠の事実を開示したほうがよいとほんとうに歯科医師が考えるなら、その医師には患者の両親に話す権利が（ことによると義務さえ）ある。この考え方に少し手を加えれば、ジョーンズ医師の同僚が患者の利益に関するジョーンズ医師の判断に同意する場合に限って、機密情報の開示を認めるということになろう。どちらの場合も、機密保持に伴う一連の相互的責務というものはなく、あるのは患者の最善の利益に関する専門家側の判断だけである。
　もっと新しいアプローチは、機密保持を契約もしくは誓約から生じる義務の1つとして扱うことである。鍵となるのは、歯科医師と患者の関係が確立されるときに、患者にどんな約束をしている（または暗に示している）のかということである。
　このアプローチは、機密保持の倫理を約束遵守の倫理に従属させる。関係を確立する約束の一部として、歯科医師が約束したり、言外にほのめかしたりすることは、どれも患者に対する義務となる。たとえば、患者の利益にかなう場合に限り、情報を他人には知らせないと約束できるというのがジョーンズ医師の考えならば、そのことを患者に提案することもできる。ジョーンズ医師は、患者の利益にかなうと思えば（患者が同意しなくても）情報を開示するだろうと理解した多くの患者は、もちろんこれは受け入れ難い提案だと思うであろう。そのような方針を患者に明らかにするのは自滅的というもので、そうしたことになれば、信頼できない歯科医師に対しては、患者は情報開示を拒否することになろう。
　代案となるのは、開示したら患者の利益になると歯科医師が考える場合でも、情報は秘

密にすると患者に約束することである。(医学のような)姉妹関係にある専門職は、しだいにこのような約束をするようになってきている。たとえばイギリス医師会は、このような場合、患者の同意がある場合にのみ開示できるという方針を採用している。

この問題に対するADA倫理原則の取り組み方は興味深い。「歯科医師は、患者の福利擁護に反しないやり方で、患者記録を保存すること」としている[4]。これによれば、ADAはパターナリズムを支持しているように思われる。患者の福利を促進するためならば、ジョーンズ医師は秘密を漏らしてよいばかりか、そうすべきだという含みもそこにはある。

ADAは、「患者や他の歯科医師の求めに応じて、患者の今後の治療に役立ついかなる情報も歯科医師は提供すること」と続けている[4]。これはいくぶん曖昧である。それは以前の言明を修正して、患者や別の歯科医師が求めるときだけ、患者の福利のために歯科医師は秘密を漏らしてもよいとするものなのか。もちろん患者の要求ならば、この倫理的問題に実際的意味はないように思われるが、秘密を漏らすべきだと考えるのが歯科医師である場合にはどうなのか。別の歯科医師の求めであったらどうなのか。ケースで問題になっている状況の下で情報を開示し、メアリーのためになるとジョーンズ医師が信じて行うことは、ADA倫理原則という歯科医師の約束によって許されるのか。

しかしながら、ここから別種の問題が生じてくる。患者を益するためではなく、第三者を保護するためには、道徳的に考えて情報を開示せざるを得ないと歯科医師が思うような医学的状況もある。

これは、ケース1に登場した歯科医師であるデイビス医師が直面した問題であった。HIVに感染した女性患者のことを彼は気遣っていた。その患者の婚約者が彼女の感染を知らなかったのは明らかである。その患者アンドレア・アームストロングが提起する倫理的問題は、妊娠している患者であるメアリー・スミスが提起するものとは、重要な点で異なっている。メアリー・スミスのケースでジョーンズ医師が秘密を漏らしたら、それは純粋にパターナリスティックな理由のためだろう。つまり、(メアリーは理解しなかったり同意しなかったりするかもしれないけれども)彼女の長期的利益を図るためであろう。このようなやり方で秘密を漏らすことが正当化されるのは、パターナリズムが正当とされる範囲内に限られる。アンドレア・アームストロングのケースで、秘密を漏らしたいとデイビス医師が思ったとしても、それは何よりも患者の福利のためというわけではなく、第三者すなわち患者の婚約者の福利のためである。

ヒポクラテス的倫理の伝統が有する魅力的な特徴の1つは、それがもっぱら患者の福利に焦点を合わせていることである。しかしながら、すでにみたように、焦点の合う範囲が狭いということもまた問題になる可能性がある。メアリー・スミスのように、患者が自分の利益にかなうことをしてもらいたがらない場合だけではなく、患者の利益を図ると第三者が重大な危険にさらされる場合も、問題になる。

医師の団体が掲げる20世紀の倫理規範は、第三者の利益に対する重大な脅威がある場合には、秘密を漏らすことを支持してきた。現行のアメリカ医師会倫理原則は、重大な身体傷害の脅威が現実にあるときの情報開示を擁護している[8]。それとは対照的に、ADAは第三者の利害を理由として秘密漏洩を正当化できるとは考えていないように思われる。とくにHIVに感染した状態を指しながら(しかし婚約者よりはどちらかというと別の歯科医師への情報開示に焦点を合わせつつ)ADAがいうところによれば、歯科医師は事前に患者から開示の許可を得るべきで、もし患者が拒否したら、医師と患者の関係の解消を考えるべきである。これによれば、当然、アームストロングの婚約者が差し迫った身の危険について、警告を受けることはなくなる。それでデイビス医師の道徳的責任は免除されるのであろうか。

信頼の重要性

　前節では、機密保持が信託関係の不可欠な構成要素であることが示された。治療の過程で開示されたデリケートな情報を、歯科医師は内密にしておいてくれるだろうという患者の安心感は、職業的信頼関係の鍵である。歯科医師は患者の利益になるように行動してくれるはずだという患者の期待も、非常に重要である。質のよいケアを提供して、痛みや不快さをできる限り小さくし、秘密を重んじ、公正な料金を請求し、そして一般に、その地位を乱用しないで患者の人格を尊重すること、こうしたことを患者は歯科医師に期待できるのでなければならない。歯科医師は十分な能力と思いやりをもって患者のために行動すると、信じる権利が患者にはあり、また、ほとんどそうせざるをえないのである。

　信頼へのこの期待は、親友に対するものとは性質を異にする。友人たちへの信頼は長い時間をかけて醸成される。それは獲得されるものなのである。それとは対照的に、患者が歯科医師を信頼できる理由は、歯科医師が修養を積み、社会において特別な役割を果たしていることにあるはずだ。

　患者と歯科医師の関係において、信頼がかくも重要である理由の1つは、両者の関係に通常著しい不均衡がみられるからである。歯科医師は患者にはない知識と技能をもっている。これらの特性を有していることによって、歯科医師は相対的に強い立場にあり、患者は相対的に弱い、依存的な立場に置かれる。この不均衡に伴って、力の乱用を避けるように行動する義務が生じてくるのである。

　次のケースは、歯科医師と患者の関係における信頼の重要性を示す一例である。

ケース 42
デート・ゲーム

　ジャック・ドレーパー医師は一般歯科医で、集団で開業している大きなグループの一員だった。彼は、友人でありパートナーの一人でもあるアラン・マディソン医師に会いに行き、内密にアドバイスを求めた。患者の一人と付き合っていて、結婚したいと思っているとドレーパー医師は話した。しかしながら、彼は以前に別の患者とも深い仲になっていて、結婚しなかったら「大騒ぎする」とその女性に脅されていたのであった。話が進むにつれて明らかになったのは、ドレーパー医師は、騒ぎを起こした女性を含めて、多くの患者とデートし、性的関係を持っていたことであった。自分は結婚相手とするにふさわしい独身男性なのだから、適当なパートナーを求めてあちこち探して回っても何の問題もない、とドレーパー医師は思っていた。

　マディソン医師は友人の苦境を心配して、どうしたらよいか考えた。

ディスカッション：
　このケースには、同僚との関係および同僚に対する忠誠に関わる重要な問題を含めて、いくつかの問題が絡んでいる。マディソン医師が選択することは、そこで開業している他の歯科医師を含む多くの人々に影響を与える可能性がある。同業者間の相互関係に関連する問題は、次節と14章で考察する。ここでの議論の第一の焦点は、ドレーパー医師の交友関係が、患者にとって道徳的な意味をもつのかどうかである。

　歯科医師が患者とデートすべきではない道徳的理由とはまったく別に、そうしない実際

的理由がある。もし関係が壊れたらどうなるか。その場合でも、歯科医師と患者は通常の職業的関係を続けることができるのだろうか。デートしようと思う患者を別の歯科医師に回すことで何とかしようとする歯科医師もいるだろう。

　もしドレーパー医師がこうした患者をすべてよそに回したとしたら、このケースに含まれる倫理問題はすべて解消されるのであろうか。ドレーパー医師は、権威ある立場を乱用して、交友上の利益、つまり性的利益を得たのか、あるいは、彼の立場に特別な義務は何ら伴わないのか。彼の自称婚約者が脅迫したように、ドレーパー医師の行為が公になったとしたら、彼が診ている他の患者はどんな影響を受けるのであろうか。男性患者も女性患者も、彼の振る舞いを若者にありがちな行動の現われとみるのではなく、むしろ、無鉄砲で他人を顧みない振る舞い方だとみなすこともありうるのではないか。そういう場合、患者は、ドレーパー医師がほかの事柄でも自分たちを利用する気なのでは、と思うのではないだろうか。

同僚への忠誠

　本章では、これまで誠実性の原則を検討し、患者との関係において信頼を保ち機密を保持することに関して、誠実性原則が何を意味するのかを吟味してきた。他の歯科医師との関係でも、誠実性の問題は起こってくる。職業的なきずなの感覚というものが長きにわたって存在し、それが同業者をまとめ上げてきたのである。医療従事者がもっぱら男性であった時代には、兄弟関係のイメージが用いられた。実際、ヒポクラテスに帰されているような誓約が、同業組合入会の誓約と解されることもある。

　重要なのは、同僚への忠誠というこの契約が、倫理的には何を意味しているのかを厳密な仕方で問うことである。とくに同僚に忠誠を尽くすことで患者が犠牲になる場合に、重要な倫理問題が生じてくる。歯科医師は、能力を欠いていたり、能力が低下していたり、あるいは何か別の理由で水準以下の仕事しかできない同僚を、守ってやらなければという気持ちになることもある。しかしながら、こうした傾向に対しては、同僚が水準以下のケアしか提供していないと報告することによって、患者を守るべきだという、専門家としての義務感が対立し、そして優越する。

　前節で吟味したのは、歯科医師間のコミュニケーションの問題と、このようなコミュニケーションを患者が承認する権利の問題であった。次のケースでは、二人の歯科医師の関係という見地から、この問題にアプローチする。紹介したほうの歯科医師には、歯内療法専門医の仕事が気に入らなかったようにみえる。歯内療法専門医が問題にしているのは、紹介してきた歯科医師に不満を伝える道徳的義務があるのかどうかである。不満を伝えることに患者が反対したであろうという推測に根拠はないように思われるし、もちろん、患者に尋ねたという証拠はない。

ケース 43
歯科医師間のコミュニケーション不足

　ある一般開業医が歯内療法専門医のロジャー・グリーン医師のところに紹介してきた患者には、大臼歯の歯内治療が必要であった。グリーン医師はこともなくその歯を治療して、患者を一般医のもとに送り返した。

　6カ月後。一般医がその歯の治療に失敗し、抜歯を勧めているという話をグリーン医師は耳にした。患者は同意し、抜歯してもらった。

　その出来事はグリーン医師を悩ませた。歯内治療がうまくいかないというのは時々あることなのだが、そういう場合でもふつうは治療のやり直しがきく。一般医はなぜ再治療について彼に連絡しなかったのか、どうして抜歯を勧めたのかと不思議に思った。グリーン医師は、事の次第を確認するために電話しようと考えた。

ディスカッション：

　グリーン医師が受けた印象では、一般医は彼の仕事に不満を抱いているようだった。さらに、一般医は、グリーン医師にそれ以上相談しないで、抜歯を勧める方向で話を進めてしまったのである。グリーン医師がこうした出来事に心を痛めた理由は想像がつくであろう。一般医がそれ以上の相談ぬきで抜歯を進めてしまったことと、患者がそうすると決めたことの両方によって、グリーン医師の能力は疑問にふされている。専門職としての同僚関係を考慮した場合、一般医はグリーン医師に対してどんな義務を負うのか、グリーン医師はどうすべきなのか。

　ケース分析において重要なのは、もう一方の当事者である患者のことを忘れないようにすることである。機密保持の道徳に関する議論を前提するとして、この場合、グリーン医師にはこれ以上何もしてもらいたくはないと患者が求めたとしたら――たとえばグリーン医師のやり方は不適当だとか、グリーン医師は無能だとか患者が思ったとしたら――一般医はどうしたらよいのか。

　一般医が、グリーン医師に失敗を伝えることを検討していなかったとして、彼にはそうする義務があるのか。グリーン医師が率先して電話をかけて、患者のことや彼が耳にした話について尋ねてみたとしたら、何か道徳的に間違っているところがあるだろうか。そもそもグリーン医師がこの問題について情報をつかんだのは、守秘義務違反があったからなのか。

　この場合には、歯内療法専門医に十分な能力が欠けていた可能性、あるいは、少なくとも一般医はそう信じた可能性があった。我々は、ある程度、歯内療法専門医の見地からケースを調べてみて、そして失敗を知らせてもらう権利が彼にあるのかどうか問うた。しかし、問題が起こってくるのは、同僚の行う歯科医療は不十分だと確信している歯科医師の観点からであることのほうが多い。14章では、歯科医師が能力を欠いていたり、不正直だったり、あるいは、精神病や薬物依存のために能力が低下していると思われるケースを論じることになる。これらのケースの多くは、本章で提示されたもののように、主に誠実性の原則に焦点を合わせている。

結論

　6、7、8章で注目した3つの倫理原則(自律性、真実告知、誠実性)が、行為や習慣の道徳的正否を決定するために役立つと考える人は多い。その擁護者は、これらの原則には結果とは別の道徳的重要性があるとみている。「他の事柄が同じであれば」、行為や習慣を正しいものにする要因を、この3つの原則は示している。それゆえ自律性、真実告知、誠実性というのは、その擁護者によれば、行為を一見自明的に正しいものにする特徴である。対照的に、純粋な結果主義者は、行為や習慣が正しいかどうかを決定するうえで重要なのは、その結果(善行と無危害の原則)だけだと考えるであろう。

　考慮の対象となる倫理原則はもう1つある。正義の原則である。第9章では、その原則が歯科医療でどのように問題になるのかを検討する。

参考文献

1. For an example of a Protestant theologian who worked extensively in health care ethics giving central position to the principle of fidelity see Ramsey P. *The Patient as Person.* New Haven, Conn: Yale University Press; 1970.
2. Kant I, Paton HJ, trans. *Groundwork of the Metaphysic of Morals.* New York, NY: Harper and Row; 1964.
3. Ross WD. *The Right and the Good.* Oxford, England: Oxford Press; 1939.
4. American Dental Association Council of Ethics, By-laws and Judicial Affairs. Principles of Ethics and Code of Professional Conduct, with advisory opinions revised to May 1992. Chicago, Ill: American Dental Association; 1991.
5. May WF. Code, covenant, contract, or philanthropy? *Hastings Center Report* 1975;5:29–38.
6. Veatch RM. The case for contract in medical ethics. In: Shelp EE, ed. *The Clinical Encounter: The Moral Fabric of the Patient-Physician Relationship.* Dordrecht, Holland: D. Reidel Publ Co; 1983:105–112.
7. Master RD. Is contract an adequate basis for medical ethics? *Hastings Center Report* 1975;5:24–28.
8. Judicial Council, American Medical Association. Current Opinions of the Council on Ethical and Judicial Affairs of the American Medical Association: Including the Principles of Medical Ethics and Rules of the Council on Ethical and Judicial Affairs. Chicago, Ill: American Medical Association; 1989:21.

第9章

歯科医療における正義

　先に述べた3つの章のケースで提起された問題で歯科医師が直面したのは、次のような対立である。すなわち、最善と思われることを行うこと(善行原則)と、自律尊重や真実告知、責務や約束に対する誠実さという原則に従うこととの対立である。この対立は一般に、個々の歯科医師とその患者の間で生じてきた。

　類似の道徳的緊張が、より社会的ないし公共的な政策のレベルで生ずる。このような対立を解消しようと、しばしば善行原則が適用される。第5章でみたように、功利主義的倫理学は、可能な限り多くの善をもたらそうと努める。つまり、複数の人の福利が絡んでくる場合、影響を受ける人すべての福利を考慮に入れて、全体としての善を最大化することを意味する。

　しかしながら、社会的なレベルにおいても、全体としての善の最大化を図ることが道徳的に正しい資源配分なのか、疑われることがある。関係しているのが患者一人だけのときに、善の最大化がつねに倫理的なのか、道徳的に疑問に思われたのと同様である。全体としての善の最大化をあたりまえのこととして受け入れられない人たちは、別の道徳原則──正義原則──がさらに働く必要があると考える。

　正義は、きわめて長い歴史をもつ道徳的概念である。アリストテレスによれば、正義とは各人に与えられるべきものを与えることを意味する[1]。等しいものは等しく、等しくないものは等しくないように扱われるべきである。しかしながら、何が道徳的に問題になるのかを決定するのは、非常に難しいかもしれないと、アリストテレスは認識していた。歯科医療サービスの配分方法が決められるとき、ふつう問題になるのは、歯の修復の必要性であって、人種や性別は無関係だと思われるだろう。しかし、これらの明白な両極端の間には、もっとずっと論争の余地があるようなさまざまな相違点がある。すなわち、収入、年齢、居住地の違い、および、歯科的ニーズが患者の自発的なライフスタイルの選択によって生じたものなのかといった点がそれである。こうしたことを、ケアを得るのは誰かを決めるための道徳的根拠とするのは筋が通っているか否か、これが本章のケースの問題である。

　正義原則が提起する一般的な問題は、すべての人に十分な資源があるわけではない場合に──たとえば歯科医師の数、歯科設備、あるいは、歯科医療に費やす資金が十分ではない場合に──どうすべきなのかということである。すべての患者に等量の歯科医療サービスを提供することは1つの可能性であろうが、しかしそれは、広範なサービスを必要とす

る人たちとまったく必要としない人たちに、等しい量のサービスを供与することを意味する。当然、これが正しい答えとはいえない。純粋な功利主義者なら、全体としての善を最大化するように配分を取り決めるであろう。それにも議論の余地がある。善の量は、普通、善の強度にその利益が持続する時間の長さを掛け合わせて測られる。ということは、超高齢者の優先順位が低くなる可能性が出てくる。つまり、そうした人々の得る利益が大きなものでありえたとしても、修復物がもつ時間の長さは患者の生存期間に限られるだろうからである。同じく、一方に高価で時間のかかる歯科医療サービスがあり、他方では（別の患者に）同量の善をより少ない費用と時間で提供できるとすれば、もたらされる善の量を最大化しようとする方法というのは、安価に益することのできる患者をねらって、そこに意図的に力を集中することを意味しよう。

　正義原則の考えによれば、善の配分方法が道徳的問題になることもある。「各人の必要に応じて」というのは、正義に基づいて希少資源を分配するやり方の一例である。支払い能力、功績、あるいは他の何らかの基準に応じて各人にというのは、別の形での正義に基づく配分だと言えよう。本章のケースが提起しているのは、歯科医師が、個人としてであれ集団としてであれ、サービス、時間および給付金をどう配分すべきなのかという問題である。本章第1節のケースは社会的配分の問題を扱う。これは「マクロ配分」とよばれることもある。第2節のケースは、個々の歯科医師が直面する配分問題である「ミクロ配分」に注目する。

マクロ配分：社会的レベルにおける歯科的利益の配分

　もっとも一般的な配分問題は、社会的資源全体のうち、どれほどを歯科医療にあてるべきかという問いに関わる。職業倫理のいっそう興味をそそる問題の1つは、ある職業の構成員が、自分の分野にどれだけの社会資源を割り当てる必要があるのかを決定するにあたって果たすべき役割に関係している。彼らはまぎれもなくその分野のほんとうの専門家ではあるが、たぶん当該分野が提供できる善だけを高く評価することであろう。ちょうど弁護士が法的保護を、会計士が完璧な会計簿を、牧師が精神生活を高く評価するように、歯科医師は、おそらくカリエスのない歯や十分に機能する歯を格別高く評価するだろう。資源の乏しい世界では、誰も人生における良きものすべてを所有することはできないのであって、各分野で手にできるものが理想的水準に及ばないのも理にかなっているように思われる。もし各領域の専門家が自分の分野だけを高く評価するなら、その分野にどれほどの社会資源を投入する必要があるのかという問題に関して、いくぶん偏った決定をすることが予想できる。したがって、集団としての歯科医師は歯科医療に、内科医は内科医療に、もっと多くの資源が割り当てられるべきだと考えたとしても不思議ではないであろう。

　その次に、歯科医療が利用することのできる資源を、多数の歯科的ニーズにどう配分するのか、社会的レベルで決定しなければならない。抱えている課題が異なる歯科医師同士では、意見が合いそうにない。小児歯科医は子供の歯を守ることに賛成する議論を展開するだろうし、同様に、高齢者歯科医は老人のニーズを支持する主張をするだろう。公衆衛生歯科医は予防を支持するかもしれないが、保存修復歯科医は、すでに治療の必要な患者の苦しみを軽減することに重点をおくであろう。本節最初のケースは、公衆衛生歯科医療が、限られた予算をデンタル・シーラントにどう割りあてるかに注目したものである。

ケース 44
限られた予算に基づくデンタル・シーラント

　国立衛生研究所(NIH)は、1983年にデンタル・シーラントについての合意形成委員会を創設した。公共福祉に関わる重要科学論争を検討するために専門委員会を組織するというプロジェクトが進行中で、これはその一環であった。この委員会の構成メンバーは、国の指導的立場にある大学歯科医および臨床歯科医若干名と、歯科理工学者、児童保健擁護を掲げる弁護士、生命倫理学者各1名である。彼らはデンタル・シーラントの安全性と有効性を評価し、その使用について勧告を行うことになっていた[2]。
　シーラントは一般に安全かつ効果的で、永久歯の萌出直後の子供に用いるのが最善であるとの結論を委員会が出すのには何も問題はなかった。しかしながら、委員会の審議過程の意外なところで論争が生じた。
　地域の子供たちに対するシーラントの保証を最優先するよう、口腔衛生官に勧告したのだが、そのあとで、郡のプログラムで子供たち全員にシーラントを施すだけの資金がない場合はどうしたらよいのかという問題が生じてきたのである。とくに、郡歯科保健プログラムには多くの地域をサポートしているものもあり、そのなかには水を公的にフッ化物処理している地域もあれば、そうはしていないところもあった。
　フッ化物処理した水を供給している地域で育った子供のほうが、デンタル・シーラントをいっそう効率的に使用できる専門的理由がある。フッ化物はとくに隣接面カリエスを減らすことに効果があるので、2級窩洞の修復を行う必要が少なくてすみ、したがって、シーラントも破壊されることが少なくなる。それゆえ、郡の公衆衛生口腔衛生官は、限られた予防歯科医療予算をもっとも効率よく使いたいと思えば、子供たちがフッ化物処理した水を飲んでいる地域にプログラムの対象を定めるであろう。
　委員会はここで重大な道徳的ディレンマに直面した。給水がフッ化物処理されている地域の子供に優先的にシーラントを施すという企ては、公正なのだろうか。フッ化物によって歯が保護されていないといっても、確かにそれは、フッ化物処理のない地域に住む子供の過失ではない。さらに、実際には、かかりつけの歯科医師にフッ化物を塗布してもらっている子供もいる。しかし、個人的に処置を受けた子供を確認し、その子供だけにシーラントを施すというのは、学校をベースとしたプログラムにとってきわめて非能率的であろう。
　もっとも効率的に治療可能な子供たちに公共シーラントプログラムの限られた資金が配分されるよう、デンタル・シーラント委員会は勧告すべきなのか。こうした子供たちは（隣接面カリエスに関しては）すでに他の子供よりも手厚く保護されており、また、他の子供たちがフッ化物処理された水の供給を受けていないのはその子供たちの過失ではないとしても、前者の子供たちに資金が投入されるべきなのか。それとも、郡公衆衛生口腔衛生官の管轄下にある子供たち全員にシーラントを利用する権利があり、その権利は、水に関する親の決定に依存するようなものであってはならないのか。そうだとしたら、子供たち全員の歯にシーラントを施すだけの予算はないのだから、どんな子供が優先されるべきなのか。経済的必要性が一番大きい子供か、歯の状態がもっとも悪い子供か、あるいは、アトランダムに選択されるようにすべきなのか。

ディスカッション：
　委員会が直面した問題は興味深い。齲蝕防止の費用効果を最大にしたいと考える――

限られた財源をできる限り効率的に用いたいと思う —— なら、フッ化物処理された水が供給されていない地域の患者を、意図的に差別することになる。類似の問題を引き起こす保健配分決定は他にもたくさんある。たとえば、下層階級の患者よりもむしろ中流階級の患者を治療するほうが効率的であることが多い。1つの性、人種、民族グループ、あるいは世代を対象とするほうが効率的かもしれない。状況を構成する特定の事実により、地域全体の保健統計値を押し上げる点では差別化したほうが効率的である場合、そのようにして治療が効果的になされるグループに的を絞る計画をたてるのは倫理的なのか。

サービスを必要としている患者に乏しい歯科医療資源を配分する問題は、低収入の患者のために立案された地域歯科医療プログラムにおいて生じてくることが多い。次のケースの場合、困窮状態にある患者がますます多くなってきている状況にあり、その人々にサービスを提供するには内容を縮小する以外に方法はない。さもなければ、新患の受け入れを拒否することになる。

ケース 45
サービスを縮小すべきか

　西部のある大都市の市歯科保健部長は、低収入の人々に歯科医療サービスを提供するいくつかのプログラムの責任者である。彼のプログラムでは、完全な包括的ケアは与えられないが、必要としている人には誰にでも救急サービスを提供し、多くの場合には、基本的な保存修復ケアを施すことができる。加えて、相当大きなニーズを有する若干の患者に対しては、基本的必要量を越えた治療も可能である。

　民営部門のケアに対する支払いができない患者が多くなったために、歯科医療サービスの需要は増加しつづけている。需要の増加にどう対処すべきか、部長は考えた。以前からの方針を守るために、一部の人々の受け入れを拒否すべきなのか。あるいは、もっと多くの人々を助けるために、提供するサービスの範囲を縮小すべきなのか。

ディスカッション：
　ケース44同様、歯科保健部長が提供したいと考えるケアを供給するだけの資金がない。もっと多くの資金を割りあてるよう政治家を説得することができないのであれば、何かを犠牲にしなければならない。このケースでは、プログラムの対象となる資格を有する人々は、おそらくみな財政的に貧しいであろう。（そうでなければ、もっと審査を改善したほうがよい。）予想される方策の1つは時間である —— 先着順に応対するというテスト済みの配分原則である。十分に早くプログラムに受け入れられた人たちは、現在カバーされている範囲のサービス全部をずっと提供してもらいたいと思うであろう。この原則は、ニーズを有する人々の間で希少資源を等しく分配するわけにはいかないときに使われることが多い。たとえば、移植用希少臓器を配分するために用いられてきた。心臓移植の適格候補者一人ひとりに心臓を半分与えたところで何にもならないのは明らかである。

　しかしながら、いま問題にしているケースでは、早く来ようが遅く来ようが、すべての患者のニーズを部分的には満たせるように希少資源を分配することは、不可能ではない。

もっとも妥当な要求を掲げる人たちにケアが提供されるように、市歯科保健部長は何らかの方法でサービスを制限することもできる。

　もしそういう方法を選択するなら、どんな根拠でケアが制限されるのか、あるいは、どんなものが妥当な要求として扱われるのかを、誰かが決定しなければならない。ストレートに効率を理由として選択することもできる。つまり、基本的な保存修復的処置なのか、もっと複雑な処置であるのかにかかわらず、大きな利益をもたらすサービスすべてを供給するという選択である。その方法なら、もっとも効率的な仕方で最大の善が為されるようになるであろうが、一部の患者、たとえば老年患者の場合、効率的でないとわかれば、基本的な保存修復処置ですら受けられないかもしれない。

　もう1つの方法は、システムに参加した時期にかかわらず、また、サービスが特定の症例でどれくらい効率的かにかかわらず、すべての人に提供されるサービスのリストを練りあげることであろう。たとえば、基本的な保存修復処置や抜歯はカバーするが、歯内治療や歯周治療、ブリッジは含まないプログラムも考えられる。ニーズがかなり大きくて、ことによると激しい痛みに襲われているかもしれない人たちの場合、これらの比較的複雑な処置を施すことによってその痛みを効果的に取り除く可能性があっても、サービスを受けられないことになろう。何らかの限界を設定せざるをえないとすれば、その根拠とすべきは「先着順に応対」か、全体としての善の最大化か、ハイテクよりも基本的技術を優先することか、あるいは、(たとえ効率的な治療ではないとしても)もっとも急性の、激しい痛みを優先することなのであろうか。

　誰が希少資源を得るべきか決める際に、しばしば考慮される要因の1つは年齢である。医学文献では、老人の優先順位を低くすべきか否か、多くの議論がなされている[3,4]。同様に、子供たちと成人の間での配分をめぐる論争もある。もしこれらのグループの一方が他方よりも優先されるなら、それは効率のためなのか、あるいは、公正さのためなのか、それを決定する必要がある。以下のケースが提起しているのは、その問題である。

ケース 46
子供と大人の対立

　東部のある州には460万ドルの歯科のメディケイド予算がある。そのうち310万ドルが子供たちに、150万ドルが大人に配分されている。

　現在、子供たちについては、包括的ケアを受けられるようにせよという指令が出ているのに対して、大人のための資金供給は、ほとんど救急用に限られている。メディケイドプログラムの主要な問題は、包括的ケアを提供せよとの指令にもかかわらず、子供たちがケアを手にすることが非常に難しい点である。これは、州が支払うメディケイド報酬がとても低いので、医療提供者を見つけるのが難しいからである。実際、メディケイドの診療報酬は国の最低水準にある。

　メディケイドプログラムの歯科部長は、子供たちのためにもっと多くの医療提供者を獲得する方法を考えていた。大人用プログラムを削除し、そのお金を児童用プログラムに移すことによって、診療報酬を引きあげることができる。こうすれば医療提供者はもっと容

易に見つかるだろう。実行すると自分が決めれば、おそらくその提案に賛同してもらえるだろうと思った。この措置をとることに関する賛否両論を彼は熟慮した。

ディスカッション：
　とくに歯科医療に献身している人たちにしてみれば、この問題の理想的な解決法は、歯科メディケイドにもっと多くの予算を割りあてることだろう。しかしながら、現実世界では、それは不可能であろう。他の人たちには他の優先事項がある。そうした優先の仕方が倫理的に擁護できるか否かにかかわらず、財源が歯科医療の観点からは理想にほど遠いレベルにとどまる可能性は高い。

　追加資金の用意はないと想定した場合、この問題の公正な解決はどのようなものになるであろうか。子供たちに配分される割合を増やすための論拠には、効率に基づくものや、為しうる善の量を最大化することに基づくものもある。十分に早く治療が施されれば、ひょっとすると後年のもっと大きな害悪を妨げるかもしれない。早期治療によって、幼年期歯科医療の費用効果を大きなものにする有益なモデルが確立されるかもしれない。この推論に従って、大人に使われている150万ドルを子供たちにつぎ込むことでより多くの善を為しうるのであれば、その場合には振り替えるべきである。しかしながら、子供たちのために使ったとしても、それほど効率的でないこともあるかもしれない。とくに乳歯に対する処置では、利益が得られる期間はずっと短いであろう。たとえば乳歯のシーラントは、永久歯の場合ほど効率的ではない。もし善を最大化するための直接的努力を選ぶのなら、実際には損をする子供たちもあるだろう。

　この問題に決着をつけるための基礎となるものがもう1つある。それは、（可能な限り最大の善が為されるかどうかにかかわらず）何が公正なのかを問うことである。この問題に対してはいくつかの答えが可能である。公正さが要求するのは、子供にしろ成人にしろ、もっとも恵まれない患者を治療すること、そして、その目標の達成に必要とされるものに基づいて配分を再調整することだと主張されるだろうか。そういう議論をする場合には、もっとも恵まれない患者の治療が、資源のもっとも効率的な使用にはならない場合もあることを銘記してほしい。これは効率と公平が直接対立する例であろう。

　特定の時点においてよりも、むしろ、ある人がその生涯にわたっていかに恵まれているかに注目することによって、公正もしくは公平な配分を計算し始めた人たちもいる。この観点からすれば、生涯を通して歯を良い状態に保ってきた年長者で、いまは骨欠損との関連で少々歯の動揺を感じている人は、当面患っているカリエスはそれほどひどくなくても、その問題を抱えて長い人生を生きていかなければならない子供より恵まれた状態にあると考えられるであろう。その東部の州の歯科部長が予算を公正に使うと明言したとして、成人と子供たちの間の分配はどうなるであろうか。予算をもっとも効率よく使いたいと彼が考えたとしたら、何か違いが生じるのであろうか。

ミクロ配分：歯科医院における歯科医療資源の配分

　本章のケースは、これまでのところ、社会的レベルでの希少歯科医療資源の配分に関わるものであった。州の歯科医療基金や郡の予算を配分する方法が、我々の関心の的であった。しかしながら、これらの問題が解決されたあとでも、個々の歯科医師が自分の医院内で資源を配分する問題は、依然として残されている。以下の一連のケースは、個々の歯科

医師、または小グループの歯科医師が、配分決定を正しく、つまり、公正に行うにはどうすべきかを問いかけている。

　次のケースが委員会に提出されたのは、おびただしい量の歯科治療を必要とするエイズ患者のために、全身疾患の患者のケアにあてられた小さな基金を用いるべきか、確認するためである。

ケース 47
診断に応じた給付：エイズ患者の治療

　南部のある歯学部には、治療費を支払えない全身疾患の学生患者に金銭的援助を提供する基金がある。基金を可能にしているのは、学生、教員、および地域の寄付である。現在の基金は小さいが次第に伸びてきており、年度あたりの助成金は合計でおよそ5,000ドルになる。平均裁定額はおよそ500ドルで、学生と教員からなる委員会が決定する。

　エイズに罹患していると最近診断され、歯科のニーズが合計およそ750ドルに達する人物に絡んだケースが、委員会に提出された。治療の中身は、何本かの抜歯に続く上顎総義歯および下顎部分床義歯の作製と、中程度の歯周治療である。残った歯を使えるようにしておきたいという患者の希望はたいへん強かった。とりわけ病気が進行したときに、見苦しくない容姿を保つことができるか否かについても、彼は非常に心配していた。

　給付を認めるべきかどうか、委員会の意見は割れた。全身疾患と金銭的ニーズという基準を患者は満たしており、歯科的に必要なものは明らかに患者のためになると賛成派は論じた。反対派の考えは、この患者は本質的に末期状態にあるのだから、このような予後診断の下されていない人にお金を使ったほうが、より多くの善を為すことができる。こうしたやり方のほうが基金の使い方としてはきちんとしている、というのである。

ディスカッション：
　この患者に全身疾患と相当量の歯科的ニーズがあるのは明らかである。この患者の苦しみは、たぶん、類似の歯科的問題を抱えた他のいかなる患者にも劣らないだろう。彼がプログラムから除外されるとしたら、それはどんな根拠に基づいてのことなのか。
　たとえ現在のニーズは類似の歯科的ニーズを有する他の誰にも負けないほど大きいとしても、義歯から利益を得る時間はずっと短いと予想される点は、除外の理由になるであろう。さらに、余命が短いことは歯周疾患の重大性に影響を与えるかもしれない。この患者が将来的に得る利益は、同じ歯科的問題を抱えた他の患者よりも少ないであろうといったとしたら、それは理にかなっているだろうか。そうだとすれば、そのことは基金に対する優先度を下げる理由になるのか。
　彼を除外する理由として他に考えられるのは、疾患それ自体の性質に基づくものであろう。疾患の性質およびこの患者が罹患した経緯は、ここで道徳的に重要なことなのか。同じ病気の人が二人いて、一人は、あるライフスタイルを自発的に選択したことによって、疾患を引き起こしたとする。その場合、この患者は病気になるのを避けようと思えば避けられたという事実は、道徳的に重要だと思われるだろうか。このケースの学生患者は、ライフスタイルの自発的選択によって病気になったとみなせるのだろうか。そうみなせるとしたら、どんな道徳的相違が —— あるとすれば —— 生じてくるのか。
　希少医療資源の配分に際して、自発的に自分の健康状態を危険にさらす人々が考慮に値

するかどうかについては、意見が分かれている。スキーによる外傷のように、純粋に自発的だと思われる医学的状態もある。そうでない場合には、疾患を起こす行動の自発性はずっと不明確である。このような場合、エイズのような特定の疾患にかかった患者を除外するかどうか決定する権利が、基金 —— このケースでは慈善寄付 —— を与える人たちにはあるのか。また権利があったとして、その方針を公表する義務はあるのだろうか。彼らは、まず最初に、問題になる患者の行動がほんとうに自発的であることを立証しなければならないのか。この患者が除外されるとしたら、そのためのどんな根拠があるのだろうか。資源を非能率的に使用することになるからか、あるいは、患者自ら危険を冒したのだから、患者がその結果を引き受けなくてはならないという主張なのか。

　本章の前のケースでは、きわめて効率的な治療と、相対的にわずかな利益しかもたらさない治療とが、対照させられた。歯科医療保険が利用できるようになったので、この問題はいっそう厳しいものになる。現在は歯科医師も患者も、治療の利益に対する真のコストを直接比較しなくても済んでいる。治療が実質的な利益をもたらすと信じられるなら、(保険会社が請求額を支払うとすれば)それを提供することは患者の利益にかなう。歯科医師にも治療を施す強い動機がある。それは、単に保険会社が補償してくれるからという理由だけではなく、患者を益するという古典的な専門職倫理上の義務を果たすことにもなるからである。保険業者や保険業者のコンサルティングを行う歯科医師は、かろうじて有益と言えるケアへの資金提供に関して、ますます難しい決定を下さなくてはならなくなっている。そのことを次のケースは明らかにしている。

ケース 48
保険給付申請を承認すべきか

　スティーブン・ダイエッツ医師は、歯科保険会社のコンサルタントであった。彼は、フルマウス・リコンストラクションの提案を含む給付申請を、再検討するよう頼まれた。患者であるエイダ・ハモンド夫人は自動車事故であごを骨折し、その後ひどい顎関節症状に苦しんでいた。事故以前にも、たいしたものではなかったが、顎関節症の自覚はあった。
　ハモンド夫人の歯科医師は前歯接触型咬合挙上スプリントを提案したが、この装置を選ぶのは賢明でないとダイエッツ医師は思った。というのも、多くの報告が示唆するところによれば、それはあまり効率的でなく、前歯部開咬を起こす可能性もあったからである。しかしながら、その装置を支持する者もあり、確かに専門家の間でも使われていた。
　ダイエッツ医師はどうしたらよいかと考えた。たぶん、装置を提案した歯科医師に話をして、提案の根拠について議論することになるだろう。しかし、そうはせずに請求の再検討を拒否したり、完全には承認しなかったり、あいまいな答を書いたり、あるいは、それを承認することもできる。どうすべきか彼には確信がなかった。

ディスカッション：
　この問題に取り組むにあたって、ダイエッツ医師が決断の拠り所とすべき根拠は何なのか。以下の選択肢を考慮してほしい。

1．この目的のために保険会社の資金を使うことによって、同じ資金を他の申請のために用いた場合に劣らぬ善がもたらされるのかどうかを問題にすることができる。本物の功利主義者なら、もっとも多くの善を為すことになる治療のために基金を使うよう、強く主張するであろう。ハモンド夫人と彼女の歯科医師に対して、次のようにもいえる。すなわち、スプリントは助けになるかもしれないが、同じ資源を他のところに使ったほうが、さらに多くの善を為すことになるのだから、請求を拒むのは私の道徳的義務であると。
2．ハモンド夫人がどれくらい顎関節疾患で苦しんでいるか、保険基金を利用しようとしている他の患者と比べて、彼女がどれほど恵まれていないかを問題にすることもできる。

　　a．たとえスプリントを用いることで大きな善がもたらされるとしても、保険基金という希少資源を求めて競合する多くの患者に比べれば、彼女はそれなしでもまだずっと恵まれた状態にあるということになる可能性もある。

　　b．他方、スプリントがうまくいく見込みは非常に少ないために、統計学的に見ればたいした利益は得られないかもしれない。それでも彼女はたいへん苦しんでおり、そのサービスを受けるに十分なほど不遇であるということになる可能性もある。

功利主義者なら、患者がどれほど恵まれていても、もたらされる善を最大化するような治療法を選ぶだろう。正義という独立した基準(たとえば、ニーズに基づいた基準)に従って仕事をしている歯科医師は、それが患者を益する方法として一番効率的であるかどうかにかかわらず、もっとも恵まれない患者の救いとなる治療法を選ぶであろう。ダイエッツ医師はいずれのアプローチを採用するべきであろうか。

―――――――

　本章最後の2つのケースで提起されるのは別のタイプの問題で、開業歯科医師が直面するものである。ことによると有益かもしれないケアすべてを誰もが手に入れられるわけではないことを、現在ではたいていの人が認識している。ヘルスケアに対するどのような包括的権利も、何らかのかたちで限定しなければならない。それは、余分な贅沢品や、わずかな利益しか見込まれないものを、何らかの方法で制限するためである。望ましい処置かもしれないが、人に認められた権利である「最低限まずまずのケア」もしくは「適切なレベルのケア」とよばれるものに、含まれない処置は多い[5]。余裕のある人や付加的保険に加入できる人には、第二段階(およびもっと上の段階)のケアを利用できるようにする可能性もある。ここにある2つの症例が提起しているのは、支払能力にかかわらず、すべての人に同じレベルのケアを提供することが、正義によって要求されるのか、あるいは、複数段階のケアを同時に提供すべきなのか、という問題である。

ケース 49
メディケイド患者用の特別な治療

　南東部のある都市で子供のメディケイド患者を受け入れている歯科医師は、たった25%しかいない。収益性が低いためである。ドロシー・プライス医師は、低収入の家庭の子供たちを診る責任を感じてはいるものの、自分の財政的損失も最小限にとどめたいと思っている。

　彼女は医院経費の抑制に努め、メディケイド患者全員をだいたい2時間1単位で予定に組み入れている。このようにして、局所麻酔用カートリッジ2つと笑気、それから（必要に応じて）レストレーナーを用いることで、通常必要な治療はすべて行うことができる。

　これは問題の財政的局面に対する合理的アプローチだとプライス医師は思っているが、他の面で悩みがあった。非メディケイド患者に関しては、積極的アプローチを必要とするほど病状がひどくないかぎり、間隔を置いて何回かに分けて治療を行い、笑気とレストレーナーは必要な場合にのみ使用する。メディケイド患者について彼女が心配しているのは、とくにレストレーナーを使用する必要がある場合に、一度に多量の治療を行うことによって、有害な影響を与える可能性があることである。

　プライス医師がメディケイド患者に関して扱いを変えていることは、正当なのか。

ケース 50
保険のタイプに合わせてケアの質を加減すべし

　デビー・トレーバーは、政府機関で働く歯科衛生士であった。フィラデルフィア郊外の富裕地区にある医院での1日勤務を割りあてられ、雇い主は、その日の彼女の職務について簡潔に概要を説明した。患者一人あたり平均45分を費やすよう求められた。3つのタイプの患者を診ることになっており、アプローチする際の方針は以下の通りである。

　タイプ1は、州の医療扶助プログラムの患者で、ケース毎に8ドルが歯周治療に対して支払われる。このタイプの患者は、15分以内に手際よく片づけなければならない。エアスケーラーを使うことになっており、ハンドスケーラーをトレー上に置くことすらあってはならない。

　タイプ2は、健康医療団体（HMO）保険に入っている患者である。このタイプの患者には良い治療を施すべきであるが、しかしそれはかなり速く仕上げなければならない。ルートプレーニングのような「余分なもの」を提供してはならないし、セールストークにも気を使うべきではない。

　タイプ3は、第三者支払い保険を手にした患者である。このタイプの患者は、彼女が施しうる最善の、もっとも行き届いた治療を受けることになっていた。歯科医療セールスのうえでも、タイプ3の患者には、最大の努力を傾けなければいけない。タイプ3の患者に関しては、必要なだけの時間をとるべきである。

トレーバーは雇い主の指示を非常に不快に感じ、承服しがたいと思った。そのうえ、最初の二人のHMO患者を診た後で、「時間をかけすぎだ」とその歯科医師にいわれた。彼女はどうすべきか考えた。

ディスカッション：
　トレーバーは、自分が三段階の歯科ケアシステムの只中にいるのを知った。最初に第一段階および第二段階の倫理を考察してほしい。タイプ2の患者は「良い治療」を受けているといわれるが、「余分なものなし」である。まずまずの、許容可能なレベルとよべるようなものだと思われる。確かに、トレーバーが施すことのできるもっとも行き届いた治療を、誰もが受けて当然だというわけではない。このケースが提起する最初の問題は、ケース毎の払い戻しが8ドルに設定されている州医療扶助患者に対して、このタイプ2のレベルを下回るケアを提供することは、倫理的に許容できるのかどうかである。
　タイプ2のHMO患者からの払い戻しは、この8ドルをかなり上回ると想定しよう。ケアに対して多く支払う人たちには、多くの時間を費やして、より良いケアを行うというのは公正なのか。払い戻しの額がまったく異なるにもかかわらず、タイプ1と2両方の患者に、同じレベルのケアを提供するというのは公正なのか。
　ケース49でプライス医師が直面した問題は、これと非常によく似ている。メディケイド患者が受けるケアに関する彼女の気遣いは理にかなっているように思われ、十分すぎる負担を担っているようにもみえた。それでも、彼女が作りあげたのは二段階からなるケアシステムで、そのうちの第一段階の患者については、2時間のブロックで予約をとり（多分待ち時間はふつうよりも長くなるだろう）、そして一度に大量の治療を行うことになる（ことによるとレストレーナーが必要になるかもしれない）。この処置を、トレーバーがタイプ1の患者に提供するものと比較するとどうだろうか。社会はすでに、二段階ケアが許容できることを公然と認めるところまで至っているのか。それとも、すべての人は同じレベルのケアを受ける権利を持っているのだと、我々は強く主張すべきなのか。
　段階が1つしかないケアに関わるケースでは、さらなる問題が提起される。タイプ1のレベルのケアは、タイプ2のそれに高められるべきなのか、あるいは、その逆なのか。払戻しの少ない患者のために生じる損失を引き受けるよう、歯科医師に期待すべきなのか、それとも、歯科医師は払戻し額の引き上げを強く主張すべきなのか。
　タイプ3の患者についてトレーバー医師が直面する問題は、もう1つある。「余分なものなし」の「良い治療」が公正で適切であるとしても、さらに上のレベルの特別なケアを受ける権利を有する患者もいるのか。もしいるなら、これらの患者は、事実上、この特別なレベルのケアを買っているのだということを、十分知らされているのだろうか。タイプ3の患者に提供されたケアは、人をだますような過剰治療に等しいのか。たとえ支払い能力がなかったとしても、他の患者もこの最高水準のケアを受けられるようにすべきなのか。

結論

　ケアに関して、公正（公平）な分配というものがあるのか。もたらされる善の最大化のみを目標にすべきなのか。どのような水準であれ、望むもの、賄う余裕があるものを選択す

る権利が、自律原則によって与えられるのかどうか。こうした問題に決着をつけることを本章のケースは強く求めている。

　第2部の各章でみてきたのは、自律性、真実性、誠実性、そして正義という道徳原則すべてが、善を最大化する道徳に潜在的な限界を課すということである。第3部では、これらの規範倫理上の原則が、歯科医療の特定の問題領域にどう応用されるのかをみることにしよう。

参考文献

1. Aristotle; Ostwarld M, trans. *Nicomachean Ethics*. Book V. Indianapolis, Ind: The Bobbs-Merrill Co Inc; 1962.
2. National Institutes of Health. Consensus development conference statement: dental sealants in the prevention of tooth decay. *J Dent Educ* 1984 (suppl);48:126–131.
3. Daniels N. *Am I My Parents' Keeper?: An Essay on Justice Between the Young and the Old*. New York, NY: Oxford Press; 1988.
4. Callahan D. *Setting Limits: Medical Goals in an Aging Society*. New York, NY: Simon and Schuster; 1987.
5. President's Commission for the Study of Ethical Problems in Medicine and Biomedical and Behavioral Research. *Securing Access to Health Care*. Washington, DC: US Government Printing Office; 1983;1.

第3部
特殊な問題に関するケーススタディ

　第2部では、歯科医療における道徳的決定に関わりのある基本的倫理原則が提示された。第2部のケースをめぐる倫理論争はさまざまな問題を提起していたわけだが、そこで主導的だったのは、善行、無危害、自律、真実性、誠実性、そして正義であった。

　歯科医療で実際に起こる問題においては、複数の論点が複雑に絡みあっていることが多く、これらの原則がいくつも含まれているかもしれない。1つの原則よりも、むしろ、1つの環境、診断、あるいは問題領域に焦点をあわせたケース群をひとまとめにしたほうが役に立つこともある。第3部を構成する章は、こうした問題領域をいくつか取りあげて、それがどのようなものであるのか明らかにする。すなわち、歯学部における諸問題、第三者における資金提供、研究、エイズ患者、そして能力を欠いた専門家もしくは能力の低下した専門家といったものがそれである。個別的原則に的を絞った以前の章にも、こうした問題領域を一部扱っている補足的ケースが見いだされるであろう。これは索引で確認できる。

第10章

歯学部における倫理問題

　歯学部という背景からは、他のあらゆるアカデミックな環境の場合と同様に、たくさんの倫理問題が生じてくる。ここには試験での不正行為、本や学校の財産の窃盗、直接的な身体的暴力といったものが含まれる。加えて歯学部では、医学部と同じく、患者のケアに特有の倫理的状況に対処しなければならない。しかしながら、歯学部における倫理問題の一部、とりわけ、臨床業務に必要な条件の充足に関連した問題は、歯学履修課程に特有である。こうした問題では、倫理的に正しい行動がきわめて明瞭であるために、真の道徳的ディレンマは存在しないことが多い。試験での不正行為がその一例である。こうした倫理違反をどうしたら避けられるかわからないかもしれないが、少なくとも、それが違反であることは明らかである。

　本章のケースでは、倫理的選択肢は少々不明瞭である。最初の節は、講義や実習を舞台に生じてくる問題に的を絞っている。臨床に携わる以前の、その点ではどの学問を背景としても起こりうるような種類の問題である。第2節で示されるケースでは、歯学生の臨床実習で道徳的葛藤が生じてくる。学生教育と患者の臨床的福利の利害衝突は、しばしば問題になる。

　最後に、学生に対してフェアであることや、教員間の対立、資金集めなどの事柄に関して、歯学部当局で生じる問題がある。これらの問題は、本章第3節で提示される。

大学生活における道徳性

　歯学生にとって、大学生活の圧力はきびしい。ときには、教育を受けにくくするための履修要件かと思われることもあるほどだ。さらに、学生の文化的もしくは下位文化的出自は、ますます多様になってきている。ある文化では明らかに間違っているように思われる振る舞いが、別の文化では容認されることもあるかもしれない。本節最初の2つのケースでは、こうした問題が学生の技工製作物との関連で提起される。

ケース 51
友人の技工製作物を借用する

　トム・ノヴァクは、南東部にある歯学部の1年生であった。親友のサラ・シムズはパートタイムの職を求めて数人の学生と競い合っており、その仕事には矯正科の技工が必要だった。矯正科では、志願者全員に対して、他の科目で仕上げた技工製作物のサンプルを提出するよう求めていた。大部分の技工課題をサラは保存していたのだが、歯科解剖学用にワックスで作製した歯型彫刻は処分してしまっていた。

　何とかしようと思って、サラは「提出用にあなたのを借してくれない？」とトムに尋ねた。トムはその頼みを不愉快に感じた。サラが不器用な学生だったからではない。彼女の歯型彫刻は彼のに引けを取らないものである。彼女が彼を打ち負かして仕事を手に入れるかもしれないと考えたのですらなかった。その仕事には関心がなかったからである。けれども彼はその依頼に憤慨し、そんなことは頼むべきではないのにと思った。

ディスカッション：
　何かおかしいという感じをトムは抱いている。とくに何に対して彼は抵抗を感じているのか。サラの技工物がトムのに引けを取らないとしたならば、この行為は、試験準備不足で答えがわからないときの不正行為とどう違うのか。トムの技工物がサラのに匹敵するものであれば、それで十分なのか。十分ではないとすればなぜなのか。彼女の技工物の質に見合う提出物がなかったら、サラは不当に不利な立場に置かれることになるのであろうか。

　技工物の質は同等であったとすれば、これは正直さと、つまり真実性の原則と関係のある道徳的問題なのか。（同等の質をもった）トムの技工物を提出したら、彼女は不正直であることになるのか。サラが自分の技工物を保存しておいた場合と結果が同じであったとしたら、ここで道徳的に間違っているのは、不正直であるということなのか。

　「ここで問題なのは、別の学生の技工物を提出するという行為が、結局はよくない結果につながることだ」と論じる人もいるかもしれない。トムが不快に思う理由はそれなのか。あるいは、サラの依頼には、それ自体として何か悪い点があるのか。トムが憤慨した理由としては、他にどんな可能性があるだろうか。

―――――

　いくぶん似た問題が次のケースで提出されている。ただ、こちらの場合、他人の技工物を利用する（異文化出身の）学生がその行為を道徳的に理解する仕方が、インストラクターや他の学生と同じなのかどうか、その点を疑う理由がインストラクターにはある。

ケース 52
文化的多様性の問題なのか

　ポール・スタンスベリー医師は保存修復学を教えて25年になる。歯学教育は長い間に多

くの点で変化してきた。そのなかには、外国人学生の登録数が増加してきたことも含まれている。少なくとも彼の学校ではそうだった。このため、コミュニケーションのうえでやっかいな問題が時々起こってくるのだが、スタンスベリー医師はだんだん、もっと大きな道徳的難問があると思うようになってきた。外国の学生とアメリカの学生との間には、正・不正の観念に違いがあるのかもしれないと彼は考えている。

　1つの例は、(外国人)学生Aに関わるものである。彼は学生Bの技工課題を借用して、Bの仕事から学びたかったといった。学生Bはすでにそれを仕上げて、評価を受けていた。そのあと学生Aは、Bの課題を自分のものとして提出したのである。学生Aの行為は露見し、釈明を求められると、「私がやったことのどこが悪いのかわかりません」とAは主張した。

　このような事例は、個人的相違よりもむしろ集団としての相違から生じてきているのか、それを確証することの難しさをスタンスベリー医師は認める。いずれであれ、このようなケースが増加傾向にあることに彼は挫折感を感じ、憂鬱になったのだが、どうしたらよいのか、彼にはわからなかった。

ディスカッション：

　これをケース51と比較してほしい。道徳的にみて重要な相違点はどこか。このケースの場合、学友の技工物を提出して評価を受けようとしている学生は、事前に自分の能力を実証してはいないのに対して、ケース51で提出された技工物は、当人のものに比肩する質をもつとわかっていることに注意。その違いは道徳的に重要なのか。

　注目に値する2つ目の違いがある。スタンスベリー医師と他の多くの同級生は、他人の技工物を提出するのは非倫理的だという結論を、おそらく何の困難も感じずに出すであろう。それに対して、学生Aについては、同じ倫理的判断を下していないのではないかとスタンスベリー医師は疑いを抱いている。その学生は、自分の行為のどこが悪いのかわからない、といっているのである。このような行動が大目に見られたり、それどころか許容可能と考えられたりする異文化出身である可能性はあるのか。

　もしそうなら、スタンスベリー医師は、為すべきことを決める際に、その事実をどう考慮に入れたらよいのか。この問題に関して「ほんとうに」正しいことや間違っていることがあるのか。それとも、問題は単に文化相対的なものにすぎないのか。この種の問題に対する1つのアプローチは、自分たちがどの文化に属しているのかわからないと想像してみることである。他人の技工物を提出することほど非合理的で理性に反していることがあろうか。どんな文化の出身であれ、理性的な人なら誰もがその誤りを見て取るべきではないのか。ここには情状酌量の余地があるだろうか。スタンスベリー医師はどうすべきなのか。

―――――――

　学生の仕事に不正と思われることを発見した教員はどうすべきなのかという問題は、学生と教員の相互関係のなかから生じてくる他の道徳的ディレンマを示唆している。この次のケースで問題になるのは、以下のようなことである。すなわち、試験に際して他のクラスの学生に答えを手渡すようなまねは、学生の名誉にかけてしないようにしなければならないのか、それとも、このような不正行為ができない試験方法を考えるのは、教職員の責任なのかという問題である。

ケース 53
不正行為の問題

ボブ・ロマーノはレズリー・シグマン博士の補綴学クラスの学生で、ちょうど試験を受けているところだった。このクラスでは、一度に集まる学生は半分だけである。たとえば、ボブは午後1時から3時まで試験を受けるAグループに入っているのだが、Bグループは午後3時から5時まで同じ試験を受ける。

シグマン博士は、学生の便宜を図り、テストが終わるとそれぞれのグループに対して解答を掲示するのを常としている。学生のなかには、それをコピーして試験の出来具合を確かめる者もいた。ほかならぬこの日、ボブはAグループの学生が、やってきたBグループの1人にコピーした解答を手渡すのを見た。

ボブは目にしたことに腹を立て、またがっかりもしたのだが、その理由の1つは、そういう出来事はこれがはじめてではなかったからである。彼の考えでは、不正が為されることを教師は予想すべきで、それを最小限にとどめるために必要な予防措置を講じるのは当然のことである。学生に自らの行動を統制させようとする努力が、うまくいく見込みはないと思っていた。他の学生はさておき、彼は、試験全体が終わるまで解法を公表すべきではないと考えていた。

ディスカッション：

このケースで問題になっている主要な道徳原則は、前の2つのケース同様、真実性の原則である。しかしながら前のケースでは、その原則にほんとうに違反したのかどうか疑われるところがあった。ケース51で、提出された技工物の質が当該学生の仕事に匹敵するものであったとしても、不正直だということになるのだろうか。ケース52で問題なのは、教員が当の行為を受け入れ難いと思うかどうかよりも、むしろ、異文化で育った学生なら別の結論を出す可能性もあると考えられるかどうかである。しかしながら、このケースでは、解答を次のクラスに渡すのは誤りだと、おそらく関係者全員が同意するであろう。ここでの問題は、こうしたことが起きないよう保証する全責任は教員にあると考えるべきなのか、あるいは、学生もその責任を分担することを期待すべきなのかどうかである。

学校によっては、このような不正行為を禁じる名誉規律をもつところもある。学生は、そうした不正行為を避け、不正行為に関与する学生について報告することを誓うのである。規律違反の訴えは学生が行い、有罪とされた学生は除籍されることになる。

学生というのはもっと誤りを犯しがちなものだと考えて、教員に責任を負わせている学校もある。別の試験問題を配布したり、設問の順番を変えて解答が変わるようにしたり、あるいは、少なくとも二番目のクラスが確実に試験室に入るまで解答を配ることを差し控えるようにする責任である。歯学部で適切なのはどちらのアプローチのほうなのか。学生たちの道徳的特性を、それぞれのアプローチはどう考えているのか。似たような問題が再試験に関しても起こる。再試験の場合、試験を受ける学生が同級生に連絡をとって、難しい問題の答えを追求する時間はもっとずっと多くなる。教員が再試験用に別の試験問題を用意するよう要求すべきなのか。

このようなケースでは、ペーパーテストや実習試験で不正行為をはたらくことが、患者を治療する段階ではどういう帰結をもたらすのかという点についても、危ぶまれるかもしれない。学生時代に試験で不正行為をするのは許容範囲内の行動だと考える学生は、のちのち患者をだます可能性も高いのではないか。このような学生は、学生時代という人生の

一部分を隔離された区画に押し込んで、日常的歯科診療で起こる正直さや公正さの問題とは関係がないことにしてしまえるのだろうか。

前のケースでは、不正行為をしないという点で学生を信頼すべきかどうかに関して、教員と学生の意見はまったく一致しないように思われる。教員が直面する葛藤には、次のケースのように、別の種類のものもある。そこでは、学生との長期的親交のために、詐欺的行為を防止できないおそれがある。

ケース 54
友情と規則の対立

　キャロリン・ポープ博士は可撤性歯科補綴学の講師であった。歯学部３年生のメアリー・ヘックマンが患者カルテに別の教員の署名を偽造しているのを、彼女はちょうど目撃してしまった。ポープ博士は、学生ラウンジの横を通ったときに、メアリーが彼女に背を向けて座っているのを見かけた。彼女とメアリーは何年来のつきあいである。最初は家族を介した友人関係だったのだが、教師と学生として友情を深めていた。ポープ博士はメアリーにあいさつしようとして近づいたところ、偽造が目に入り、足を止めた。学生ラウンジはいつも騒がしかったので、ポープ博士が来たことにメアリーは気づかなかった。

　ポープ博士はひどく狼狽してしまい、どうしたらよいかわからなかった。学校のガイドラインによれば、彼女には、メアリーを司法委員会に引き渡す義務がある。しかしながら、メアリーとの間に感じていた個人的なきずなは非常に強いものだったので、そうできるかどうかわからなかった。彼女は、少なくとも当面のところは引き下がることにして、どうすべきか考えた。

ディスカッション：
　ポープ博士の最初の問題は、友人の不正行為が実際にはどの程度のものなのか、はっきりさせることである。偽造はいろいろな状況下で起こりえただろう。メアリーは、履修上の一定の基本要件をクリアしたかのように見せかけているのかもしれない。実際に必要な手順は踏んだものの、出来が悪いことをみてとって、インストラクターには気づかれないようにしようとした可能性もある。他方、うまの合わないインストラクターと顔を合わせないで済ませようとしていたのかもしれないし、ことによると、臨床実習期間の終わりにメアリーが署名を必要としたときに、インストラクターが近くにいなかっただけのことで、それで彼女はインストラクターのオフィスに行くことよりも署名を偽造するほうを選んだのかもしれない。こうした文書偽造のなかには、とくに悪質なものがあるか。これらのさまざまな状況のもとで、偽造は誰に影響を与えるのか、そして、結果はどう異なるのか考察してほしい。インストラクターの名前をサインするという行為は、どの状況でも同程度に不正なのか。

　ポープ博士が次に試みなければならないのは、なすべきことを決定するうえで、メアリーとの友情が果たす役割について考えることである。友情を考慮する理由は何か。彼女が友人の道徳的特質を十分知っていることは、友達のよしみでこの事態を見逃す理由とし

て妥当なのか。偽造を許す忠誠義務が友情によって生じてくる状況はあるのだろうか。

　署名の偽造を禁じる一般的な規則の根拠は何か。もしこの規則に違反したら、誰が危険にさらされるのか。友情によって例外を正当化する理由があるのか。

―――――

　多くの歯学部には、学生の不品行に関する訴えを検討するための委員会がある。これは司法委員会もしくは名誉委員会とよばれるもので、学校社会内部の非倫理的行為をめぐる紛争について、裁定方法を提案する。行為規範に反する学生を懲らしめる権力であることから、法廷の雰囲気を帯びていることも多い。しかしながら、公の裁判機関とは違って、適法手続きや公的な釈明義務、最終的権威という伝統的な公的審査の特徴を、すべて備えているわけではないであろう。以下の3つのケースは、問題のさまざまな次元を提示している。

ケース 55
司法委員会のディレンマ

　北東部の、ある大きな歯学部の場合、学生の不品行の申し立ては司法委員会によって処理される。委員会は学生と教員の双方から成り、それぞれのグループから共同議長が出される。司法委員会は聴聞会を開いたうえで学部長に勧告するが、その勧告を受け容れるか変更するか、最終権限をもつのは学部長である。

　委員会としての経験のうちで重要な問題は2つある。最初の問題は、訴えられた学生が、教員よりも学友からいっそう厳しい扱いを受けることである。有罪を宣告された学生に対する学部長の処罰は、当初の勧告からすればかなり手加減したものになるであろう。二番目の問題は機密性の欠如に関係する。いつも問題になるというわけではないのだが、どこから話が漏れたのかわからないこともある。3年生のアンネ・マラーが対処しなければならなかったケースには、両方の問題が要因として含まれていた。クラスの副議長に選ばれていた関係上、彼女は司法委員会の一員で、クラスメートであるレイモンド・ビッセルの事件の審理を行っていた。

　レイモンドは、その年、およそ750ドル相当のハンドピースを同級生から盗んだ罪ですでに有罪を宣告されていたので、訴えられるのはこれで二度目であった。委員会は退学を勧告していたのだが、最終的に執行された罰は1週間の停学であった。どういうわけかクラスの学生たちはレイモンドに関する情報をつかんでいて、彼はみんなからいかがわしい人間だと見られることになった。

　今度の罪状も窃盗であった。しかしながら、今回彼が同級生に訴えられたのは、ワックスカーバーとプラスターナイフの窃盗という、前回に比べると重大性ではずっと劣る規則違反のためであった。アンネにとっての問題は、彼女がレイモンドを好ましいと思わず、信頼もしていなかったことであった。盗みは不正直な暮らしぶりのあらわれで、そんなことをするようでは、どんなヘルスケア専門職にも不適任であると彼女は考えていた。しかしながら、偏見のために自分は客観的に物を見られなくなっているのではないか、と彼女は不安を抱いた。そのうえ、証拠は決定的ではなかった。レイモンドの告発者は「彼が盗むところを見た」と言う。レイモンドは2つの器具をとったことを否定せず、「取り組んで

いる技工課題を終えたら返すつもりだった」と主張している。アンネは、為すべき正しいことは何であるのか、明確にしようとした。

ケース 56
学生にどれほど公正であるべきか

　ビクター・スターンズ学部長は、ジョセフ・ウッドに関する名誉委員会の審理で議長を務めていた。ウッドは研究生で、ハンドバッグひったくりの件で大学警備本部によってすでに逮捕されていた。被害者である看護婦補佐は、加害者を確認できると確信しており、確かにウッド氏だったと考えていた。スターンズ博士が警察の求めに応じていたら、名誉委員会を召集しなくても済んだ。警察の考えでは、その犯罪は市の刑法違反なのだから、市の刑事事件として処理させるべきところであった。もしそうしていたら、学内訴訟は完全に回避できたはずで、彼がいま大学警備本部長や大学当局の副学長から批判されることもなかったはずである。

　ウッドが嫌疑を激しく否定し、また、彼を弁護するために多くの性格証人［＝原告または被告の徳性、評判、人柄などについて証言する人］が姿を見せたので、スターンズ学部長は歯学部内訴訟をきちんと行うことに決めた。それに、スターンズ博士は警察報告を見たのだが、そのやり方にいい印象を抱かなかった。

　名誉委員会は当初うまく進んでおらず、スターンズ学部長は、違う決定を下していればよかったと思いかけていた。あまりウッドに有利にことが進んでいるようには見えなかった。けれども、たとえ名誉委員会が彼を無罪にしたとしても、まだ市の刑事訴訟が待っている。その際には、罪状が確認されるまで、当の学生が授業に出たり患者を診たりするのを許すべきかという別の決断に、スターンズ博士は直面させられることになる。

ケース 57
学内では無罪放免、しかしいずれにせよ罪は免れないのか

　歯学部長であるデニス・デシールズ博士は、学生の名誉規律違反を扱う責任者であった。違反はまれではあったが、いつも困惑させられた。ドラッグの販売と使用の罪で大学警備本部に逮捕された３年生のビル・ニールのケースもそうである。

　ニールは、名誉委員会に対して、以前は麻薬中毒だったことを認めたが、いまはもう中毒ではないと主張した。勧められたカウンセリングを受けて、うまくいっていたとニールはいったのだが、警察の提出した証拠はきわめて有力だとデシールズ博士は思った。それゆえ、名誉委員会が彼を無罪としたときには驚かされた。

　デシールズ博士は為すべきことをはっきりさせようとした。彼はビル・ニールの有罪を確信していたので、一般社会のためを思って、名誉委員会の決定を覆すことを考えた。けれども、自らの偏見を疑いもし、自分はニールに対して公正だろうかと思った。

ディスカッション：
　これらの3つのケースとも、学生の道徳的行為を検討する委員会が設立されたときに出くわすことになる道徳問題を明らかにしている。ケース55が提起するのは、本質的には適法手続きの問題である。「被告に好感を持っていないし、被告のいうことは信じられない」と陪審の一員が公判で認めたら、どういうことになるであろうか。学内訴訟の当事者は、適法手続き——公明正大で公正な陪審、有罪が証明されるまでの推定無罪——に対する権利と同じ権利を有するのか。公判ではきっと、個人的に被告を知る陪審員や裁判官は、自ら訴訟から離れるか、あるいは先入観を抱いているとして解任されるであろう。どうしたら同様の保護を学内規律に関する訴訟で提供できるだろうか。

　二重の危険［＝すでに公判が開始されたか、もしくは処罰された同一の犯罪について、再度刑事責任を問うこと］の概念と同様に、有罪であると証明されるまでは無実であるという考え方は、ケース56に関して重要である。ここでスターンズ学部長は、訴えられた学生と看護婦補佐にだけ、道徳的および法的責任を負っているのではない。ウッドが患者の診察の継続を許された場合、危険にさらされる可能性のある患者に対しても、責任はある。訴えられた学生を公正に扱うことで、他の人たちが危険にさらされる可能性があるように思われる。刑事犯をこのような学生名誉委員会の場に持ち出すべきであろうか、あるいは、正式の司法手続きに委ねるべきなのか。名誉委員会がウッドにきっぱりと有罪宣告を下したとしても、公正なやり方で罰することができるのか。もし名誉委員会で無罪であると認定されたら、［その後にまだ市の刑事訴訟手続きが待っているのだから］彼は不当に二重の危険にさらされることになるのか。

　最後に、ケース57の学部長は、学生裁判制度を利用する立場にいながら、そこで出された結果は信頼できないという事態に陥っている。適法手続き、二重の危険、公判に持ち込める刑事事件に学内規律の訴訟手続きを適用することの正当性といった、前のケースに似た問題が提起されている。無罪放免を覆す権限を学部長が有することは認められるのだろうか。学生を放校にする権利が歯学部当局にあるのならば、委員会の決定を覆す権利はもてないのか。あるいは、委員会の決定によって、学生に対してそれ以上どんなアクションを起こす理由もないと確定したことになるのか。

外来患者の福利を守る

　ケース56でスターンズ学部長が予期した問題の1つは、規律に関する訴訟の最中に、問題の大学院生が患者を診察するかもしれないことだった。外来患者の利害と学生の利害との道徳的対立は、往々にして、医療従事者の学校における中心的な倫理的関心事である。専門職をめざす学生は、誰しも何らかのかたちで最初の患者を経験しなければならない。けれども、学生にとって最初のケースにあたることは、患者の利益にならないことが多い。以前は、無料もしくは割引料金でそのケアを利用できるようにすることで、この問題に対処してきたが、これでは、結果として、低収入の患者を学生用の「教材」にすることになる。次節のケースが提起する問題は、未経験の学生の訓練という重要目標と、外来患者の福利保護との対立である。

　ときとして、ティーチングプログラムの利害と患者の利害との対立は非常に劇的である。もし、もっぱら学生の訓練のために、まったく不必要な処置が外来患者に施されたとしたら、とりわけその処置が、実際に患者にとって危険であったり痛みや不自由さを感じ

させたりする場合には、明らかな職権乱用だと思われるであろう。歯科医療における問題に対しては、妥当と思われる擁護可能なアプローチが2つないしそれ以上あることが多く、それぞれに支持者がいるであろう。患者はこうしたアプローチのうちの1つを選択して、学生に必要な練習台を提供しているのだという主張は認められるのか。次のケースは、このような問題を提起している。

ケース58
患者に選択の余地なし

歯内療法学の研修医にとって、根尖部手術について十分な経験を積むことはきわめて重要である。しかしながら、多くの歯学部では、このタイプの外科手術が不足している。ときには、この特定の治療法を必要とする患者の数がまったく足りないこともある。ケビン・ラパート博士は、新たに、南西部にある歯学部の歯内療法学プログラム部長の職に就いて、患者不足の問題にはじめて直面した。

非外科的・保存的な治療が可能であったはずのケースでも、研修医に外科手術を選択させるというのが、前任者のやり方であった。国中の多くの他のプログラムが同じことをしていた。実際、ある歯学部の外科手術は、そのほとんどが近くの刑務所で行われたのに対して、大学で診察された類似の症例には、保存的な処置が施された。

これがラパート博士の悩みの種だった。2つの治療法のコストと結果は通常似たようなものであったけれども、たいていの患者は、選択できるならば、より保存的な方法を選ぶことに疑いの余地はないと、彼は考えていたからである。他方、研修医と公衆に対しては、彼のところの研修医が十分に訓練されることを保証する責任があることも、彼は承知していた。最良の選択は何なのか、ラパート博士は考えた。

ディスカッション：

　直面する道徳的問題を分析するためにラパート博士がまず為すべきことは、道徳的に問題になる事柄を確認することである。本書の第2部で提出された諸原則を振り返ると、2つの問題が重要だと思われる。すなわち、自律性の尊重、および、臨床的決定において社会的利益が道徳的重要性をもつのかどうかを決定する方法がそれである。

　インフォームド・コンセント原則の基礎が自律原則であることは、すでに確認した。その原則によれば、本質的に自律的な人は、ヘルスケアについて自己決定する道徳的権利を有する。それゆえ、自律的な人に対しては、治療として妥当と思われる選択肢とその各々のリスクおよび利益に関する情報を与えなければならない。このケースでは、妥当と思われる選択肢として、外科的治療と非外科的治療があるように思われる。自律原則およびそれに関連するインフォームド・コンセント原則によれば、ラパート博士が外科的治療と非外科的治療の選択肢双方に関する情報を外来患者に知らせて、選択の自由を与えることが要求されるのか。

　インフォームド・コンセント原則は、可能な治療の選択肢すべてを提供する心構えが歯科医師にあることを、必ずしも要求するわけではない。非外科的治療というオプションは、個人診療で提供可能であることを外来患者に話し、しかしその後で、学生に必要な経験をさせるために大学病院では外科的治療しか選択できないといえば、ラパート博士にとっては十分なのだろうか。

この方針をとる理由は、明らかに、大学院の歯内療法専門医に外科処置ができるようにすることによって、結局は社会的利益が得られることにある。それゆえに、ラパート博士は第二の問題に直面することになる。ヘルスケア専門家の伝統的臨床倫理は、患者にとって最善のことを行うのが道徳的義務だとする。これは、患者の福利だけでなく患者の権利も守るという責務に、近年修正された。このため歯科医師は、インフォームド・コンセント規程のもと、勧められた処置に対する患者のインフォームド・リフューザル[＝情報に基づく拒否]を尊重することもある。臨床倫理はとかく患者の権利と福利だけに焦点を合わせがちで、社会的利害を判断に組み入れてはこなかった。多くの場合、これは忠誠の倫理の一部、すなわち、患者に対して臨床家が暗に約束することの一部とみなされる。
　大学病院の方針として、外科的オプションしか提供しないとラパート博士が患者に伝えたとしたら、患者本位という臨床家の誓約を捨て去ることになるのか。大学人は、学生と社会に対して、不可避的に患者の権利と福利に対立するような道徳的義務を負っているのか。

　何が患者の利益になるのかという点について、教員の見解が歯学生とは異なる場合、似たような道徳的問題が生じてくる可能性がある。以下のケースの学生は、意見が対立する二人の教員の間で身動きのとれない状態にある。

ケース 59
教員の意見が合わないときは、学生が調整する

　サラ・シルバーマン夫人は70歳で、歯学部4年生のデイビッド・ソールの患者だった。健康状態はよかったけれども、他の点ではつらい生活を送っていた。夫が6カ月前に養護施設に入り、そのうえ最近、姉を亡くしていたからである。ソールは病歴をまとめ、インストラクターのミル博士と一緒に、治療計画を作りあげた。
　計画の第一段階では、既存のスリー・ユニットのブリッジに関する問題が中心となる。下顎左側第一大臼歯欠損で、第二小臼歯、第二大臼歯のインレーを支台装置としたブリッジである。第二大臼歯には歯内治療が必要だったが、それにはそこのインレーを除去しなければならず、そうすると今度はブリッジを除去しなければならなかった。したがって、ポンティックである第一大臼歯を第二小臼歯との接合部で切断する必要があった。いったん歯内治療が完了したら、新しいブリッジを作ることになるであろう。上顎部分床義歯を製作して左側の咬合確立を図るのが第二段階である。ソールは治療計画を提示し、シルバーマン夫人の了承を得た。
　シルバーマン夫人を治療する間、ソールはミル博士と一緒に仕事をするつもりであった。しかしながら、治療を始めることになっていたその日にミル博士は病気になり、ベンサム博士が代わった。歯学生がいたるところで日々再認識しているように、すべての教員が考えを同じくしているわけではない。基本的な考え方に関して、ベンサム博士はミル博士と意見が合わないところがあった。まず第一に、彼は上顎部分床義歯がそれほど役に立つとは思わなかった。技術的に難しいうえに、シルバーマン夫人は長い間そこに歯のない状態で過ごしていたのであるから、慣れるのはたいへんだろう。第二に、コストが1つの

要素であったのに、実際どうして第二小臼歯のインレーを単独で残しておかないのか。第二大臼歯にはクラウンをかぶせることができるし、欠けている第一大臼歯のスペースはそのままにしておいても構わない。このプランのほうがずっと安くあがるだろう。さらに、ベンサム博士は、ブリッジがなくても下顎歯は移動しそうにないとみていた。それに、左側の咬合に関してシルバーマン夫人が求めていたのは、どのみち最低限のことであった。そちら側の上顎歯は大部分欠けていたからである。ベンサム博士が自分の考えをシルバーマン夫人に説明すると、彼女は困ったような顔をしたが、興味を抱いたようであった。

　ソールはおろおろしながら話を聞いた。それまでにも板挟みの目にあったことはあるが、これほどたいへんではなかった。彼は、ベンサム博士の見解に利点があることを認めざるをえなかった。しかしながら、治療計画はすでに立ててあり、患者の了承も得ている。加えて、彼には卒業要件としてブリッジの製作が必要だった。ソールは動揺したが、自由に話ができる立場にはないと思った。彼は差し当たり沈黙を守り、状況にどう対処したらよいか考えた。

ディスカッション：

　前のケースと同じように、ソールに必要なのは、道徳的に問題になっているのが何かを正確に明らかにすることである。これも、患者の利害が学生や教官の利害と食い違うケースである。ケース58と同様に、大学病院に来ている患者は、個人開業医の患者と同じ選択の自由を、有するべきなのかどうかという問題が生じてくる。

　このケースに対する1つのアプローチは、もう一度、自律とインフォームド・コンセントの問題とみなすことである。シルバーマン夫人は、ソールとミル博士が提案した治療計画を「了承した」。それでインフォームド・コンセントは成立するのか。シルバーマン夫人の治療計画として妥当なものが、少なくとも2つあるのは明らかである。2つの計画が提示するリスクと利益、コスト、そしておそらく結果も、異なったものになると思われる。ミル博士とソールには、それらの選択肢をシルバーマン夫人に説明する道徳的義務があるのか。ベンサム博士は類似の義務を負うのか。

　ソールの直面する問題はまだある。彼は二人の教員の間で板挟みになっている。最初の治療提供者にひどい欠陥がないかぎり、その批判を差し控えるというのが、ヘルスケアに関して紹介したり相談したりする医師の伝統的慣習である。このケースの要因として、その慣習には意義が認められ、結果として、ソールはもともと関与していた臨床家であるミル博士を支持すべきだということになるのか。あるいは、もともとの臨床家をこのように優先することに道徳的意味はないのか。ソールは、自分にはわからないと申し立てをして、二人の臨床家の間で争いを解決するよう求めることもできよう。それが学生にとって最良の選択なのか。そうであるとしても、もし二人の教官が連携して1つの方策に合意し、にもかかわらず、治療方法を検討した後でも、シルバーマン夫人はほんとうの意味でのインフォームド・コンセントを与えてはいなかったとしたら ―― そのことがソールにはわかっていたとしたら ―― 彼はどうすべきなのか。

　このエイズの時代、HIV 感染患者の取り扱いと HIV 感染情報の開示に関する方針をめぐって生じてくる問題は、歯学部附属病院におけるもっとも難しい問題に数え入れられる。こうした問題のうちのいくつかは、第13章のケースで扱うことになる。以下の2つのケースでは、これらの問題が歯学教育内部できわめて重要な論争となることを明らかにする。

ケース 60
HIV 感染患者の診察を学生に強いるべきか

　合衆国の大部分の歯学部は、学生に HIV ポジティブの患者やエイズ患者を診るよう要求する方針を採用することによって、エイズ危機に応じた。学校によっては、このような患者を診察するための感染コントロール手法を入念に作りあげ、最低基準を上回っているところもある。その結果、開業するときにこの同じ基準を固守するのは絶対に無理だと感じる学生が出てきた。こうした学生は、「HIV 感染患者はたぶん大学に紹介することになるだろう」という。

　HIV 感染患者を外部の診療所に回す方針を定めたところも、少数ながら存在する。このような大学の学生は、正式なやり方で HIV 感染患者の治療経験を積むということがない。さらに、学生に HIV 感染患者のケアを強制はしないが、そうすることが奨励されるという見解を、当局が示している学校もある。

　HIV 感染患者の治療に関して、歯学部はどのような義務を学生や社会に対して負うのか。

ケース 61
HIV 感染患者の治療拒否に直面する学部長

　ダニエル・ベンチュラ博士が学部長を務めている歯学部は、最近、HIV に感染した患者の取り扱いに関する方針を確認した。大学およびその内部のヘルスケア医療提供者には HIV 患者を治療する責任があり、教員や学生も同様である。この方針は、一様に受け入れられているというわけではなかったが、その学校では、すべての部局で広く支持されていた。それゆえ、保存修復学部門のドン・ロード医師が治療を拒否したと聞いて、ベンチュラ博士は驚いた。ロード医師とは長いつきあいで、歯科医師としても教師としても、彼の専門的能力を尊敬していたからである。

　ロード医師に会って話した結果わかったのは、彼が２つの点に関して方針に納得していないことであった。哲学的に考えて、こうした患者のケアは強制すべきではないとロード博士は思っていた。もっと重要なことに、疫学的データには反するが、彼自身、率直に言って HIV に感染することを恐れていた。ロード医師の苦悩は明らかであり、ベンチュラ医師はその状況にどう対処できるか考えようとした。

ディスカッション：
　これら２つのケースが提起している問題は、倫理的にみて、歯科医師は HIV 感染患者の治療を拒否できるのかどうかである。教員であるロード医師がこのような患者の治療をはっきりと拒絶したことは、大学と学部長に対して重大な問題を提起している。教員の行動は、ケース60にあるような学生たちにとって、見習うべきモデルとなるであろう。

　いくつかの医療従事者組織は、HIV 感染患者治療拒否の倫理に関する見解を明らかにしている。1987年にアメリカ医師会の「倫理的問題および法的問題に関する評議会」が採択した見解は、エイズウイルスに感染している人々の治療を医師は拒否できないとするもの

であった[1]。同じく、アメリカ医師会のいうところでは、「エイズのような感染性の致死的疾病に罹患している場合も含めて、受け入れ難い医学的リスクを生じさせるという理由で、患者の治療を妥協的に処理することは、どのようなヘルスケア専門家についても不適切である[2]」。歯科医療でも同様の結論がみえ始めているように思われる。アメリカ歯科医師会の倫理原則と専門職の行為規約は、「エイズやHIVポジティブを理由に治療しないことにするのは、その事実だけに基づくものであるのならば、倫理に反している」と述べている[3]。治療拒否した歯科医師をミネソタ州の法律に基づいて告訴したHIVウイルス感染患者に対して、1万ドルの損害賠償金が支払われた[4]。

　これが提起している重要な問題は、倫理について決定する際に専門家団体が果たす役割だけではなく、法的なものと倫理的なものとの関係も絡んでくる。おそらく、たとえ法律が明快に見解を語ったとしても、それで倫理的な事柄に決着がつくわけではないだろう。いっそう複雑な問題は、専門家団体が発言すれば倫理的な事柄に決着がつくのかどうかである。

　ロード医師や歯学生がHIV感染患者の治療を拒否できるという、何か正当な道徳的理由があるのか。歯科医師や学生は、たとえば次のように論じることもできるのだろうか。歯科医師を危険にさらして、はやばやとその歯科医師の生涯を終わらせたりさせない人たちのために、歯科的技能をとっておいたほうが、長い目で見れば、より大きな善が為されることになると。第5章と9章で論じられた功利主義的推論は、どう適用されるのであろうか。正義の倫理原則に傾倒する人たちはどう答えるだろうか。

　第5章で確認したのは、患者にとって最善のことが、歯科医師の他の義務、たとえば、家族や自己に対する義務と、対立する可能性があるということであった。自分の家族の福利に対する関心や子供たちの世話をする義務は、治療義務に関する専門職としての声明に歯科医師が反対する根拠として妥当なのか。

歯学部行政の倫理

　歯学部における倫理問題のなかには、学生の行動や学生と患者の利害の対立からではなく、学校行政や将来の患者の福利に関する長期的判断から生じてくるものもある。次のケースのように、十分な技能に欠ける学生を卒業させることによって、将来の患者の福利を危険にさらす可能性があるときには、問題が起こるかもしれない。

ケース 62
卒業委員会の憂い

　歯学部の最上級生卒業委員会は、その年のクラスの命運を決定するための会合を5月初旬に開いた。たいていの学生は難なく通過するが、問題のある学生もいて、二度目の最上級生であるチャールズ・メネフィーの場合のように、骨の折れる問題もときどきある。

　1年目、彼は12科目のうち4科目を落とした。年度末の評定平均値は1.50、累積評定平均値は2.07であった。その時点で彼に要求されたのは、落としたコース全部の再履修に加

えて、残りのカリキュラムの大部分について追加要件を満たすことであった。

さて1年後、要件を満たすという点では、事実上まったく進歩はみられなかった。時宜を得たやり方で患者を診なかったために、いく人かの患者は彼に治療してもらうのをやめていた。さらに、患者との関係でも教員との関係においても、詐欺的行動がみられるという報告がなされていた。たとえば、必要な歯周治療を完了しないうちにブリッジを装着したことが何回もあった。このような事例のために卒業委員の多くは、彼が専門職の学校にふさわしくないと確信していた。委員会の他のメンバーの考えは違っていた。彼らが指摘したのは、最初の3年間でのメネフィーの進歩は、すばらしいとまではいえないにしても、満足できるものだったことである。しかも、1回目の4年生をひどい成績で終えたあとでさえ、まだ累積評定平均値は最低ラインの2.00よりも高かったのである。患者ケアに関する彼の難点は、手助けを受け入れる気のなさと同様に、鬱病に起因すると考えられた。さらに、彼が提供するケアの質は、人目を引くものではないにしても、少なくとも許容範囲内のものであった。

メネフィーを退学させる動議が提出された。彼がもう一度チャンスを与えるに値するかどうか、委員会は議論を続けた。

ディスカッション：

累積評定平均値が最低限2.00あれば卒業を認めるという規則が学校にあるのは明白である。卒業について決定する際に、メネフィーの道徳的性質のような、他の要因を委員会が考慮に入れることは倫理的なのか。歯学部を卒業したということは、必要な課程を申し分のない仕方で修了した印なのか、それとも、十分に患者をケアできることを、専門職を代表する人々が認証した印なのか。

彼は患者に十分なケアを提供できないのではないかという疑いを、委員会が抱いていると想定しよう。そのような結論を導き出す理由はいくつかある。成績不良、時宜を得た仕方で患者を診察できないこと、詐欺的行為の報告、そして鬱病である。こうした理由のそれぞれは、卒業決定とどの程度道徳的に関連しているのか。鬱病は不審な行動に対する釈明とみなすべきなのか、あるいは、将来的な問題が懸念されることの証拠とみなすべきなのか。これらの理由すべてが、メネフィーを卒業させるべきかどうかを決めるうえで重要なのか。

学生の行為や卒業には直接関わりのない道徳的問題が、歯学部当局で生じることもある。その1つは、「汚い」お金の問題である。学校維持のためにお金を集めることは、当局の責務の1つである。以下のケースが提起するのは、汚いお金かどうかをどのようにして区別できるのかという問題と、汚いお金であったとしても、善い目的のためならばそれを受け取るべきかどうかという問題である。

ケース63 学部長はお金を受け取るべきか

私立の歯学部長であるアルフレッド・シューラー博士が抱えていたもっとも大きな問題

の1つは、資金集めであった。それゆえ、50万ドルの寄付申し出に喜んだのも無理からぬことで、それを彼はスチュワート・ケリー博士から受け取った。ケリー博士は、およそ20年前に卒業した同窓生で、学校があるその都市で大いに成功した口腔外科医であった。彼は以前にも気前よく寄付していたが、今回のようなものではなかった。これほど大口の寄付はめずらしい。

しかしながら、その寄付には問題があった。最近、ケリー博士は長期にわたる込み入った法廷闘争の件でニュースになった。核心部分は、保険に加入している患者の被保険者負担額を請求せず、そのことを保険会社には内緒にしておいたことである。このような行為は ── 立証されれば ── 違法である。患者に無料もしくは割引価格で歯科医療を提供するような印象を与えることで、その開業医は競争上有利になると考えられている。訴訟すべてに関して、ケリー博士はいかなる犯罪についても有罪宣告を受けなかった。しかしながら、彼は州の歯学委員会と話をつけて、違法な請求処理業務を理由とする短期間の免許停止と少額の罰金には同意していた。とはいえ、ケリー博士の同意は、有罪を認めたことだとはみなされなかった。

シューラー学部長はどうするべきか考えた。学校はとてもお金を必要としていた。けれども、怪しげな状況下で得られたものだと考える人もあるようなお金を受け取れば、批判されることはわかっていた。学校は、ケリー博士がとったような行動を大目に見たと思われてはならないと考える人もよう。学校の名折れになる可能性もある。シューラー博士は、問題を違った角度で考えようとした。それはとくに、被保険者負担額を請求しないことが一体全体、ほんとうのところどれほど悪いことなのだろうと思ったからである。これは、違法ではあっても、必ずしも非倫理的ではないような状況なのだろうか。シューラー博士は寄付を受け入れるべきかどうか、決めようとした。

ディスカッション：

シューラー学部長は、ここで2つの複雑な道徳的問題に直面している。第一に、ケリー博士が提供を申し出ているお金は道徳的に汚いものなのか。そうであるとしたら、それはなぜなのか。被保険者負担額を請求しないという行為は、ケリー博士が属する法域[＝独立した法制度をなす区域]では違法だという。シューラー学部長がお金を受け取るようなことがあれば、学部長や彼の行為を評価する人たちは、次のことを明確にしなければならないであろう。すなわち、ケリー博士の行為は、それが違法であるという理由だけで、不道徳だということになるのかどうかである。

非倫理的であるどころか、保険からの支払いを全額払い扱いするというのは、道徳的に高潔な行為であり、すべての医療従事者が見習おうと努力すべきものであると論じることもできる。お金が汚いものかどうかを評価するという目的に照らしたとき、このような行動が法で禁じられている事実によって、それは非倫理的だということになるのか。

たとえ被保険者負担額を請求しないのは、実際、倫理的ではないという結論に達するとしても、この金が汚いのかどうかはっきりさせるうえでは、もう1つの問題がシューラー学部長に残されている。ケリー博士は、この犯罪について有罪宣告を受けなかった。彼と州の歯学委員会との和解は、有罪を認めたことだとはみなされなかった。たとえ料金を請求しないのは非倫理的であるとしても、ケリー博士がその行為に従事していたと確定したわけではないのだから、このお金は汚くないと、シューラー学部長は論じることができるのだろうか。

最終的にシューラー学部長が汚ないお金だと決定したとしても、そのあとで、そういうお金を受け取ることは非倫理的なのかかどうかを決めなければならない。功利主義者なら、お金を受け取ることの利益と害悪を調べ、お金の受け取りを拒否した場合と比較する

であろう。それぞれの選択肢について、どんな利益と害悪が心に浮かぶだろうか。もし、お金を受け取ることによってもたらされる害悪よりも、善のほうが多いという結果になるとしたら、たとえその出所からすれば汚いお金であるにしても、そのお金を拒否する道徳的理由があるのだろうか。ほんとうに汚い寄付金を受け取ることによって、学校の評判に傷がつく可能性は確かにある。そうしたことが起こる可能性は高いのか、そして、もしそうであるなら、シューラー学部長はそのリスクを経済状況悪化のリスクと、どのようにして比較するのか。学校の評判に傷がつくという主張以外に、そのようなお金を受け取ることを禁止できるどんな道徳原則があるのか。

これは、複雑な社会制度のうちで財政問題を扱う際に生じてくる可能性のある倫理問題の一例にすぎない。次章のケースが提示するのは、こうした問題のなかでも別の、もっと広く論じられている問題群、すなわち、第三者による資金提供の倫理である。

参考文献

1. American Medical Association, Council on Ethical and Judicial Affairs. Ethical issues involved in the growing AIDS crisis. *J Am Med Assoc* 1988;259:1360–1361.
2. Health and Public Policy Committee, American College of Physicians and the Infectious Disease Society of America. The acquired immunodeficiency syndrome (AIDS) and infection with the human immunodeficiency virus (HIV). *Ann Intern Med* 1988;108:462.
3. American Dental Association Council on Ethics, By-laws and Judicial Affairs. Principles of Ethics and Code of Professional Conduct, with official advisory opinions revised to May 1992. Chicago, Ill: American Dental Association; 1992.
4. HIV-positive patient wins award. *Washington Post* 1992; March 22:A11.

第11章

第三者による資金提供の倫理問題

　前の2つの章で、害悪と善のバランスをとる問題(第5章)と希少資源の割りあての問題(第9章)を検討した。比較検討すべき善や割りあてるべき資源がお金の問題を伴うことは多い。歯科医療は専門職であるとはいえ、報酬なしで歯科医師がサービスを提供できるわけではない。歯科医師が自分自身と家族を養うことができるように、なにがしかのお金が支払われなくてはならない。

　最近までふつうに行われていたやり方は、サービスに対して謝礼を支払うことであった。長い間保険や公的支援によるケア、慈善ケアに頼ってきた医科とは異なり、歯科医療は、特別なケースや緊急時を別とすれば、提供されたサービスに対して直接料金を支払う人々が主に利用するものであった。したがって経済的理由で、どうしても必要なサービスを受けられないことを余儀なくされた患者もいたということになろう。

　歯科保険の出現によって事態はいくらか変わったが、一連の新たな倫理問題を引き起こすことになったかもしれない。歯科保険は医科保険とはかなり異なっていることが多い。とりわけ、治療よりも予防に取り組んでいるという点がそれである。予防が強調されるのは、歯科保険が本来の保険よりも前払いのヘルスケアに似ているという事実からの帰結である。持家所有者保険や自動車保険、生命保険と同様に、医科保険の主たる存在理由は、予想外の、しばしば非常に高くつく出来事に備えることにある。医科保険が診療や予防をカバーするのは、長期的コストを含む保険数理的根拠に基づいてのことである。それとは対照的に、歯科保険証書には、予測の範囲内にあって手頃で高く評価されている診断や予防を「前払いで購入する」と書かれている。さらに、矯正的歯科治療が必要とされるときでさえ、問題がどれほど大きなものであっても、全体のコストはたいていの医学的ケアよりもまだ小さく、予測可能な範囲にある。

　歯科保険のもう1つの特徴は、保険条項の多くが、外面的には多様でも、その構造においては基本的に類似していることである。すべての保険条項には、たいていのサービスに関して患者による被保険者負担が含まれており、それほど高価でないサービスについては最低レベルの被保険者負担額となっている。にもかかわらず、保険条項の多様性は、道徳的問題を引き起こし、混乱に導く可能性がある。たとえば、典型的な保険条項によれば、診断や予防には何も支払わなくてもよいのに対して、ブリッジには50％、アマルガムとコンポジットレジンによる保存修復処置には20％の被保険者負担額を支払わなければならない。この事実に患者が当惑することは少なくない。このように、全体としての料金は医科

より歯科のほうが低いのがふつうだが、患者の被保険者負担額は、それに見合ったかたちで高いことが多い。それがもとで、治療費や提供される治療の種類に関して、歯科医師と患者の間で誤解が生じたり、もめ事が起こったりすることもある。

歯科と医科の間のこうした相違にもかかわらず、均一割当料金プログラムと伝統的な損害保障保険との倫理的緊張に関しては、両者の間に重要な類似性がある。均一割当料金プログラムは過少診療と活用不足を助長し、サービスの対価として料金をとるプログラムは過剰診療と過剰利用を助長するのである。

歯科医療経済に関係のある基礎的倫理原則、保険者に対する歯科医師の関係、およびケアに財政的限界をもうけることについては、第2部に含まれる章で扱った。こうしたケースの多くは、次のような問題に関する論争を含んでいる。ケアがほんとうに有益なのかどうか(第5章参照)、処置がかろうじて有益ではあるが非常に高価であるときや、ある処置はカバーしないと保険者が公然と宣言するときにどうすべきか(第9章のケース参照)、といった問題である。このような限界を押しつける保険会社について、患者には何を伝えるべきなのかという問題も提起されている。(患者の自律とインフォームド・コンセントをめぐる問題は、第6章で示されている。)本章では、こうした問題を提起するケースをさらに検討すると同時に、保険の範囲と、保険者、歯科医師、患者間の関係に、とくに的を絞ることにする。

処置の有益性についての論争

前章のケースで確認したのは、処置によって害悪よりも多くの善がもたらされるのかどうか、それを決定すること自体が議論の余地のある問題だということであった。第5章では、有能な歯科医師たちの意見が合わないこともありうること、そして、結局のところ処置が有益かどうかについて、患者と歯科医師の見解が異なるかもしれないことを学んだ。

この問題は、利益と害悪に関するすべての判断が、本質的に、主観的な次元を含んでいるという認識から生じるところもある。結果として処置が有益かどうかを決めるためには、予想される善を潜在的な害悪と比較することが必要である。どれほどの善がもたらされ、予測される副作用がどれほど不都合なのか、このいずれもが価値判断であって、それに対しては、いかなる歯科学も決定的な答えを提供することはできない。(この問題に関するもっと立ち入った議論については、第5章の序とその章に付されたケースを参照のこと。)

利益と害悪に関する判断は主観的である。それゆえ、ある治療法が(代案と比較して)どの程度有益であるのか、あるいは、そもそもその治療法が結局のところ有益なのかどうかということについてすら、歯科医師のあいだで見解が分かれるのも無理はない。同様に、素人が、これらの問題について理にかなった考え方をした結果、別の価値判断に到達する可能性があることも理解できる。

臨床的決定の主観的性質を理解することは、歯科医療をカバーする保険会社、もしくは前払い制均一割当料金健康保険のマネージャーに対する歯科医師の関係をめぐる問題の意味を把握するために必要である。こうした問題はますます複雑化し、フラストレーションを引き起こしている。理性的な加入者なら誰しも、前もって無用とわかっているサービスにお金を出したいとは思わないであろう。確かに、このようなサービスをカバーしない権利が保険業者にはある。歯科医師や患者の望む効果をもたらさない処置であることが、歯

科的に十分証明可能な場合もある。たとえば、クリック音やポッピングだけの無痛性顎関節症に対する処置として、口腔外科医は長い間外科手術を多用してきた。このアプローチは、位置がずれた関節円板を物理的に整復するものであった。この治療法にまったく効果のないことがいまやはっきりしている。このようなサービスの排除は経験に基づく論争を引き起こすかもしれないが、しかし、この処置は効果がないと認められたら、そういうサービスにお金を出す倫理的根拠は乏しい。

　サービスから利益がほんとうに得られるか否かに関する保険者と歯科医師(もしくはその患者)の論争は、もっとずっと一般的である。価値判断が要求されるので、私心なく良心的に行動したとしても、人によって異なる答えに達するというのは驚くべきことではない。以下の2つのケースには、価値があるかどうか、まったく意見が分かれると思われる治療が含まれている。本章の後のほうの節に出てくるケースでは、保険請求をとり扱う。保険請求においては、当該のケアにある程度の価値があることには関係者の同意が得られるだろうが、しかし、保険者が資金を提供するに足る価値があるかどうかという点については、意見が分かれるかもしれない。

ケース 64
保険コンサルタントがゴアテックスを認めない

　ゴードン・ロング医師は、ある患者の保険会社に事前認可要望書を提出した。大臼歯遠心根の10ミリから12ミリにわたる骨欠損を、ゴアテックス製バリアメンブレン(WL Gore and Associates、Flagstaff, AZ, USA)を用いた骨移植によって治療するためである。ゴアテックスは非吸収性薄膜の1つで、宇宙時代のテクノロジーの副産物である。この薄膜は、外科手術によって、骨移植片とその上に重なる歯肉組織との間に置かれる。薄膜によって、欠損箇所内部への歯肉上皮増殖が阻止される。この障壁作用がゴアテックスの成功のエッセンスである。なぜなら、新しい結合組織の再生を阻害するのは歯肉上皮の増殖であり、これが骨移植失敗の主たる要因だからである。新しい結合組織の再生は、すでにサル[1]とイヌ[2]では十分実証されており、ヒトでも成功例が報告されていた[3〜5]。バリアメンブレンの使用は、垂直方向の深い歯周ポケットの治療法を根本的に変化させ、改善したと、多くの歯周病専門医は考えている。臨床試験によれば、組織閉鎖に即して測ったところ、もっと一般的に用いられている外科的デブリードメントの成功率が20%であるのに対して、90%の成功率が期待できる。

　バリアメンブレン・テクニックの使用に慎重な歯周病専門医もいる。実際に欠損部分の結合組織閉鎖が十分実証されてはいるが、新生骨の形成に関しては不確かなのもまた事実である[3,6]。たぶん、保険会社はこの種の事実に注目したのであろう。提案されたケアが実質的利益をもたらすかどうか不明確だという立場を取って、その見解を患者とロング医師の双方に通知してきた。

　ロング医師は、以前にも類似の要請を断られたことがあったので、この分野における現今の発展を理解しない保険コンサルタントに腹を立てていた。患者にロング医師の能力を疑わせるおそれがあるという点でも、保険会社の拒絶は彼を悩ませた。保険会社といつまでも戦っているのは難しかったので、さほど有効ではない治療方法に決めるべきだろうかとロング医師は思った。

ケース 65
保険コンサルタントの義務

　ダグラス・ケイツ医師は、歯科コンサルタントとしてメジャーな保険会社に勤める、パートタイムの歯周病専門医である。彼が再調査するのは、保存修復処置や歯周治療を含む、複雑で議論の余地のあるケースで、国中の歯科医師が意見を求めてきていた。

　最近ケイツ医師が一般開業医から受け取ったケースは、優先すべき医学的合併症のない47歳の男性の歯周治療を承認するよう求めるものであった。治療計画は以下の通りである。（1）ホームケア指示、（2）スケーリングとルートプレーニング、（3）頰側2箇所の歯肉切除術、そして、（4）下顎第一大臼歯の大規模な根分岐部間骨欠損を補う骨移植（凍結乾燥された同種骨移植片を用いる）である。

　この包括的な治療計画にケイツ医師は感心した。そこに示されている歯周治療の知識は、一般医から通常まわってくるものを遙かにしのぐものであった。しかしながら、骨移植には困った。おそらく失敗するだろうと思ったからである。凍結乾燥同種骨移植は、骨内欠損に関してはほぼ3分の2のケースで50％以上の充填を示すものの、分岐部欠損では最低限の有効性しかないと報告されている。他のアプローチ、とくに、同種骨移植片にPTFEバリアメンブレンを用いたほうが、もっと良い結果をもたらすことが予想される。ケイツ医師なら、後者の方法を選択したであろう。

　しかしながら、その歯科医師がまだバリアメンブレンを試みていなかったことをケイツ医師はよろこんだ。一般歯科医がその使用法について正式な訓練を受けていることは滅多にないからである。PTFEメンブレンの手技は技術的に非常にデリケートであり、訓練されていない人の手にかかると、失敗するのが普通である。もっとも高価な方法で、料金が800ドル近くに達する理由は、おそらくそこにあるのだろう。その歯科医師が選択した骨移植は、ほぼ700ドルの料金と引き換えに、新たな骨形成に導くかもしれないが、そうなるかどうかあてにならない。うまくいくという証拠が不十分であるにもかかわらず、一部の歯周病専門医は、分岐部欠損に対してこうした骨移植をまだ常用していた。他のアプローチは値段は安いが、期待できるのは歯周疾患の進行を遅らせることだけで、新しい骨をつくるのは無理であった。

　ケイツ医師は全体的な治療計画を承認すべきか、あるいは、他は全部承認するが骨移植は承認しないということにすべきか考えた。その歯科医師の包括的アプローチにとても感心していたので、治療計画全体を認めることによって彼を励ましたいと自分でも思っていた。申請を拒絶した場合でも、その歯科医師は再申請して他のコンサルタントに審査してもらえるということも、彼にはわかっていた。このような請求ケースのおよそ2分の1が承認されている。

　ケイツ医師はどうすべきなのか。彼が義務を負う相手は、見知らぬ患者なのか、励ましたいと思っている申請者の医師なのか、それとも、彼に給料を支払っている保険会社なのか。

ディスカッション：
　以上の2つのケースは込み入っている。まず第一に、保険会社にコンサルタントとして勤める歯科医師の見地から、問題を調べてみよう。コンサルティングを行う歯科医師の仕事は、正確にはどういうものなのか。保険証書の条件下で処置がカバーされるかどうかを単に決定するだけのことなのか。臨床的決定が適切な科学的根拠に基づいているかを確か

めることであるのか。成功の可能性と他の治療方法との間でトレードオフを行いながら、歯科医師の価値判断を検討し、承認することなのか。副作用の評価には、トレードオフや他の選択肢に関する、科学的方法にまったく依存しない判断が必要である。このことを念頭に置くなら、コンサルタントの仕事は、「その程度の副作用なら正当な処置だ」とする判断を認めるべきかどうか、決定することなのか。

コンサルティングを行う歯科医師の服する業務規則の1つに、有用性が実証されていない処置は認めてはならないというものがあるとしよう。当然、「実験的」方法とよばれるもの有用性は、実証されているはずがない。

一部の被験者だけに実験的処置を施す無作為臨床試験は、その処置が代わりの治療法よりも良いのか悪いのか予想がつかないと多少なりともいえるときに限って、倫理的である。したがって、まだ倫理的に許容できる臨床試験の範囲内にある処置はどれも、保険業者なら資金を提供しないと決めるものなのかもしれない。

実験的でない処置でさえ、特定の患者の利益については、大いに疑問の余地があるかもしれない。おそらく、臨床で日常的に行われる処置が実質的利益をもたらすとは思われない場合も、コンサルティングを行う歯科医師は、資金提供を承認するべきではないだろう。バリアメンブレンを用いる骨移植のケースでは、この処置が他の選択肢に比してすぐれた治療を提供することになるのかどうか、有能な医師の間でもおそらく意見は一致しないであろう。このように歯科医師の意見が分かれるのはなぜなのか、そして、その意見の相違はどのような性質のものなのか。異なる事実に基づいているのか。結果や起こりうる副作用の見積もり方が違うのか。ケイツ医師が検討しているケースでは、患者の陥っている特殊な状況で骨移植がうまくいくのか、かなり危ぶまれる。さらに、不快感の問題がある。ケイツ医師は、成功の見込みに対する一般開業医の判断を疑っているのか。それとも、成功の公算については同意できるものの、不快感やそのほかの副作用の可能性を前提すると、追求するだけの価値があるかどうかを疑っているのか。

ケイツ医師および保険会社のコンサルタントとして働く他の歯科医師が下さなくてはならない決定の複雑さを考えるとき、こうした骨移植のような処置に対する賛否を決定するために、コンサルタントにはどの程度の自由裁量が認められるべきなのか。臨床家が勧めることの根拠になっている科学的データのアセスメントだけにせよというべきなのか。実験的な処置やその他の部類の治療に対する資金提供の可否について、明確な規則を与えるべきか。コンサルティングを行う歯科医師は、価値判断を評価するに際して、どんな役割を演ずるべきなのか。

こうした価値判断は、他の誰に期待できるのか。1つのアプローチとしては、保険業者は合理的かつ利己的な経済的主体で、自分が売っている特定の保険パッケージが市場でよく売れるように価値判断を下さなければならないと想定することである。おそらく患者（もしくは患者に代わって歯科保険を選ぶ患者の雇用者）は、長期的にみてもっとも効率的に患者のニーズと願望にかなうプランを選ぶであろう。保険業者は、経済学的力学次第で、骨移植のような治療方法をカバーしたり、しなかったりするものだと考えてよいのだろうか。

もう1つのアプローチは、保険プランの生み出すお金のプールを2つの「基金」に分割できると考えるものである。1つは保険会社理事の給料、取り扱い経費などにあてられる。その量は自由市場の力で決められるか、もしくは、公共事業料金を設定するやり方で、業務監査機関が定めることも可能である。残りの基金は、加入者が「所有」し、加入者の考えに従って運用されるものとみなすことができる。

必然的に保険経営者は、加入者基金の使われ方に対して実質的な関心はもたないであろう。同様に、コンサルティングを行う歯科医師は、どの価値を提供すべきかを決定するた

めのいかなる基準ももたないし、効率を最大にするか利益を均等に分配するかの決定の際に、どの道徳原則を用いるべきなのかを決めるためのいかなる基準ももたないことになる。（効用と正義もしくは公平の間のこの対立は、第９章のケースの焦点であった。）

　もし保険経営者と医療従事者のいずれもが、加入者のお金をどう使うかということに関心を抱かない、もしくは、その使い方を決定する基準をもたないのであれば、加入者自身が自分たちの基金を配分しなくてはならないという人もいる。これを直接、健康医療団体（HMO）加入者のミーティングのようなところで行って、保険保護の一般的原則はどうあるべきか、どんな種類のサービスを優先すべきかを決定することもできる。どんな種類のサービスが重要なのかをいっそう明確にする間接的手段 ── 患者代表委員会や労使交渉 ── を用いることもできる。最後に、ケースバイケースで決定を微調整するために、コンサルティングを行う歯科医師を雇うこともできる。しかしながら、このコンサルタントを選ぶのは加入者である。なぜならば、コンサルタントは、加入者の価値基準を代表し、その監視係として信頼される者だからである。これが意味しているのは、ケイツ医師や、ロング医師の治療プランを疑問視した歯科医師は、治療に実質的利益があるかどうかを決定する段になったら、加入者グループ全体と一致していなければならないということであろう。

　これはさらに、保険業者や、マネージドケアプラン［＝医療行為の適切さの審査などによる管理医療］にいつでも応じられるようにしている臨床家の道徳的義務に関する問題を提起する。伝統的な意味では、歯科医師の道徳的責務は、常に患者の福利のために働くということであった。第２部のケースで確認したのは、これが次第に拡大され、患者の福利だけでなく権利のために働くことも含むようになってきたことであった。しかしながら、いまでは、公的機関や民営保険業者のために働く歯科医師が、患者個人の福利に反する役割を果たしても合法的だといわれるようになってきている。こうした場合、歯科医師が保険業者の利益を代表する立場で判断を下す契約しているのであれば、忠誠心の分裂という結末になろう。

　（第８章で論じられた）誠実性という道徳原則は、歯科医師がこのような約束の受け入れを拒否するよう要求するのか、あるいは、臨床的環境では患者個人に忠誠を示すものの、契約上雇用者に対して責務を負う場合には、忠誠を雇用者や患者全体に移すという道徳的分業が、歯科医師には可能なのか。たとえば、（たとえ患者と、患者を担当する歯科医師の考えでは、価値あるものであっても）効果的でないケアには資金提供がなされぬよう見極める、そうした責任をHMOに対して負うという役割を、歯科医師は引き受けられるのか。そうできるとしたら、歯科医師がケアの利用を制限するのは、求められたケアが患者の利益にならないと完全に確信できるときだけにすべきなのか。

　これは、労働組合や被保険患者グループから監視役を割りあてられた歯科医師にとって、重大問題を提出する。理論的には、歯科医師に対して加入者の好む価値判断に関する情報を与え、この価値判断に基づいて分配上の選択を行うよう、指示することが可能である。集団としての保険加入者は、加入者集団内の個人が望みのケアを得られない場合があることを認めるであろう。このような割りあてを歯科医師は受け入れることができるのか、あるいはそれは、個々の患者に忠誠を尽くすという専門職の伝統的義務に反するのであろうか。

　これら２つのケースは、それと密接に関連する１つの問題を提起している。治療が害悪より多くの善をもたらすのかどうかが、たいへんな議論になっていることはすでに確認した。どうみても思慮分別があり、有能で、献身的な歯科医師たちの意見も、分かれる可能性がある。不一致の理由は、１つには、選択肢に関する本来的に主観的な評価が問題に含まれていることにある。

こうした場合、第6章のケースで論じられたインフォームド・コンセントの問題が再度生じてくる。もし、（患者を担当する歯科医師は骨移植に価値を見いだすとしても）ケイツ医師はそう考えないとしたら、治療方針について意見の相違があることを知らせてもらう権利は患者にないのか。たとえば、ケイツ医師が一般歯科医に同意すると想定してほしい。有能な歯科医師の大部分は賛成しないだろうことを二人とも承知しているとしてもである。保険会社の歯科医師と患者を担当する歯科医師が運よく論争で同じ側に立つのかどうかという運命のめぐり合わせに、この患者の治療計画と保険資金提供を委ねられるのか。これら二人の歯科医師がたまたま同意するかどうかにかかわらず、論争について患者に知らせるのは妥当でないのだろうか。

　患者に与える情報の一部として、資金提供の決定について話すべきなのかもしれない。担当の医師は提供したいと考えるものの、保険業者は資金を出したがらないサービスを、患者が自己負担でまかなう機会を与えるのは妥当であろうか。

最低限の利益はあるが、高価なケアをめぐる論争

　提案された処置の有益性は関係者全員が認めても、どれほどの利益か、あるいは、その利益が資金提供に値するのかという点については合意に達しないケースにおいて、こうした問題はさらにいっそう明確なかたちで生じてくる。すでに見たように、利益とリスクが正確には何であるのか、利益とリスクをどのようにして数量化すべきかを決定するのは、広範な価値判断を伴う本来的に主観的な問題である。次のケース群は、少なくとも最低限有益であると認められているケアに資金を提供すべきかどうか、それに関する保険会社の判断に関わるものである。

　最初のケースは、2つの治療法の間での選択に関する議論を含んでいる。切歯の深いポケットに対してルートプレーニングとキュレッタージを行うか、それとも外科手術を施すかである。後のほうのケースでは、類似の問題が、もっと日常的な治療の選択において生じてくる。

ケース 66
事前認可が拒否される

　ヘレン・ムーア医師は歯周病科医で、著しいびまん性歯周疾患を患う35歳の女性を治療していた。患者の主な問題は上顎左側にあった。中切歯と側切歯に深い歯周ポケットがあり、第二小臼歯と第一および第二大臼歯には、5ミリから8ミリの歯周ポケットに加えて、著しい根分岐部病変もみられた。

　ムーア医師は、臼歯に外科手術を施す計画を立てた。切歯の骨縁下ポケットも、もっと後方にあれば、同様に外科手術を要するほどのものであった。しかしながら、切歯への外科手術は審美的に受け入れがたい傷を残すことになるとムーア医師は考え、こちらについては、ルートプレーニングとキュレッタージだけを行うことにした。切歯部分への外科手術には不安が残るといわれて、患者はより保存的なプランに同意した。

保険会社に提出した事前認可書類は、外科手術のほうが確実な処置であろうという意見が付されて却下された。患者の最善の利益になると確信していた処置を保険会社が認めなかったので、ムーア医師は困ってしまった（しかも、外科手術の650ドルに比べて100ドルと、たまたま安くあがる処置でもあった）。彼女はどうすべきか考えた。

ディスカッション：
　このケースでは、ムーア医師と、保険会社のために患者記録を検討している歯科医師とは、臼歯への外科手術の必要性について意見が合わないわけではないように思われる。切歯を何とかしなければならないという点では、一致している。2つの治療方法（外科手術と、キュレッタージを伴うルートプレーニング）がともに有益であるという点でも、彼らは合意するだろうと考えられる。合意できないように思われるのは、2つのやり方のうち、いずれがより良い治療なのかということである。
　合意できないのには、それ相当の理由があるのかもしれない。ムーア医師が考慮に入れた要因の1つは、外科手術が審美的に受け入れがたい傷を残すと思われたことで、患者の同意も得られた。それとは対照的に、保険会社のためにコンサルティングを行っている歯科医師は、外科的アプローチのほうを好んでいるように思われる。そのほうが患者の問題を解消する見込みが大きいという理由らしい。ここで議論されているのは、どちらの歯科的処置がベターなのかを決める際に、そもそも審美的要素を考慮に入れることが、認められるかどうかである。関係二者の間のその論争は、価値のトレードオフに関する議論にすぎないのか。
　ルートプレーニングとキュレッタージが完全にはうまくいかなかったら、もっと確実な外科処置の費用を出すよう、さらに要求されるのではないかと、保険会社は心配しているのであろう。審美を目的とする処置に対する資金提供の扉を開けることになるという懸念もあるかもしれない。こうした心配は妥当なのか。より審美的だが確実性は劣る処置を望む患者の気持ちが変わらないのであれば、外科手術への資金提供を受ける権利を放棄する証書に、署名するよう求めるべきか。保険業者は、患者の望む治療のほうが安くつく場合には、審美的理由による処置を認める方向に保険条項を改められるだろうか。そうすることで、関係者それぞれがここで抱えている倫理問題は解消されるのか。
　確実性は劣るが、より審美的な処置の方が患者のためになるという、ムーア医師とその患者の見解に、保険会社のためにコンサルティングを行っている医師が、同意すると想定してほしい。（審美的理由による処置を排除する規則のような）扱いやすい一連の規則に対する保険業者の関心を、コンサルティングを行う歯科医師はどう考慮に入れるべきなのか。歯科医師は、保険業者に雇われているときには、「常に患者個人のために働く」という責務を放棄することができるのか。
　保険に基づいてケアを限定するケースで鍵となる問題の1つは、当のケアが患者の利益になるといったん合意したら、保険業者がそれをカバーしないことが原理的に認められるのかどうかである。ケース64と65で想定したように、保険会社は実質的利益のない治療への資金提供を拒否できると考えたとしても、明らかに有益なサービスを除外することには、もっと議論の余地がある。しかしながら、他の選択肢に比べるとあまりに不十分な利益しかないので、（保険プログラムへの加入時点で、つまり、その最低限のサービスが必要になる前に、決定を下すことができたとすれば）分別のある保険プログラム加入者なら、カバーされることを望まないような処置もある。有益だとわかっているケアに対する制限を支持する人たちは、「サービスから利益が得られるとしても、利益はコストを正当化しない」という主張にその論拠を求めるのだが、それには、なるほどと思わせるところがある。このような制限——あらゆる保険計画が含む制限——の擁護者は、保険業者が最

低限度の有益性しかないサービスを一部除外するのは、倫理的だと考える。しかし、このケースの場合、ルートプレーニングとキュレッタージの方が有益だとわかっていて、そのほうが安価であっても、なお除外されるというのであるから、例外的である。このような方針を支持する議論があるだろうか。

　ケース66で問題だったのは、(外科手術か、キュレッタージを伴うルートプレーニングかという)比較的専門的な処置の選択であった。次の３つのケースでみられるように、きわめて日常的な治療に対して保険業者が制限を加える場合に、類似の問題が生じる可能性もある。

> ### ケース 67
> ### 保険適用の範囲と不完全な治療

　テリーザ・ティンスリー医師は、治療計画に常に歯周治療を取り入れている良心的な一般歯科医である。最近、受付係が彼女に伝えたところによると、歯周治療を断る患者が増えているということであった。最初、ティンスリー医師には、この憂慮すべき傾向が理解できなかった。患者は皆、彼女の立てる治療計画に同意していたからである。けれどもまもなく、どうしてそういうことになったのかがわかった。
　ティンスリー医師は、ホームケア指導に加えて、保存修復的ケアと歯周ケアを治療計画のうちに統合している。保存修復処置が歯周治療よりも先に終わることはよくある。患者は、治療中のある時点で、とくに歯周治療について保険のカバーする範囲が思っていたよりも少ないことに、はっきりと気づくようになる。保存修復処置には価値を認めるけれども、歯周治療の重要性はあまり説得力がないように思われて、自己負担がはっきりわかってくると、来院するのをやめてしまうのである。典型的な例では、歯周治療のコストは450ドルで、ケアの主要な構成要素はディープ・スケーリングである。被保険者負担額が20％なら、患者の支払いは90ドルになる。新患が多くて、来なくなった患者に目がいかないという事情がなければ、ティンスリー医師は、もっと早くこの傾向に気がついていたであろう。
　どうしたらうまくこの問題を処理できるだろうかとティンスリー医師は思った。保険証書もそのアプローチもきわめて多様なので、彼女自身、保険が適用される範囲の詳細を、いつも完全に承知しているわけではなかった。とはいえ、それが彼女にとってどれほど難しかろうとも、患者にとってはもっと重大な問題となる。
　どうすれば保険適用範囲の影響を受けずに効果的に仕事ができるだろうかと、ティンスリー医師は考えた。患者に自分の保険がきく範囲を理解させる手助けを、どこまですべきだろうかと思案した。

ケース 68
どれくらいの頻度でフッ化物治療を施すべきか

　バーナード・ドナルドソン医師は小児歯科医で、患者へのフッ化物塗布にたいへん力を入れていた。彼は常々、すべての子供が3歳でフッ化物塗布をはじめ、青年期を通して継続することを奨励していた。

　保険がカバーしているフッ化物治療は、多くの場合、1年に1回だけである。それゆえ、歯科医師のなかには、自分の医院の方針として推奨するフッ化物治療頻度を、保険の一般的適用範囲に合わせて設定する者もいる。しかしこれは、6カ月ごとのフッ化物塗布という、歯科の世界で大部分が支持する見解に反している。とはいえ、事態を複雑にしている要因の1つは、フッ化物塗布を必要とする頻度が患者によって異なることである。

　8歳のビリー・ソーンダーズは、過去5年間、ドナルドソン医師から年1回のフッ化物治療を受けていたのだが、初期のカリエス性病変が広がりかけていた。年1回のフッ化物治療では十分でなかったことが、ここでドナルドソン医師には明らかに思えた。彼はビリーの母親に説明した。「保険会社は年1回の塗布分しか支払ってくれませんが、年2回塗布したほうがよいと思います」。「その費用は45ドルになります」と話したところ、ソーンダーズ夫人は、「保険のきく範囲で何とか治療してください」といった。

ケース 69
歯周治療のニーズと保険給付金との対立

　年4回のリコールで診る必要があっても、保険給付金でカバーされるのは年2回だけという患者を、ドナルド・マックレイ医師はたくさん抱えている。ジョナサン・ショーは、そうした患者の一人であった。23歳の大学生で、重い歯周疾患の病歴があった。しっかりした望ましい口腔衛生にはまったく身を入れてこなかったことを、彼はすぐに認めた。彼の話しでは、歯を磨くよう両親に強くいわれたことは一度もなく、こうしたことを無視するのがほとんど身についてしまっていた。以前にマックレイ医師は、このままいけば長期にわたる重大な結果になることをショーに警告していた。しかし、積極的な効果といえば、口腔衛生チェックのためにショーを3カ月ごとに診察予定に入れるようになったことぐらいであった。

　そのような頻繁な診察は、ショーがひとたび経済的に自立すると、大きな問題になった。彼はだんだん金銭面に気づくようになると、マックレイ医師同様、保険が余分な診療をカバーしないことにいらだつようになった。

ディスカッション：
　これら3つのケースは、歯科保険の適用範囲が限られていることから起こってきた問題である。ケース67では、治療を継続することの重要性を患者に理解してもらうために、ティンスリー医師は患者教育をもっと行う必要があるかもしれない。しかし、来院しなくなるのは保険がきかないときだけなのだから、患者は、治療にいくらかは価値を認めてはいるが、残りのサービスに対して全部自前で払うほど重要だとは、思っていないということ

とであろう。

　もしそれがほんとうなら、これら3つのケースすべてにおいて、関係者は皆、結果は実質的に有益だと見ているように思われる。患者が追加サービスを受けられないのは、明らかに有益な処置 —— 歯周治療、フッ化物塗布、口腔衛生のための追加的リコール —— に対して保険がおりないからであり、また、自分自身に必要な処置に対して患者が自前でお金を出したがらない、もしくは、出すことができないからである。

　繰り返すが、問題は、思慮分別のある人々が歯科保険システムを設計する立場にあったとしたら、有益性の見込まれるあらゆるサービスに対する保険適用を、主張するかどうかである。そうしない理由はたくさんある。ケース66のような前のケースで確認したのは、コストに比して利益があまりに最低限ぎりぎりしかないので、保険がカバーしてくれても意味がないと、保険加入者が主張しても当然と思える保険プランもあるということである。むしろ現金をもらうほうがありがたいと思うだろう。

　現実の保険の世界では、このようなかたちで保険のプランについて票を投じるチャンスが加入者に与えられることはめったにない。しかしながら、競争市場で保険を販売している人たちにはわかっていることなのだが、患者が何をカバーしてもらいたがっているのか見誤ると、他の業者に乗り換えられてしまう。患者はお金という投票権を手にしているのだから。道理をわきまえた加入者は、これら3つのケースにおける歯周治療やフッ化物治療を支持するであろうか。

　ケース68のビリー・ソーンダーズとその両親について考察してほしい。保険でカバーされる範囲に子供向けのフッ化物治療を含めるべきかどうか、決定しようとしている加入者の仮想的会議を思い浮かべてみよう。おそらく加入者は、そのサービスに保険を適用すると票決するであろうが、しかしそのあとで、今度はどれくらいの頻度で提供すべきかという問題に対処しなければならない。確かに、年1回なら確実に賛成されるであろうが、そうすると、年2回提供すべきか否かという問題に直面することになる。（もし年2回を選んだら、年3回ならどうかという問題に取り組まなければならない等々。）加入者がその効果を認めたとしても、塗布の頻度を増やすとともに、コストはだいたい同じであっても、メリットは減少することを理解するであろう。それ以上の処置がいかなる善もまったくもたらさないところまで資金提供を続けることもできるが、しかし、妥当ではない。たいてい、コストに比して利益があまりに小さいので、その後の処置に資金提供を行う価値がないくらいの頻度に落ち着くであろう。

　ドナルドソン医師は、まだ他にも問題があることに気づいた。あらゆる患者が同じ頻度でフッ化物を必要としているわけではない。それゆえ、たとえ多くの患者には年1回がまったく理にかなっているとしても、病変や日常の飲食物、衛生習慣によって、あるいは歯の形態に関連した理由から、それが当てはまらない患者もいるだろう。完全に合理的で公正な保険プランは、それぞれの患者に与えられるものが、その人に最大限可能な利益に対して同じ割合になるようにするであろう。それは、患者によって異なる頻度でフッ化物治療を行い、無条件に最大の利益が得られる頻度で治療をうける患者はいないことを意味しよう。フッ化物の必要性を測る、簡単で客観的な方法がないかぎり、保険業者にできる最善のことは、1年に1回の処置といった大まかな限度を提示することである。それによって、ビリー・ソーンダーズのような例外的ニーズを有する患者にまでも、このような限界を課すことが正当化されるのか。そうではないとしても、頻度が増すに従って、そこから得られる限界利益［＝経済学でいう限界効用に相当し、あるものを新たに一単位だけ消費した際に得られる効用・利益を意味する］は次第に減少していくので、少しでも利益があれば資金の提供を受ける、というわけにはいかない。ひとたびそう認識されたら、そのような限界はどのように設定するのか。

ケース69では、保険の限度の問題は複雑になっている。ビリー・ソーンダーズのような患者については、ニーズが平均的な患者よりも大きいのだから例外を設けるべきだと認めるとしても、さらなる倫理問題が生じてくることもある。

頻繁なフッ化物処置に対するビリー・ソーンダーズの特別なニーズにいくぶん似るが、ジョナサン・ショーは、口腔衛生のために異例の頻度でリコールが必要である。考えるべきことは、もう1つある。フッ化物の必要性を減らすために、ビリー・ソーンダーズ自身に何かできることがあったという確証はない。しかしながら、ジョナサン・ショーのケースで特別な水準の予防サービスを必要とした理由は、彼がきちんとした口腔衛生習慣を身につけられなかったことにある。理論的には、悪習を改めれば、余分のサービスを受けないで済んだのである。ショーがそのようなライフスタイルを選択したばかりに、歯科保険用に財源をプールしている人たちに、余分な予防サービスのための支払いを要求せねばならないのか。あるいは、ショーは自ら進んで危険なライフスタイルを選択したのだから、余分のサービスに対しては、彼が自分でお金を支払うよう求めるべきなのか。

問題は見かけよりも複雑である。ショーがその習慣を身につけたのは幼い頃で、彼の両親は、それを改める努力を何もしなかったらしい。これが人生のきわめて早い時期に身につけられる習慣であれば、それに関する責任がショーにあるだろうか。しっかり確立された習慣は、彼が変えることのできるようなものなのか。そうでないとすれば、悪癖を身につけるリスクは、遺伝性象牙質形成不全症の遺伝因子と似たような仕方で「ランダムに」分配されているのだと、保険プールの参加者は考えるべきなのか。ショーは余分な治療を受けなくても口腔衛生を改善できたかもしれないという事実によって、その余分な資金提供に関する判断は左右されるだろうか。

価値はあるが、保険から除外されたケアをめぐる論争

先のケースで問題になっていたケアは、患者(もしくは患者の代理人)が望むものであり、また、立派な歯科医療とよぶにふさわしいものであるにもかかわらず、歯科医療保険から除外されていた。しかしながら、こうしたケースはすべて、コストに比して明らかに最低限の利益しかもたらさない治療を含んでいた。除外されるサービスが高価で、しかも高く評価されている処置であるという点で異なっている歯科保険もある。たとえば、ニーズがどんなに明確であるとしても、ブリッジをまったくカバーしない保険プログラムもあるかもしれない。以下のケースが提示するのはこのような除外についてであり、その道徳性を吟味する必要がある。

ケース 70
保険会社はノーという

ブレンダ・ロバーツ夫人は、リチャード・ストロー医師の新しい患者であった。以前に下顎第一大臼歯を失っていたので、欠損した歯に代えてブリッジを必要としており、また、そう望んでいた。隣接歯にも問題があった。第二大臼歯には歯内治療とクラウンが必

要で、第二小臼歯には中程度の深さの遠心面齲蝕があった。

　ロバーツ夫人のもっている保険で、事実上、ブリッジはカバーされるものと二人とも思っていた。保険証書の解釈としては、歯内治療と２つのクラウン部分のお金は出るが、第一大臼歯に替わるポンティックはカバーされないだろうと、ストロー医師は考えていた。ロバーツ夫人がポンティック分の支払いに同意したので、事前認可を得るために必要な書類とレントゲン写真を保険会社に送付した。

　保険会社は、「最終的にブリッジを作ることになるのであれば、クラウン部分の代金は払わない」といって、彼のプランを拒否した。さらに、「もしあなたが患者からポンティックの支払いを受け取ったら、保険詐欺の罪を犯すことになる」というのである。彼は社内のさまざまなレベルにあたってみたが、反応は同じであった。ロバーツ夫人は自費でブリッジをつくることを拒んだ、もしくは、その余裕がなかった。

　ストロー医師は保険会社の方針に困惑し、どうすべきかと思った。

ディスカッション：

　保険会社の見解は、まったく独断的な印象を与える。ブリッジにしないのであればクラウンのお金を出すが、ブリッジにするなら出さないというのでは、それで保険業者がいくらかお金を節約できる点を除けば、何の役にも立たないように思われる。保険証書の言い回しには、ポンティックの利用を認める余地はまったくないと、保険会社は主張しているらしい。それが保険会社の解釈であるとして、このような契約は倫理的に正当なのか。

　本章の前のケースで確認したのは、あらゆる保険証券が免責条項を含まざるを得ないこと、そして、ほんとうに無用なサービスを除外した後で、少なくともいくらかは有益な処置も一部除外することになるということであった。

　除外の根拠として、いくつかの基準が提出された。コストに対する利益の割合が非常に低いという理由で除外されるサービスもある。第９章で確認したのは、（利益とコストに訴えることの基礎となっている原則である）効率をベースにした配分の倫理問題の１つとして、このような配分が、治療の困難な人々に対しては公正でない可能性があるということだった。サービスを除外するもう１つの根拠は、公平さである。公平さを考慮に入れるなら、恵まれた人たちの受益権は相対的に少なくなるだろう。とくに歯科保険の場合、もう１つの理由になるのは、あらゆる有益なサービスをカバーすることではなく、予期せざる大きなコストを分散させることが保険の目的だ、とする考え方である。最後に、まったく独断的な除外項目もあるかもしれない。根拠があるとしたら、いったいどんな根拠に基づいて、保険業者はクラウンをカバーしながらポンティックを排除できるのか。保険業者には、カバーされるものとそうでないものを正確に明らかにする、道徳的義務があるのか。

――――――――

　一部の高価で有益なサービスを除外する保険の問題に直面したのは、前のケースでは、患者に臨床的ケアを提供する歯科医師であった。保険業者に雇われていたり、前払い制均一割当料金デンタルプランに携わっていたりする歯科医師に関しても、同じ問題が生じてくる可能性がある。

ケース 71
指定保険医制度のディレンマ

　ダニエル・シャウム医師は、指定歯科保険医療機関を運営する仕事に就くための面接を受けていた。2箇所で60人の歯科医師を監督するというかなりの仕事であった。給料や手当は非常によかった。経営学修士号と過去の経験からいって、シャウム医師は自分がまさに理想的な候補者だと判断し、社長も同意見だろうと思った。

　社長は、シャウム医師が負うことになる責任について詳細に説明した。シャウム医師は、監督下にある歯科医師に対して、会社の利益が最大になるように行動すべきであると強調しなければならない。会社の契約条項のなかには、たとえば、クラウンを少なめにし、アマルガム保存修復処置を多めにすれば利益は最大になるとある。同様に、歯科医師たちはブリッジをもっと減らし、単純な部分床義歯の作製を増やすべきであるとしている。

　歯科保険ビジネスの性質からして、保険会社が長期契約を結ぶのは難しいことも、社長は指摘した。2年契約が平均的である。これは、短い契約期間の後に新しい保険会社ともっと良い取引条件を取り決めることによって、雇用者が経費をカットしようと企てるからである。それゆえ、シャウム医師が60人の歯科医師に対して明確にしておく必要があるのは、彼らもその短期の枠組みで考え、2年間はもつような仕事をしなければならないということである。同じ方針に沿って、時期を選べる外科処置は、コスト面から最小限にすべきであるとされた。たとえば、あきらかな埋伏第三大臼歯があるものの、今後2年間は症状がでない18歳の患者を治療している歯科医師は、外科処置のタイミングとしては理想的であっても、抜歯を勧めるべきではない。

　シャウム医師は、60人の歯科医師を管理するに際して課される制約について、深く憂慮していた。会社の方針の大部分は、患者のために行為するという彼の本能的方針に反していた。しかしながら、金銭的には破格の待遇だったので、予想通りに採用の申し出があったら、それを断れるだろうかと思った。シャウム医師はどうすべきか考えた。

ディスカッション：

　これはケース70と比較すべきケースである。両方とも、ケアに制約を課すことによって、明らかに望ましいと思われるサービスを排除するケア提供者に関わっている。プラン管理者にはサービスの一部を除外する権利があり、高価だが有益なサービスについてもそれは当てはまるという議論が、どちらのケースでも可能だった。論争の的になっている問題の1つは、管理者にはある一群のサービスを提供する義務があるのか、それとも、それが除外されることを明らかにする義務だけがあるのかという点である。シャウム医師に対する社長の指示のなかでほんとうに問題なのは、長期的利益しかもたらさないサービスを排除することなのか、あるいは、この方針を被保険者には明らかにしていないことが問題なのか。ときには「公開」の原則ともいわれる倫理原則によれば、ある方針の倫理的試金石は、しようとしていることを進んで公表するか否かにある。この会社の方針は、こうした吟味に耐えるだろうか。方針を明らかにする気が会社やそこで働く医師たちにあったら、その方針は許容できることになるのだろうか。

保険業者-歯科医師間の会計処理の倫理

　これまでのところ、本章のケースはすべて、患者に影響を与える可能性のある保険会社の方針に関わっていた。少なくともある人の観点からすれば、患者に利益をもたらすことのできるケアが、除外されたり認められなかったりするのである。ときには保険会社の方針のために、患者が直接傷つけられることはなくても、歯科医師の利益が危険にさらされるかもしれない。以下のケースで、歯科医師は保険業者の節約戦略に従属させられており、しかも患者はそのことを全く知ることがないようになっている。

ケース 72
お金を少しばかり長く手元に置いておくこと

　アイリーン・フラッド医師は、取り引きしている保険会社の規制に従うべきかどうか決定しようとしていた。クラウンやブリッジによる治療の場合、たいていの保険会社は、製作物が口腔内にセメント合着されるまで、請求書を送ることを許さない。この事実に彼女はいらだっていた。保険外の場合には、形成を行う時点で患者に請求書を出すことにしている。保険会社には、お金を長く手元に置き、それを投資して利益を得ることが慣習として認められている。たとえ時差が2週間にすぎないとしても、相当な投資能力をもつ大会社なら、十分に利益を生み出すことができる。歯科医師への支払い遅延による財政的利益とは別に、歯科医師は未完の治療の支払いを期待すべきではないというのも、保険会社の主張である。
　フラッド医師は、その論理に完全には同意していない。形成を行う時点で請求書を出すのが多くの歯科医師の習慣だからである。保険会社の立場を理解はするものの、フラッド医師には考慮すべき彼女自身の状況というものがあり、それには諸経費と技工所請求書の支払いが含まれている。
　結局、開業医と保険会社の対立は、歯科医師には支出をカバーするために早急に代金が必要であるのに、保険会社は利益を最大化するためにそのお金をキープしておきたいと考えることである。マイナーな問題にみえるが、とくにフラッド医師の業務の65％は保険に関わるものなので、かなりの額が絡んでくる可能性がある。これからも保険会社の方針に従うべきか、彼女は思案した。

ディスカッション：
　フラッド医師は、保険会社に従うべきかどうかを問題にしている。自分に選択の余地があると思っているようだが、彼女にはどんな選択肢があるのか。実際に完成する以前に製作物ができあがったことにして請求書を提出することで、保険会社の強引な支配に応酬することができるのか。前のケースで論じた公開原則は、保険業者と同様に、歯科医師の行動にもあてはまるのか。
　ここで問題なのは、製作物が完成したと報告を偽って不正を行うことだけなのか。保険業者には、歯科医師が患者に請求する際の典型的スケジュールと同様のスケジュールに従って支払いを行う道徳的義務がある、という主張に根拠はあるのか。保険業者は、ビジネス契約の条件交渉と同じやり方で、支払いの条件交渉をすることができるのか。それと

も、保険業者が財政方針について条件を課さざるをえない道徳的理由が何かあるのか。

結論

　本章のケースでしばしば認められたのは、歯科医師が利害衝突に巻き込まれていることであった。患者の利害が保険業者や前払いプランの利害と対立するような状況に、歯科医師は置かれていたのである。同様に、歯科医師は、研究に際して、このような利害衝突のただ中にいることに気づくこともある。次章で提示されるのは、この問題に関わるケースである。

参考文献

1. Nyman S, Gottlow J, Karring T, Lindhe J. The regenerative potential of the periodontal ligament: an experimental study in the monkey. *J Clin Periodontol* 1982;9:257–265.
2. Aukhil I, Pettersson E, Suggs C. Guided tissue regeneration: an experimental procedure in beagle dogs. *J Clin Periodontol* 1986;57:727–734.
3. Becker W, Becker BE, Prichard J, Caffesse R, Rosenberg E. New attachment after treatment with root isolation procedures: report for treated class III and class II furcations and vertical osseous defects. *Int J Periodont Rest Dent* 1988;8(3):9–23.
4. Pontoriero R, Nyman S, Lindhe J, Rosenberg E, Sanavi F. Guided tissue regeneration in the treatment of furcation defects in man. *J Clin Periodontol* 1987;14:618–620.
5. Pontoriero R, Lindhe J, Nyuman J, Karring T, Rosenberg E, Sanavi T. Guided tissue regeneration in degree II furcation-involved mandibular molars: a clinical study. *J Clin Periodontol* 1988;15:247–254.
6. Hancock E. Regeneration procedures. In: *Proceedings of the World Workshop in Clinical Periodontics*. Chicago, Ill: American Academy of Periodontology; 1989;Section VI:1–25.

第12章

歯学研究における倫理的ディレンマ

　歯科医療における新技術と新薬の試験は、ある意味では歯科医療そのものと同じくらい古くからある一方で、一般性のある科学的知識をもたらすための、形式に則った組織的臨床試験は新しい現象である。それは19世紀以前に遡るものではないが、20世紀後半には主要な道徳問題の1つとして浮上してきた。人間を対象とする研究での最初の主要な道徳的論争は、ニュルンベルク裁判に由来する。強制収容所の収容者に対する非道な扱いは、ニュルンベルクコードに始まる研究倫理の一連の新しい基準を生み出した[1]。

　人間を対象とする研究が引き起こす道徳的ディレンマは、次のように考えるとはっきりする。すなわち、患者の利益だけを目的として働くように医療従事者を拘束するヒポクラテス的倫理の伝統は、文字通りにとれば、一般性のある知識をもたらすための、いかなる組織的研究も禁ずることになる。そうした研究すべてが目的とするのは、患者を益することではなく、新たな情報を得ることだからである。どの処置が患者にとってもっとも利益になるのか、十分な確信をもてないという理由で歯科医師が「実験する」臨床試験においてすら、その実験を科学的なものにするための処置 ── 無作為抽出、調査者および患者のマスキング、プロトコルの厳守 ── は、純粋に患者の福利のためということで正当化はできない。

　それゆえ、個々の患者を益するよりも、一般性のある知識をもたらすように立案された臨床試験は、伝統的な患者中心のヘルスケア倫理に対する重大な問題を提起しているのである。実際に起こった恐るべき濫用にニュルンベルクで直面した我々には、主として2つの選択肢があった。純粋に患者中心的な倫理に立ち戻って、いかなる組織的研究も許さず、どのような処置も患者の福利のためだけになされるべきだと主張することもできたのである。

　この選択肢を我々は選ばなかった。その代わりに、被験者を守るためのまったく新たな戦略のほうに向かったのである。それは、純粋に患者中心の倫理を断念することを意味した。それゆえ、ニュルンベルクコードの鍵となる原則の1つは、次のようにはっきり述べている。「実験は、社会のために実り多い結果をもたらすようなもの、他の研究方法や研究手段では手に入れることのできないようなものでなければならない[1]」。社会的正当化への道を開いた以上、我々は、被験者を守る別の手段、たとえば、自律性の道徳原則と同意の理念をもつ必要があった。ニュルンベルクコードの第一原則には、「被験者となる人の自発的同意が絶対に欠かせない」とある[1]。

アメリカのヘルスケア研究は、1970年代のはじめまでに、次の2つの基準を課す道徳的および法律的な制約のもとに正式に置かれることとなった。すなわち、(1)リスクは社会に対する潜在的利益によって正当化されるということ、そして(2)同意原則、である[2]。いまや法廷[3,4]、政府委員会[5]、連邦条例[6]、そして、アメリカ歯科医師会[9]により1973年に採択された研究倫理に関するコードを含む専門職のコード[7,8]、これらすべてが、厳格な基準を満たすという条件の下でだが、社会の福利のために人間を被験者とする臨床試験を行うことの倫理的正当性を認めている。

歯科医療における研究の一部として臨床試験を行うという考え方は、おおよそ、いまでは十分に受け入れられている一方で、特定の領域では論争が続いている。道徳的議論が続いているのは、主要な受益者が個々の被験者よりも社会である場合、被験者への危険がいかにして正当化されるのかという、まさにその問題である。さらに、十分な情報に基づいた同意であるためには、患者に何を伝えるべきなのか、という問題も議論されている。その他に、被験者への補償に関する倫理、歯学研究への商業的資金提供、臨床試験の実施とデータ処理の倫理、歯科的知識に寄与するために犠牲を払った被験者に対する責任などの問題がある。本章のケースは、これらの道徳論争の事例を提示する。

利益はリスクを正当化するか

人間の被験者を必要とする研究のアセスメントを行ううえで、最初にしてもっとも基本的な道徳的基準は、プロジェクトの潜在的利益によってリスクが正当化されなくてはならないことである。これには多くの含意がある。たとえば、プロジェクトの構想があまりにお粗末なために、調査者には何の収穫もない可能性が大だとしたら、また統計的正当性が不十分だったら、あるいは、方法が適切でなかったとしたら、そのような場合には、ほとんど、もしくは何の利益も得られず、いかなるリスクも正当化されないであろう。

この基準には、得られる知識の価値を査定することも必要である。これは、明らかに科学の領域にはとてもおさまらない。たとえすばらしい実験計画で、統計的正当性も完璧だったとしても、もたらされる情報にわずかな価値しかなければ、研究の利益は大きなものとはいえないであろう。

それゆえ、人間を被験者とする研究のアセスメントは、第5章で善行と無危害という倫理原則を探求した際に論じた問題を、我々に課してくるのである。何らかの科学的な目的が満たされ、新たな知識が生み出されることを示すだけでは、十分ではないだろう。その知識には、ある種の価値も示されなくてはならない。この種の問題は、科学者と非科学者の対立を生み出すと予想される。科学者は —— 至極当然のことなのだが —— 新たな知識のうちに内在的価値を認めるようになったのに対して、非科学者は、むしろ何か価値ある利用法が見出される場合にだけ、知識に価値を認めたがる。さらに、知識のうちにただ道具的価値だけを認める人たちの間でさえ、価値基準が異なる人々の意見は一致しないと考えるべきである。

この第1節のケースすべてが提起しているのは、デンタルリサーチにおいて、人間を被験者とした臨床試験の道徳性を評価する場合に、利益と負担のアセスメントをどのように行うべきなのかという問題である。

ケース 73
研究で痛みを与える

　1981年にD.P.ルー医師が小児歯科学誌に発表した論文のタイトルは、「思春期精神遅滞者おける、痛みに対する相対的無感覚の臨床的研究」であった[10]。研究の目的は、「精神遅滞者の痛覚閾値が、一般に信じられているように、ほんとうに普通の人のそれより高いのか」明らかにすることである。

　研究は2つの部分から成り、両方とも11歳から16歳までの子供たちを対象とするものであった。IQ85以上のおよそ30人がコントロールの役を果たし、残りの105人が、医学的問題を他には抱えていない精神遅滞者であった。知能遅れの子供たちは3つのグループに分けられた。IQ70から84までのボーダーライン、55から69までの軽度精神遅滞、そして40から54までの中度精神遅滞である。

　研究の第1部では、局所麻酔薬口腔内注射の痛みが測定された。注射箇所は明らかにされなかった。「痛みを自然に表現させるために、事前の警告なし」に注射は行われた。注射のとき被験者は、（1）頭を動かさず、（2）「声に出して痛みを表現する」よう求められた。

　第2部では、窩洞形成時の痛みが測定された。被験者一人ひとりの下顎小臼歯に1級窩洞形成とアマルガム保存修復処置が施された。齲蝕はすべて前もって診断されていた。鍵となる特徴は、麻酔なしで窩洞形成が行われたことである。しかしながら、痛みが「局所麻酔なしでは処置を継続できない」ほど大きな被験者は、除外された。

　痛みを評価するために、4点制の2つの異なるスケールが用いられた。1つのスケールは行動に的を絞っている。「4」は「良好」で、被験者は泣き言もいわなければ、動くこともなかった。「0」は「不良」で、被験者は第1部では「金切り声をあげたりもがいたりしたため、注射を取りやめ」、第2部では麻酔注射が必要になった。

　もう一方のスケールは、痛みを測定する。被験者は、感じた痛みについて次の区分けで質問された。なし（4ポイント）、あったがわずか（3ポイント）、比較的小さな痛み（2ポイント）、中ぐらいの痛み（1ポイント）、大きな痛み（0ポイント）。

　測定方法によって結果に差がでた被験者は多かった。偏差が2ポイント以上の場合には、当てにならないと考えられて、データには含めなかった。2つのスケールを足し合わせて2で割ると、痛覚閾値ポイントとよばれるものが得られる。そしてこの数は、IQとの相関関係を調べるために使われた。結果は、統計学的に有意な一連の負の相関関係であった。これは、知能の遅れた人が標準的な人より高い痛覚閾値をもっていることを意味していると解釈された。

ディスカッション：

　この研究の倫理面を評価するために、予想される利益と害悪を見積もらなくてはならない。これにはいくつかの段階が必要である。まず第一に、知識の潜在的価値は何なのかが問題になるであろう。この研究が倫理的なのは、知恵遅れの子供たちの典型的な痛覚閾値が、そうではない子供たちと異なるのかどうか、わかっていない場合に限る。（違いの有無がある程度の確実性をもってすでに知られていたならば、その研究は何の役にも立たず、そもそもはじめから非倫理的だということになろう。）その研究が発表されたとき、1人の権威者が異議を唱えた。厳密にいえば決定的証拠はないが、一般的見解によれば、精神遅滞者とそうでない者の痛覚閾値に違いがあることを支持する証拠はない、というのである。もっと重要なことには、当時、痛みを評価するための標準的なテストが発表され

ており、歯学モデルと対照させるかたちでそれを用いるべきであった。口腔内の痛みの評価は、きわめて多くの変数を含んでおり、問題がわかりにくくなるおそれがあるため、利用してはならないことになっている。

調査者は、痛覚閾値に一般的相違が存在するという仮説を立てていなければならないが、それが既知のことであってはならなかった。そういう仮説を立てたり反駁したりすることが、何の役に立つというのだろうか。患者の治療は、その情報に基づいて変わってくるのであろうか。おそらく1つの目的は、精神遅滞者への麻酔に伴う不必要なリスクを、最小にすることであろう。このような麻酔のリスクは何か、そして、歯科医師がそうしたリスクを避けるために、この情報はどの程度役に立つのか。おそらく、知恵遅れの青年の痛覚閾値にも、ふつうの青年のそれにも、ケース特有のヴァリエーションがあるだろう。歯科医師は、痛みに対する個々の患者の反応に基づく局所麻酔法を開発すべきなのか。それとも、精神遅滞の関数として、一般的に痛覚閾値に相違があるという情報を、大いに活用することができるのだろうか。

研究の潜在的な利益を評価するためには、その方法によって妥当な結論が引き出されるのかどうか決定する必要もある。痛みを起こす手段として窩洞形成を選ぶことで、信頼できるデータが生み出される見込みがあるのか。子供たちの回答が過去の歯科治療経験に基づくものであって、現在の刺激に基づくものではない可能性には、どの程度の根拠があるのか。一部の、とくに障害をもつ子供たちは、自分の痛みをおもいきり表現するのを、心地よく感じていないのではないだろうか。

もう1つの問題は、痛みの尺度として用いられたものが言語的解釈に基づいていることである。IQ80以下の人たちが、わずかな痛みと比較的小さな痛みを区別できるのか。調査者は、そのとき利用できた、他の既発表の非言語的スケールを使うべきであったのか。

研究上の問題の答えから得られる潜在的利益を見積もり、解答が与えられる計画かどうかがひとたび決まったら、次に問題になるのは、「コントロール」へのリスクが正当であったかどうかであろう。第1部の普通の青年へのリスクは何か。痛みを自然に表現できるよう、事前の警告なしに麻酔注射を施すというのは、同意なき治療に等しいのか。それは、良き歯科診療から著しく逸脱していないのか。もしそうなら、これはコントロールにされた精神的に普通の青年たちの負担となるであろう。彼らは研究から利益を得られないのであるから、この負担は研究だけを目的としたものということになろう。

研究倫理に関するスタンダードな規約が強く求めるのは、被験者への負担は潜在的な利益によって正当化されなくてはならないということである。一方、被験者のそうした負担が社会全体の利益によって正当化できるのかどうかについては、規約ではかならずしも明確になっていない。未成年者、精神遅滞者や、その他のインフォームド・コンセントが成立しない人たちを、他人の利益のためだけにリスクにさらすことは、いっさい認められないと主張する理論家もいれば、他人の利益によって正当化されるなら、穏当なリスクを大目にみることにとくに異を唱えない理論家もいる。(全米被験者保護委員会は、「最低限のリスクが少しばかり増加すること」は黙認すると語っているが[11]、その場合でも、他に条件を満たさなければならない。それには、両親の許可だけでなく、子供の同意を得ることも含まれている。) コントロールの使用はこうしたテストをクリアできるのか。コントロールに関しては、どれくらいのリスクなら倫理的に許容できるのか。

精神的に普通の子供たちを用いることの倫理的評価を終えたら、次は、知恵遅れの患者を用いることの倫理性の検討に向かうことができる。麻酔なしの1級窩洞形成をはじめとする処置が彼らの当面の利益にはなりえないのは明白であるけれども、研究の方法が穏当なら、長い目でみれば、何らかの意味で彼らはこの研究から利益を得られるのだろうか。知恵遅れの青年の痛覚閾値の一般的特徴がもっとよくわかるようになれば、よりよい治療

を将来受けられるのであろうか。そうであれば、こうした特殊な負担は正当化されるのか。これら105人の、知恵遅れの特定の子供たちに将来的利益が見込まれることによって、負担は正当化されるのであろうか。それとも、知恵遅れの若者全体に将来的利益が見込まれることによって、正当化されるのか。

ケース 74
どんな犠牲を払っても知識を獲得すべきなのか

1930年代後期、ヒトにおけるエナメル質と象牙質の形成速度については、事実上、何もわかっていなかった。基本的な研究は、ネズミとサルに関してしかなされていなかったのである。サルの場合の形成速度は、24時間毎におよそ4μmであることが明らかになった。1947年にアイザック・スカウアーとヘンリー・ポンチャーが、はじめてヒトについての研究報告をアメリカ小児病誌に掲載した[12]。二人の男性はイリノイ大学に在籍していた。スカウアーは口腔組織学者で、後には学部長になり、ポンチャーは小児科医であった。

その当時はまだ、フッ化物と齲蝕との関係がわかっていなかった。しかしながら、高濃度フッ化物が歯の審美性を恒久的に損なうのは周知のことで、斑点形成として知られていた。スカウアーは、ネズミへのナトリウムフッ化物の注射によって斑点形成が実験的に引き起こされることを明らかにして、新たな知見をもたらした。二人が作り出した「不完全な色素沈着およびカルシウム沈着による縞模様」は、顕微鏡なしでも見ることができた。注射ごとに1本の縞が形成され、顕微鏡で縞と縞の間隔を測ることによって、ラットにおけるエナメル質および象牙質の形成速度が計算された。スカウアーとポンチャーは、ヒトでも同じことを計画した。

彼らは手術不可能な水頭症と髄膜瘤を患う生後5カ月の幼児の親に話をもちかけて、ラットのに似た研究に子供を使えないか尋ねた。永久斑状歯の萌出前にその幼児が死ぬことはわかっていたし、高濃度フッ化物は目にみえる全身障害なしに導入が可能だと思われたので、子供の親から実験を進める許可を得ることができた。

以後4カ月にわたって、生後9カ月での幼児の死まで、調査者はナトリウムフッ化物の注射を25回行った。1回は皮下注射で、他の24回は静脈注射であった。ナトリウムフッ化物の用量は、注射1回あたり平均35ミリグラムであった。注射の大部分は、3日から10日の間をおいて行われた。

他の点では普通であると伝えられたその子供は、フッ化物注射を嫌がる様子もみせずに、生後9カ月で気管支炎を起こして死ぬまで成長し続けた。それから下顎骨が摘出され、歯は組織学的研究用に加工された。

24時間あたりの発育平均速度は、乳歯のエナメル質で3.92ミクロン、乳歯の象牙質で3.77ミクロン、そして永久歯のエナメル質で2.71ミクロンという結果が出た。速度勾配もみられた。前歯は大臼歯より速く、切端のエナメル質は歯肉に接する部分のエナメル質より速く発育した。歯の発育と全身状態の関係を概念化するうえで、こうした発育速度のデータはきわめて重要であった。

ディスカッション：
このケースを前のものと比較してもらいたい。障害のある未成年者を研究に使用するこ

とや、科学的利益のためにリスクを与えることを含めて、類似性はあるが、違いもある。歯の発育と全身疾患との関係を概念化するうえで、この研究の結果が非常に重要だということだった。ケース73の調査結果はどれほど重要であったのか。

　もう1つ、潜在的な相違がある。普通の子供たちに、穏当な水準の痛みと苦しみを研究目的で課すことは正当化可能だとしよう。つぎに問う必要があるのは、障害のある子供に対して、より大きな（もしくは小さな、あるいは同程度の）痛みや苦しみを加えてよいものかどうかである。もっと大きくてもいいという人もいるかもしれないが、しかし、前のケースで確認したように、このような見解は、いくら控えめにいっても、議論の余地があるであろう。障害幼児に普通児よりも大きな痛みを課してもよいとする、どんな理由をあげられるだろうか。

　あるいは、それ以前に、研究目的で苦しみを与えることを正当化するのは、困難だといわれるかもしれない。これは、めぐり合わせが悪い患者なのだ。さらに、加えられる害悪を過小評価する危険性は、もっと大きいであろう。公正さを考えるなら、社会的利益のためにこのような幼児を用いることに対しては、もっと強く抵抗しなければならないのかもしれない。

　同レベルの痛みと苦しみは正当だと仮定しても、関連した問題は残る。苦痛を与えられる幼児の健康状態が、フッ化物注射の引き起こす負荷の量に直接的影響を与える可能性はあるだろうか。フッ素症という唯一の影響が現われるのが、少年が死ぬと予想された時点よりもあとのことだと思われたならば、この少年にフッ化物を与えることはいかなる危害を加えることでもなく、それゆえ、注射は「リスクなき」処置として正当化される、と調査者や親は論ずることができるのであろうか。処置によって害を被る患者もいればそうでない患者もいるという事実を、どのように考慮に入れるべきなのか。この論法によって末期の成人患者に対する研究も認められるのであろうか。道徳的差異があるとすれば、どのようなものなのか。

　以前の2つのケースでは、利益と害悪の査定はもっぱら研究的処置に絞られていたが、研究的処置の主たる危険性が次のようなところに認められることもある。すなわち、臨床的利益にはならない（と臨床家が考える）ことに、患者は利用されるかもしれないのである。以下のケースでは、研究のために、患者の口腔予防スケジュールの頻度が低くされようとしている。

ケース 75
プロトコルを無視するべきか

　製薬会社が多施設共同治験用プロトコルを開発した。すでに2つの大学が被験者求人と基礎調査に従事していて、3箇所目の調査責任者候補としてパトリシア・バークハルト医師との交渉がなされた。プロトコルはスポンサーの会社が作成し、すでに確立されていたので、バークハルト医師が研究構想に口を出す余地はなかった。にもかかわらず、彼女はプロジェクトに参加することに決めた。

　その臨床試験は、中程度の歯周疾患に対して有効と思われる製品の評価用に立案された

ものだった。プロトコルによれば、臨床試験の間に必要なのは、3カ月ごとの歯周組織の検査、基点となる予防処置と、その後6カ月ごとに施される予防処置である。

　研究の被験者は全員、すでに個人開業の歯科医から歯周治療を受けていた。歯周メンテナンスの手順の1つとして、被験者のほとんど全員に3カ月単位の口腔予防スケジュールが組まれていたことを、バークハールト医師は確認した。文献によれば、継続的に規則正しく行われる口腔衛生ケアは、歯周疾患コントロールの助けになるということなので、彼女はこのスケジュールを好意的にみていた。しかしながら、プロトコルが求めていたのは6カ月ごとの予防処置でしかなかったのである。

　現在の予防的メンテナンス・スケジュールを変更するのは患者に有害だろう、とバークハールト医師は思った。問題をどう処理するか検討し、スポンサーの会社には通知しないで被験者の3カ月スケジュールを維持しようかと考えた。

ディスカッション：

　大部分の患者にとっては3カ月単位の口腔予防処置が有益だという、臨床試験とは別の臨床的決定を民間の歯科医師は下している。バークハールト医師も同意見で、現在の予防メンテナンス・スケジュールを変更することは患者に有害だろうと思っている。彼女には、いくつかの選択肢がある。すなわち、スポンサーの会社に通知しないで、被験者の3カ月スケジュールを維持する。被験者の求人を、すでに6カ月スケジュールが組まれている患者グループに制限する。スポンサーに異議を唱えて、プロトコルを変えてもらうよう試みる。プロトコルが要求する6カ月のインターバルを縮めて何か手を打つ必要があるほど深刻な被害ではないことにする、等である。

　臨床試験が倫理的に許容されるのは、被験者の利益に著しく反することのない場合だけである。そのことは、いまでは広く認められている。実験的な治療によって被験者にもたらされる実質的利益が、標準的治療という代案の利益に匹敵するといえる根拠がなければならない。提案されている治療が標準的治療に対して良いのか悪いのか、ほんとうに問題になる場合には、我々は、おおよそいわゆる「無差別点[13]」もしくは「均衡[14,15]」点にいるのである。「無差別点」に達するためには、心配の種である実験的治療のリスクが、期待される利益とほぼ釣り合うのでなければならない。利害の程度と確率を計算に入れても、新たな治療のほうがよいのか悪いのかどうしても確信がもてない、というのでなければならない。「おおよそ」無差別点にいるといったが、それは、科学のために患者の個人的利益をある程度犠牲にするよう求めるのは倫理的だということ、そして、患者もしくは代理人が同意したら、その治療は倫理的に許容できるということを、我々は認めているからである。

　もしバークハールト医師の被験者候補が、かかりつけの開業医が勧める3カ月単位の口腔予防日程をすでに立てているのなら、彼女は次のように結論づけるのが妥当なのだろうか。すなわち、テストされている実験的製品がもたらすかもしれない利益を考慮に入れたとき、臨床試験の被験者として6カ月間の予防処置を受けたほうが彼らの利益になるのか、それとも、被験者にならずに3カ月ごとの予防処置を受けたほうがためになるのか、私にはわからない、と。被験者候補は無差別点に近いところにいるのだから、研究のために3カ月の治療計画を犠牲にするよう求めても倫理的に問題はないという結論を出すのは、妥当なのか。

　そうした選択肢が受け入れがたいのであれば、彼女は被験者の求人を、かかりつけの開業医に3カ月間ごとの処置を受けてはいない患者に、限定できるであろうか。中程度からひどい歯周疾患を患っている患者が求められたとしたら、かかりつけの歯科医師によっていまだに6カ月スケジュールを組まれているこれらの患者たちについて、どういうことがいえるのか。6カ月スケジュールが組まれるというのには、特別な臨床的理由があるの

か。あるとすれば、その特別な理由のために、一般的な臨床試験には不向きな、きわめて特殊な患者グループだということにはならないだろうか。特別な理由はないというのであれば、患者の歯周疾患は3カ月単位の治療計画を受けるものに臨床的に類似しているのだが、担当の歯科医師が単にもっと頻繁なスケジュールに変えなかっただけということになる。バークハールト医師は、何らかの方法で、こうした被験者を使えるのだろうか。

　他に選択できるのは、「患者の利益に著しく反するプロトコルなので、倫理的に受け入れがたい」とスポンサーに対して異議を唱えるか、もしくは、スポンサーには話さずにひそかにプロトコルを変える、といったことであるように思われる。プロトコルをひそかに変えたとしたら、第7章で論じられた真実性の原則に反することになるのか。他の研究機関の被験者にはどんな影響があるだろうか。彼女がスポンサーに抗議したら、誰が影響を被るだろうか。

研究におけるインフォームド・コンセント

　前のケースで問題だったのは、被験者へのリスクが大きすぎて道徳的に正当化できないのではないかということであった。しかしながら、たとえ正当であったとしても、人間を被験者とする研究でいま倫理的に求められているのは、ニュルンベルクコードで確認したように、被験者の自発的同意である。ケース73と74が提起しているさらなる問題は、十分な情報に基づいて自発的に同意することのできない被験者を対象として、研究を行おうとすることである。そのような場合には、実験対象となる子供に代わって、親かその他の代理人が、いわゆる「許可 permission」を与えるよう求められるのが普通である。しかし、親の許可なら何でも道徳的に許容できるというわけではない。被験者へのリスクは、最低限度をわずかに上回る程度にとどめなければならないという要件を含めて、追加条件を満たす必要がある。これら2つのケースはこの条件を満たしているであろうか。

　同じくケース75で、臨床的に推奨される3カ月ごとの予防処置を、研究のためにあきらめるよう被験者に求めるのであれば、これが標準的治療とどう違うのかを知らせ、このような仕方で利他的であることに同意するか、尋ねる必要がある。

　デンタルリサーチの実施において、同意の問題は他にもたくさんある。その多くは、日常的歯科治療での同意の問題に類似している。被験者の能力を決定しなければならず、どれくらいの情報を伝達する必要があるのかを決定する基準も確立しなければならない。治療の選択肢、料金、特別な利害といったものを含む同意の諸要素を明らかにし、代理許可の限界も確立しなければならない。これらはみな第6章で扱われた問題である。組織的研究のための同意については、さらにいくつかの問題が生じてくる。本章の前のケースで出会った問題のほかに、無理な説得や利害衝突という特別な問題がある。次に続くケースはこうした問題をいくつか提起している。

> ケース 76
> だまされた歯科医師

　1989年に H. M. ヘイゼルコーン医師は、1つの研究報告書を出版した。HIV 感染のハイリスクグループに含まれる男性たちに対する、歯科医師の意識と行動を記述するために立案された研究である[16]。アンケートやインタビューといった従来の方法では、歯科医師が本音を明かさないおそれがあると考えたヘイゼルコーン医師は、同性愛者、異性愛者、麻薬常習者のどれをも演じられる一人の男優を雇い入れた。

　その俳優には齲歯がたくさんあり、レントゲン写真と、役柄に関連したストーリーを携えて歯科医院に現われる。検査の後、その俳優は支払いを済ませると、次回の治療の予約をしようとする。もしそれがうまくいったら、医院を後にするけれども、数分後に戻ってきて、セカンドオピニオンがほしいのでレントゲン写真を返してもらいたいと求める。歯科医師とのこのやりとりに続いて、もしくは、2回目の予約が拒否された場合にはもっと早く、ヘイゼルコーン医師がその歯科医院にやって来て、インタビューを行いたいと要請する。このインタビューの間に、患者が俳優であったことを歯科医師に告げ、同性愛やHIVポジティブまたはエイズの患者に対する対応についても質問する。次に続くデータ分析の焦点は、HIV 感染の危険性が高いカテゴリーに入る人々を、歯科医師がどの程度差別するか、明らかにすることであった。

ディスカッション：
　第7章では真実性の倫理原則が問題になるケースを調べた。真実性の原則が善行原則と対立する場合、道徳的問題はとくに厄介であることがわかった。100％正直とまではいえなくても、正直である場合に優るとも劣らぬ善がもたらされると信じる理由が十分にあるケースも存在する。このような場合、功利主義者なら、嘘をついても許容できると結論づけるであろう。その結論に達する過程において、嘘をついている人の評判に対する影響も含めた長期的帰結を考慮に入れなければならないであろうが、しかし、そういう場合でも、嘘をつくことによってより大きな善がもたらされるという結論を出すのが、妥当なこともあるかもしれない。

　ヘイゼルコーン医師は、この推論を研究計画に適用したようである。彼は、嘘をつく（もしくは少なくとも真実を不正確に伝える）ために俳優を使った。研究におけるペテン行為は何十年も前からあった。以前は、ペテンは「罪のない、害のない嘘」として扱われ、結果として生ずる善の名の下に受け入れられ、正当化された。それは功利主義的正当化であったことがいまではわかる。

　もっと最近の批評家は、ペテンを用いることを批判している。ペテン行為そのものの結果——研究企業の評判に対するダメージ——が引合いに出されることもあるが、真実告知の倫理、すなわち真実性の原則に訴える人もいる。「HIV 患者に対する歯科医師の態度を研究するという立派な理由があっても、不正直であることは端的に倫理に反する」と、そういう人々は考える。彼らが指摘するのは、たいていの研究者が知識を並外れて高く評価し、その価値評価によって逆に駆り立てられているというパラドックスである。真実性原則の支持者なら、発表された研究の不誠実さに唖然とするだろうが、研究におけるペテンを擁護する人々は、真実性の原則には彼らのための例外が設けられていると思っているようである。

　連邦条例によれば、研究に参加するというインフォームド・コンセントを与えるために

知る必要のあることは、被験者に、つまりこのケースでは、ヘイゼルコーン医師の研究対象となった歯科医師に伝える必要がある。インフォームド・コンセントのためには、これがペテンであると知る必要もあることになってしまうと論じる人もあろう。連邦条例がこのようなペテンを認めるのは、次のような場合だけである。すなわち、研究を行う方法が他に何もなく、被験者にはあとで実験の目的や内容が伝えられ、被験者へのリスクは最小で、そして、被験者の権利が侵されない場合だけである。

研究のアセスメントでは、次のような点が問題になる。ペテンにかけなくても研究できたのか。被験者は十分に実験の目的や内容を知らされているか。リスクは最小に抑えられているか。おそらくもっとも難しい問題は、被験者の権利が侵害されているかどうかであろう。被験者の権利の1つは、十分な情報に基づいて同意する権利であることを念頭におくならば、人をだますような研究は、その権利を侵害しているのではないか。

ケース 77
研究でボイスコントロールを用いてよいのか

ルイ・ジャックマンは小児歯科医で、歯周病専門医と一緒にあるプロジェクトに取り組んでいた。思春期前歯周炎という特殊な遺伝的形態をもつ、早期発症性歯周疾患の全身的要素を評価するために計画されたプロジェクトである。被験者は、乳臼歯のどこかに、もしくは、第一大臼歯の近心側および／または中切歯に骨欠損のある4歳から青年までの子供である。プロトコルが求めたのは、血液を25ミリリットル採取して、白血球の一定の特徴を評価することであった。研究に参加する子供たちには50ドルが支払われることになっていた。

予想されたことだが、一部の子供たち、とくに幼い子供たちは、血液採取を嫌がって処置に抵抗した。しかしながら、子供を研究にとどまらせたがった親もいて、子供の抵抗にもかかわらず、研究継続の権限をプロジェクト職員に与えた。ジャックマン医師が下した結論は、彼が治療で常用している行動統御アプローチ、すなわち、ボイスコントロール［＝非協力児に対する方法の1つで、権威的な、断固とした（大）声を特徴とする］と抑制を使えば、ほとんどすべてのケースで患者の協力を、得ることができるだろうというものであった。しかしながら、親が許可を与えていても、研究という状況で治療的行動統御術を使うことは正当なのかどうか、彼はよく考えた。

ディスカッション：
ジャックマン医師と彼の同僚は、血液を採取しなければならない。重要と思われる研究のためとはいえ、少なくとも治療と無関係な研究では、両親の許可に加えて、子供の「同意 assent」が必要というのが、一般的なルールである。消極的同意(assent)と積極的同意(consent)は対照をなす。積極的同意には、同意を与える人が情報を処理し、選択の性質を十分に理解する能力が含まれている。消極的同意には単純な是認や否認は含まれるが、インフォームド・チョイスをなしうる能力は、必ずしも伴わない。この研究への参加を阻止するには消極的同意［単純な否認］では不十分だとする理由があるのか。

このケースの中心的問題の1つは、獲得されるべき知識の重要性によって、積極的同意もしくは消極的同意を無効にすることが正当化されるのかどうかである。この研究から得られる知識の重要性は信頼できそうである。だからといって、子供の参加を認めないとい

う親の意思を、無視することが正当化されるのだろうか。同意を拒む子供の意思を無視することは、正当化されるのだろうか。

　もう1つの問題は、子供の拒絶を無視せずにこの研究を行う代替方法があるかどうかである。日常の臨床的採血のときに少し余分に血を採ることによってサンプルを得るというような、比較的侵襲的でなく問題の少ないやり方で、子供の血液を調査者が採取する方法はあるだろうか。

　このケースが提起するさらにもう1つの問題は、親を同意プロセスから排除することが正当化されるほどの利害衝突があるのかどうかである。ふつう、親が治療の承諾を与えられると想定されるのは、子供の福利を念頭に置いていると思われるからである。それに対して、研究における親の同意には問題が多い。研究を子供の利益のために行うことはできないからである。それでも、親は子供の福利を少なくともひどく危うくすることはないだろうと、我々は想定している。しかしながら、この場合、親は本格的な利害衝突の渦中にあるように思われる。さらに、この対立ゆえに、子供が反対する場合には、治療の承諾に関して親を不適格とみなすべきであるなら、子供が同意を拒否しないケースであっても、同様に親は不適格とされることにならないだろうか。

　意志に反して子供たちを巻き込むことは倫理的に正当であると想定するとしても、ジャックマン医師は、行動統御アプローチを用いることの倫理問題に直面する。そのアプローチは、治療的文脈では倫理的だと彼は考えているが、研究の場合も倫理的なのかはそれほど確信がない。治療のためなら、抑制と「ボイスコントロール」が許容できると思っている点では、彼は正しいのか。研究という状況でこのように圧力をかけることには、大きな違いがあるのか。

被験者に対する報酬と研究資金の提供

　前のケースの問題の1つは、参加者に50ドルが支払われることになっているという事実によって、同意プロセスにプレッシャーがかかったことである。以下のケースが明らかにするのは、被験者にお金を支払うことや、プロジェクトに対して経済的関心を抱いている商業筋からの研究資金の提供によって、被験者に対する公正さや資金提供者の過度の影響といった、もっと一般的な倫理問題が生じてくることである。

ケース 78
被験者にお金を払うべきか

　ビル・ネルソン医師は、大きな総合大学の歯学部に所属し、臨床試験で抗歯石因子をテストするための民間の契約に従事する主任調査官であった。彼は、スポンサーに対して、1年を単位とする期間内に行われる臨床試験に必要なだけの被験者を勧誘すると約束し、この提案はうまく認められた。臨床試験を始めるためには、まず、急速に歯石が形成された成人ボランティアの一団を、少なくとも700人は見つけなければならなかった。彼は、郵送と新聞広告を組み合わせたいつものやり方で、この仕事に取り組んだ。

審査のために、ボランティアの人々は歯学部に来るよう求められた。相当な歯石が形成されているとわかった人たちについては、スケーリングと予防処置のために、あらためて予定が組まれた。ネルソン医師の研究段階はここまでで、スケーリングと予防処置はまだ終わっていなかった。予防処置が施されたら、被験者は8週間後に歯石検査のために再度来院し、そして50ドルを受け取ることになっていた。歯石形成患者として認められてリストに載せられた被験者たちには、臨床試験が始まる時点で連絡を取ることになる。被験者全員に申し渡されたのは、この実験を、かかりつけの歯科医師によって提供される日常の治療に代わるものと考えてはならないということであった。しかしながら、次の診察を延期して研究に参加しようとする被験者もいることが、ネルソン医師にはわかっていた。
　ネルソン医師は、研究に関して重大な問題を抱えていた。広告に引きつけられた被験者候補はかなり少なかったのである。最終的に適格者を700人確保するためには、およそ3,000人の被験者を検査する必要があったのだが、これまでのところ1,800人しか応じていなかった。そのうえ、期待していたほど多くの歯石はなかった。1,800人のうち、予防処置を予定するに十分なほどの歯石があったのは、450人にすぎなかった。試験実施後に残る適格者は、せいぜいその3分の2しかないだろう。おまけに、さらに被験者を供給してくれそうな当てはまったくなかった。スポンサーの研究部門はオーバーワーク状態で、実施機関の追加はできないと強く主張してきた。
　スポンサーは研究の中止を真剣に検討しており、ネルソン医師は被験者をどうするべきか考え始めた。被験者に対する何らかの義務が、彼とスポンサーにあるのだろうか。治療も報酬もなしに、ただ研究の打ち切りを伝えるだけで済ませられるのか。それとも、元来計画されたように予防処置とお金を提供すべきなのか。予防処置なしでお金を提供するだけで十分だろうか。もし彼が何かしなければならないとすれば、最後の選択肢がもっとも容易かつ安価だろう。しかしながら、何をするにしても大金が必要になる。450人の被験者が全員やってきたとして、その面倒をみるには、患者補償に22,500ドルかかり、予防処置のために衛生士に支払うお金だけで11,000ドルの追加コストとなる。ネルソン医師は真剣に選択肢を考え始めた。

ディスカッション：
　このケースが示しているのは、被験者募集と同意が研究計画および研究資金提供とどのように絡み合っているのかということである。審査のための面接を受けることに同意し、約束通りにやってきた場合、被験者は何に同意したということなのか。50ドルの提供はもちろん、スケーリングと予防処置も行うと被験者に話したとなれば、被験者と契約したということになって、調査者や資金提供者は、それに対する責任を負うことになるのか。
　このケースは結局、一方が果たすことのできない契約を結んだ、当事者双方の問題だと思われる。これは適切な解釈であろうか。問題なのは、正式に交わされた契約が履行されない場合に、法的に何が要求されるのかを決める問題にすぎないのか、あるいは、ここには倫理的に問題になることがもっとあるのか。
　薬や機器の研究に資金を提供する営利会社は、多くの場合、研究結果に明白な利害関係を有している。スポンサーが研究の計画や実施に影響を与え、適切な研究方法を犠牲にして私利を図ることに対して、誠実な調査者なら誰でも警戒するであろう。このケースでは、有用な結果を得たいとスポンサーが望んでいるのは明らかである。その契約の条件下では成功裏に研究を終えられないのであれば、スポンサーである会社がお金を払わなければならない、どんな理由があるのだろうか。

研究の実施における倫理

　本章でこれまで取りあげられた問題には、調査者が研究を始めるにあたって考慮に入れなければならない倫理的要因が含まれている。すなわち、予測される利益と害悪、被験者の同意、資金提供と被験者への報酬の倫理である。研究を実際に行う際に生じてくる倫理的要因もある。倫理的にみて答えが明らかな問題もある。調査者がデータをねつ造したり、故意に観察を歪めたり、その他のやり方で結果を操作したりしてはならない。もしこうした問題が起こったら、非倫理的な(そしておそらくは非合法の)行為が行われたことは明白である。しかしながら、研究の実施がもっと微妙な倫理的ディレンマを提起し、調査者は正直なところどうすべきなのか、確信がもてないこともある。歯科医師が、同僚や共同調査者によるデータ改ざんを疑う場合は、別種の深刻なディレンマが生じてくる。以下のケースではこうした問題が提起される。

ケース 79
編集者の判断

　ダグラス・カスミールスキー医師は、きわめて大きな影響力もつ研究志向の雑誌の編集者であった。歯学の専門分野の1つを代表する雑誌である。数カ月前、彼はピーター・モンテネグロ医師の投稿原稿を受け取り、手続きに従って、いつもの論評者グループにそれを送った。カスミールスキー医師はモンテネグロ医師を個人的に知っていたが、懇意というわけではなかった。しかし、モンテネグロ医師の評価は高く、以前に彼の雑誌に載ったこともあった。ペーパーはたやすく審査過程を通過して、掲載が認められた。受理通知が彼のオフィスからモンテネグロ医師のもとに送られた。

　2週後に、カスミールスキー医師は歯科関連のあるメーカーのエージェントから電話を受けた。モンテネグロ医師の研究をサポートしたという。その企業はモンテネグロ医師が原稿を提出したとの情報をつかんだところで、強い懸念を抱いているようだった。データの一部にモンテネグロ医師が手を加えたと考えていて、カスミールスキー医師に論文を出版しないよう求めてきたのである。

　カスミールスキー医師はその電話に動揺し、どうしたらよいかわからなかった。原稿は誰の関心も特別引くこともなく、ハードルをすべてクリアしていた。メーカーの主張はもっともらしく聞こえたが、その業者自身が認めているように、決定的な証拠を提出することはできなかった。それでも、カスミールスキー医師は不必要な危険を冒したくはなかった。モンテネグロ医師、スポンサー、読者、そして同業者、これらの人々に対する義務について彼は考えをめぐらせた。

ケース 80
詐欺的研究の告発

　スティーブン・シムズ医師はアメリカ歯科研究学会(American Association of Dental Research=AADR)の会長であった。2000以上の研究発表がなされる年次大会2カ月前の2月のこと、彼は一通の手紙を受け取った。スティーブン・バートレット医師が投稿した論文抄録で発表された研究は、詐欺的だというのである。

　シムズ医師が即座に思ったのは、たとえこの申し立てがほんとうであったとしても、抄録はもうすでに印刷されてしまっているということであった。とにかく、AADRには、科学的な質を管理する正式な権限はない。しかしながら、組織の主要な目的は、公衆と専門職のためになる研究を支援することである。それゆえ、組織が詐欺的研究の回避を問題にするのは、まったく筋が通っている。シムズ医師は自分の責任は何か、どうすべきなのか考えた。

ディスカッション：
　ケース79と80が提起する問題は、研究データの質への疑問である。誰かが研究データに手を加えたのではないかと心配する理由が、カスミールスキー医師とシムズ医師にはある。もしそれが確かなら、何をすべきかについてはほとんど疑問の余地はないであろう。これらのケースで問題なのは、嫌疑しかないことである。

　以下のアプローチを支持する、もしくは、それに反対する論拠は何か。

1. 投稿原稿の追加審査のためにグループを召集し、嫌疑については話さない。
2. 原稿の追加審査のためにグループを召集し、嫌疑について話す。
3. 著者に嫌疑を伝え、彼がそれに応じて、自らの研究について満足のいく説明をするよう求める。
4. 何かもっと精密な判定プランが考え出されるまで、原稿を保留する。
5. 通常の審査過程をすでにパスしているという理由に基づいて、計画通りに研究の発表を継続する。

　シムズ医師とカスミールスキー医師は同等の立場にあるのだろうか。AADRは正式の審査を行う立場にないとシムズ医師が主張するのに対して、カスミールスキー医師は、論文審査のなされる雑誌の編集者であり、その雑誌の掲載データは審査済みだということになっている。そこから何か違いが生じてくるのか。

　カスミールスキー医師が受け取った訴えは、研究をサポートした歯科関連製造会社からのものであった。その会社が、今度は不利な調査結果を押さえようとしている可能性は、確かにある。会社には、資金提供した研究の結果発表を差し止める権利があるのか。会社の目的が必ずしも私心なきものではないと思われるなら、カスミールスキー医師はどうすべきなのか。

研究被験者に対する義務は何か

　ケース78でネルソン博士が気にかけていたのは、たとえ研究を仕上げられなくても、中止するにあたって患者被験者には補償金を全額支払い、約束したデンタルケアを提供する義務があるのではないか、ということであった。被験者に対する調査者の義務の問題は、もっと一般的な問題である。被験者が、若干の個人的なリスクと不都合を背負いながら、いままでにない重要な飛躍的発展の基礎となるものをもたらし、そこから希少な新製品への巨大な需要が生じてくることになった場合に、問題が生じてくる。調査者もしくは資金提供者は、価値ある新製品を試す最初のチャンスを被験者に与える倫理的義務があるかどうか、決めなければならない。研究に貢献した被験者の有する臨床的ニーズに、調査者もしくはその同僚が対応できるとわかった場合にも、問題は起こってくる。このような臨床的援助を提供するために研究を中断すると、多大な経済的損失を被ったり、研究目的からそれた作業になってしまったりすることに調査者が気づいた場合、とくに問題は深刻である。この場合、患者であると同時に被験者でもある人々の臨床的ニーズに応じるならば、調査者は大きな重荷を負わされることになろう。

ケース 81
研究を行う間にケアを施す義務

　1980年代末期、国立のある研究機関が、軍人を対象にエイズの口腔症状発現を調査する共同研究に資金を提供した。研究に参加したHIV感染者は、感染症がその経過をたどる間、定期検査を受けに来るよう求められた。口腔粘膜の病変とHIV関連の歯周疾患が、研究の第一の力点であった。
　プロジェクト実施に先立つ最終審査に至って、研究被験者が日常的デンタルケアを受けられるようにすべきか否かという問題が提起された。ケアを要するHIV関連の口腔疾患を抱えて被験者がやって来るであろうことは予想されていた。しかし、ケアの提供には、運用可能な研究資金をはるかに上回る財源が必要となろう。被験者が研究プロジェクトに登録されているか否かにかかわらず、デンタルケアは軍の責任だと、その研究機関は考えた。しかしながら、押し寄せてくる多数のHIVポジティブ患者に軍がデンタルサービスを提供するのは、明らかに追加財源なしでは困難であった。

ディスカッション：
　計画された研究を押し進める価値があることには、ほとんど疑う余地はない。調査は、とくに弱い立場の患者であるHIV感染者を対象とする。こうした被験者は、2つの点でとくに弱い立場にある。まず、「全体主義的制度」ともいわれる軍の所属であり、そこでは真の同意を得るのは難しいという声もある。さらに、HIVに感染している。調査者が臨床的ケアを提供するか、もしくはケアが提供されるよう手配できるのであれば、被験者が利益を得ることは確かだと思われる。
　そうはいっても、研究チームが召集された目的は、臨床的ケアの提供ではなく、研究を行うことである。さらに、研究機関が利用できる公的資金は、臨床的ケアにではなく、研究用に割り当てられたものである。政府機関が研究資金をデンタルケアの提供に使うの

は、倫理に反するだろうか。

　ケアを提供しないとしたら、政府機関には他にどんな選択肢があるのか。被験者が軍の通常のルートでデンタルケアを得ていない理由を見つけ出す道徳的義務が、政府機関にはあるのか。

　このようなケアについての規定がないとしたら、規定がつくられるよう取りはからう義務は、研究チームにどの程度あるのか。臨床的サービスを提供したり、あるいは少なくとも、プロジェクト外の人は手にできないまずまずの条件を提示することによって、研究用被験者を集められることに多くの調査者は気づいた。囚人や精神障害者施設の患者、その他の好ましくない状況にある人々は、研究計画に魅せられることが少なくない。リスクは重要であるにしても、利点がリスクの埋め合わせをするからである。

　これが引き起こす問題の1つは、次のようなところにある。調査者は、著しく窮乏した患者を見つけることができれば、研究のボランティアになるのも悪くないとその患者が考える程度の、臨床的ケアや生活条件の向上を提供すればよいという点である。その研究に関して予想される利益と害悪を計算する際にこうした利益を勘定に入れるなら、ひどく窮乏した人々は、いつも研究被験者になったほうが賢明だと考えるであろうという結果が導かれる[17]。このケースで描かれたような状況において臨床的ケアを提供することは、困窮した人々を最良の研究候補者にしてしまうという、問題を提起しているのか。あるいは、このような懸念は、調査者が検討すべき事項から、臨床的利益を除外する根拠となるにすぎないのか。

　HIVの調査で、被験者に臨床的ケアを申し出るべきかどうかというこうした問題は、HIV流行の時代に歯科医師が直面する、多くの倫理問題の1つにすぎない。臨床的状況で直面する問題は、さらにいっそう厄介である。次章ではそうした問題に目を向けることにしよう。

参考文献

1. Nuremberg Code, 1946. In: Reich WT, ed. *Encyclopedia of Bioethics*. New York, NY: The Free Press; 1978·4·1764–1765.
2. US Department of Health, Education, and Welfare. *The Institutional Guide to DHEW Policy on Protection of Human Subjects*. Washington, DC: US Government Printing Office; 1971.
3. *Natanson v. Kline* 186 Kan. 393, 350 P 2d 1093 (1960). In: *Experimentation with Human Beings*. Katz J, Capron AM, Glass ES, eds. New York, NY: Russell Sage Foundation; 1972:529–535.
4. *Cobbs v Grant* 502 P 2d 1 (Cal 1972). In: *Experimentation with Human Beings*. Katz J, Capron AM, Glass ES, eds. New York, NY: Russell Sage Foundation; 1972.
5. National Commission for the Protection of Human Subjects of Biomedical and Behavioral Research. *The Belmont Report: Ethical Principles and Guidelines for the Protection of Human Subjects of Research*. Washington, DC: US Government Printing Office; 1978.
6. US Department of Health and Human Services. Federal policy for the protection of human subjects: notices and rules. *Federal Register* 1991; June 18;46:28001–28032.
7. World Medical Association. Declaration of Helsinki. In: Reich WT, ed. *Encyclopedia of Bioethics*. New York, NY: The Free Press; 1978;4:1769–1771.
8. American Nurses' Association. Human rights guidelines for nurses in clinical and other research. Kansas City, Kan: American Nurses' Association; 1985.

9. Council on Dental Research, American Dental Association. Ethical guidelines for clinical investigation: ethical policy of the American Dental Association regarding the use of human subjects in clinical research. *J Am Dent Assoc* 1973;86:687–689.
10. Lu D. Clinical investigation of relative indifference to pain among adolescent mental retardates. *J Dent Child* 1981;48:285–288.
11. National Commission for the Protection of Human Subjects of Biomedical and Behavioral Research. *Research Involving Children: Report and Recommendations*. Washington, DC: US Government Printing Office; 1977:8.
12. Schour I, Poncher HG. Rate of apposition of enamel and dentin, measured in the effect of acute flourosis. *Am J Dis Child* 1937;54:757–776.
13. Veatch RM. The patient as partner—a theory of human-experimentation ethics. Bloomington, Ind: Indiana Press; 1987:210.
14. Freedman B. Equipoise and the ethics of clinical research. *New Engl J Med* 1987;317:141–145.
15. Johnson N, Lilford RJ, Brazier W. At what level of collective equipoise does a clinical trial become ethical? *J Med Ethics* 1991;17:30–34.
16. Hazelkorn HM. The reaction of dentists to members of groups at risk of AIDS. *J Am Dent Assoc* 1989;119:611–619.
17. Subjects who benefit because they are miserable. In: Veatch RM. *The Patient as Partner—A Theory of Human-Experimentation Ethics*. Bloomington, Ind: Indiana Press; 1987:136–144.

第13章

歯科医療における HIV 問題

　エイズの流行によって、歯科医療の倫理面に関してきわめて多くの議論が提起されたので、本書の重要問題は、事実上すべて、この疾患とその先行段階である HIV 感染との関連で取りあげることも可能である。HIV を扱うケースは本書の別の項目ですでに記述されているが、それは他の章に関連する問題への取り組み方の一例としてであった。たとえば、第7章(正直な情報開示に関する章)のケース35では、歯科医師に HIV 感染を打ち明けない患者を取りあげた。第9章のケース47は、エイズ患者への資源配分に焦点を合わせていた。第10章のケース60と61は、HIV 感染患者に対する歯科医師の治療義務を扱っている。

　本章には、HIV 感染とエイズの倫理問題に的を絞った多くのケースを集め、それに伴う複雑な問題を集中的に検討できるようにした。問題の背景には、無視しえない疫学的データがある。過去10年の間に、エイズは10万人以上のアメリカ人の命を奪い、その数は増大しつつある。現在、100万人のアメリカ人が HIV のキャリアと推定され、そのうちおよそ12万5000人がエイズを発症していると考えられる[1]。HIV に感染した歯科医師から患者にウイルスが伝染するリスク、またその逆のリスクに関しても、十分な資料はないが、ともに非常に低いものと思われる[2~6]。

　いずれの方向においても、感染の危険が生じるのは暴露が起こるときである。暴露の定義は、「傷ついた皮膚や粘膜表面が血液やその他の体液に触れること」である。アメリカ歯科医師会の研究によれば、1980年から1989年までで歯科医師は、年に平均7.2回の経皮的暴露が報告されている[7]。鋭利なものに身をさらした経験を、医療専門家が過少に報告していることを示唆する証拠もある。看護婦が全件数の50%を報告しているのに対して、医師はわずか2.5％[8]、歯科医師は25％[9]にとどまっている。報告されたものであれ、未報告のものであれ、どれくらいの暴露が主に歯科医師にとってのリスクで、どれくらいが患者にとってのリスクであるのかは、複雑な問題であり、資料の裏づけはない。エイズ危機が始まってからこのかた、歯科医師から患者に感染したと思われる報告は5件にすぎない。いずれも同一の歯科医師からのものである[6]。患者から歯科医師への HIV 感染数は、正確にはわかっていない。しかしながら、4,000人の歯学関係者を対象とする研究によれば、その多くがエイズ患者もしくはそのリスクがある患者を治療していた。危険な行動のみられない歯科医師は二人だけで、その二人は HIV ポジティブであった[10]。

　こうした安心させるような統計値ではあるが、HIV 感染の致命的性質は非常に多くの

倫理的論争を惹起するので、HIV感染患者が提起する事柄は、歯科医療における倫理問題全体の再検討に等しいことになる。本章が提示するケースの主題は、歯科医療専門家がHIV患者を治療する義務、患者がHIV感染を開示する義務、歯科医療専門家が自らのHIV感染を開示するだけでなく、検査も受ける義務、HIV感染を背景としたリスクと利益のアセスメントの問題と、それに関連した同意の問題、そして最後に、余命わずかな重症患者を治療することの経済面から生じてくる問題である。次の導入的事例のように、こうした問題すべてが1つのケースのうちに集約されていることもある。

ケース 82
歯周病専門医にとってのHIV問題

　32歳のアルバート・クレブズ氏は、軽度から中程度の歯周炎のために、一般歯科医から歯周病専門医であるジェームズ・フリーランド医師のところに紹介されてきた。クレブズ氏はHIVポジティブで、彼は自分の病歴にそのように明示していた。

　フリーランド医師は、「治療はしますが、感染コントロールのための予防措置が付け加わりますので、若干余分な経費がかかります」とクレブズ氏に告げた。「割り増し料金を取るのはHIV感染患者に対する差別のような気がします」とクレブズ氏は懸念を表明したが、「経費増を強いられるという点はわかります」といった。

　クレブズ氏は、感染コントロールのための予防措置を含めて、経費全額を彼の保険会社に申請してはどうか、とフリーランド医師に提案した。「酌量すべき情状」というカテゴリーが適用可能だろうというのである。フリーランド医師は、「そのカテゴリーを適用するとなると、機密性が危うくなって、あとあと問題になるかもしれません」と指摘した。そこで彼らは、メンテナンス処置として経費申請することにした。しかし、フリーランド医師は、こういうかたちで申請するのは好ましくないと思い、「保険会社の調査が入ったら、私は事情を明らかにしなければならないでしょう」とクレブズ氏にいった。もし請求が退けられたら、クレブズ氏は自費で事を処理することになる。

　フリーランド医師は、患者を選んで診ていること、診療を求めてくる人たち全員を診なくても構わないこともクレブズ氏に告げた。「一番気を使っているのは、HIV患者の紹介先として広く知られるようなことになっては困る、ということです」。このような態度をとる理由の1つは、フリーランド医師が仕事面で信頼している歯科衛生士が、HIV感染患者の診療に断固として反対していることであった。時たまやってくるHIV患者に関しては、一緒に仕事をしているもう一人の衛生士を使うことができた。しかしながら、この二人目の衛生士にしても、HIV感染患者の治療にあたるのが自分だけだということになれば、異議を唱えるであろう。「先生の立場はわかります」とクレブズ氏はいった。

　紹介してきた歯科医師とクレブズ氏の状況について話し合っているときに、フリーランド医師は気づいた。相手のこの歯科医師は、クレブズ氏がHIVポジティブであることを知らなかったのだ。実際には、クレブズ氏は彼に嘘をついていたわけではない。その歯科医師が自分から積極的に氏に尋ねることをしていなかっただけなのである。フリーランド医師は、相手の歯科医師がクレブズ氏の治療を続けてくれて、そして、彼が不用意にクレブズ氏の秘密を漏らしたことに、氏が気づかないでいてくれることを期待した。

ディスカッション：
　これと同じぐらい複雑なケースで最初になすべきことは、倫理問題を確認し、それを価値に関係のない臨床的問題から区別する作業に取りかかることである。このケースが提起する問題の核心はどこにあるのか。
　フリーランド医師がまず前提としているのは、診たいと思う患者を選択することに倫理的問題はないということである。歯科医療におけるHIV感染患者について論じる出発点として、この前提は認められるのか。本章最初の節のケース群は、そのことを問題にする。
　クレブズ氏は、病歴聴取の際にHIV感染をフリーランド医師に伝えた。しかし、こんなふうに打ち明けたら治療を受ける機会が失われるおそれがあると氏が知ったら、この情報を留保するのが、彼の利益にかなっているのではないだろうか。このように情報提供を留保する道徳的権利が患者にあるかどうかが、次節のケースの焦点である。HIV感染を明らかにする患者の義務と、HIV感染患者を治療する歯科医師の義務とのかかわりが、明らかになるであろう。
　患者による情報開示の問題は、歯科医師や他の歯科医療専門職が自らのHIV感染を患者に開示する義務を負っているのかどうかという問題にもつながっている。HIVポジティブであることは、非常に小さいが、現実のリスクを患者に課す。さらに、明らかに歯科医師から感染したフロリダの若い女性キンバリー・バーガリスのケースがあるので、患者はこのリスクに気づいている。それがどれくらい小さいのか正しく認識してはいないかもしれないが。開示義務の問題にどう答えるかによって、歯科医師がHIV感染の有無について定期検査を受ける道徳的義務を負っているのかどうか、という関連問題が生じてくる。
　フリーランド医師とクレブズ氏との関係には、他にも問題があることがわかる。特別な処置に関しても決定しなければならないだろう。フリーランド医師は、余分な感染コントロールの予防措置を講じることになるので、追加費用がかかるという。しかしながら通説では、HIVだけでなく、他の感染症の可能性をコントロールするためにも、包括的な予防措置を講じなければならないことになっている。包括的予防措置ということになれば、クレブズ氏のケースでフリーランド医師が特別な予防措置をとろうとしていることは、道徳的に誤っているのではないか。リスクと利益の特殊な計算が、このようなケースでは生じてくる。この問題は次節で吟味する。
　特別予防措置のために特段の治療費がかかると仮定した場合、フリーランド医師とクレブズ氏は、保険業者が付加的処置にお金を出すかどうかという問題に直面する。HIV感染について保険業者に知られないようにするためならば、患者は、こうした追加コストに対する支払い義務というリスクを引き受けるつもりのようである。ここから、同意に関する興味深い問題が生じてくる。余分な経費というリスクに見合う価値が、機密性の保持にあるのかどうかの決定は、歯科医師の判断にかかっているのか、それとも患者の判断次第なのか。同意プロセスの一部として、患者には何を話す必要があるのか。プールされている希少資源は、別の仕方で他の患者のために使うこともできる。そのような希少資源の配分方法の問題は、このケースにおいて提起されている問題が、資源配分における善行原則と社会的正義原則とに関わる社会倫理的問題でもあることを明らかにしている。クレブズ氏には、特別予防措置のために追加財源を要求する権利があるのか。あるとしても、他の患者のために使うこともできる保険基金のプールから、それを支払うべきなのか。これらの社会倫理的問題は、本章最終節で提起される。

治療義務

　歯科医師は、外科医と同様に、HIV を感染させうる血液やその他の体液にもっとも多くさらされる医療従事者に属する。ケース82でのクレブズ氏のように、HIV ポジティブであることを患者が歯科医師に知らせてきたら、リスクのもっと少ない他の患者の治療の方がいいと、その医師が考えるのは自然である。中世のペスト流行以来、医療従事者が向かい合ってきたのは、専門家の利益にならないときでも、困っている患者を治療する義務があるのかどうかという問題である。他の医療従事者と同じく、歯科医師は、エイズの時代になって新たに緊急にこの問題に直面している。次のケースは、それぞれの歯科医師にこうしたハイリスク患者を受け持つ道徳的義務があるかどうかを問題にする。

ケース 83
誰が HIV 感染患者を治療すべきか

　中西部の大都市の歯科保健部長であるモートン・クロス博士は、歯科医師に HIV 感染患者を治療させるという長年の課題に取り組んでいた。この状況に対処するために特別な診療所を開設した市もあるが、彼のところには、その種の解決を図る資金がなかった。その代わりに、彼は HIV オンブズマン制度への支持を得た。オンブズマンは HIV に感染した患者からの電話を受けて、このような患者の治療をいとわないと知られている歯科医師のリストを使って、治療の手配に努めるのである。
　システムはかなりうまく機能していたのだが、しかし、このようなシステムを必要とするということが、市歯科保健部長の悩みの種でもあった。たいていの場合は民間の歯科医院で治療できるし、またそうすべきだと彼は思っていた。治療のリスクは、もっと平等に配分されるべきである。

ディスカッション：
　第10章では、ADA の「倫理原則と専門職の行為規約」が、次のように考えていることを確認した。すなわち、「エイズや HIV ポジティブを理由に治療を提供しないとするのは、単にその事実だけに基づくものであるならば、倫理に反している[11]」。ADA の見解が道徳的に正しくて、クロス医師の地域の歯科医師がそれに従ってくれれば、彼の抱えている問題は解決されそうである。
　しかし、この義務が何を意味するのかは、とくに歯科医師仲間が HIV 感染患者を公平に負担していない状況では、明確でない。最悪の場合、もっとも良心的な歯科医師がもっともハイリスクな患者を引き受ける、ことを意味する可能性もある。仮に HIV 感染のリスクがもっと大きかったとしたら、道徳的にもっとも献身的で良心的な歯科医師が著しいリスクに身をさらすことになり、極端な場合には、患者を救うためにできることがあっても、手を引いてしまう可能性すらあるだろう。
　クロス医師のケースでは、HIV 感染患者を治療する気のある歯科医師は十分にいるとみえて、結果として、負担は十分に分散させられている。完全に過重負担になっている歯科医師は一人もいない。にもかかわらず、よき歯科医療という点でも、公正さの点でも、これが最良の解決だとはいえないのではないか。たいていのケースは民間の歯科医院で治

療するのが当然だとするクロス医師の考え方は、正しいのか。正しいとすれば、オンブズマンの無理のない努力が多少公正さを欠いていたとしても、彼は不満を抱くべきではないのではないか。

　もしクロス医師がもっと積極的に介入して、地域の各歯科医師が自分のところのHIV感染患者の診療と、さらには、新たな患者の公正な分担に同意するところまでいったら、問題は解決したことになるのであろうか。それでもなお一部の歯科医師は、患者と居住地との関係で、一人に割りあてられた以上のHIV感染患者数を受けもつことになるのではないか。クロス医師はどんな計画を追求すべきか。

患者がHIVに感染していることの開示

　歯科医師にはHIV感染患者を治療する義務があると主張される理由の1つは、患者がHIV感染を隠さないようにさせるためである。第7章のケース35は、患者がHIV感染をどのように隠すかを描き出していた。以下のケースは類似の問題を提示している。

ケース84
ふたたび嘘をつかれる

　35歳のテッド・フィッシャー氏は、治療のためにマリリン・ウィスター医師のところにやってきた。病歴は平凡であったが、歯科的ニーズはかなりのものであった。カリエスの歯を2本抜く必要があったし、多くの保存修復処置の適応があった。

　最初の抜歯は、技術的にこれといった問題はなかったが、抜歯窩がきちんと治らなかった。内科医のサミュエル・シャリントン医師に血液の精密検査と診察を求めたところ、患者が治らない理由は長年にわたるHIV感染だという。

　ウィスター医師がHIV感染患者に嘘をつかれたのは、これがはじめてではなかった。そういう患者は、歯科医師に対する開示責任を、医師に対するものとは別物、と考えているように彼女には思われた。

ディスカッション：
　現行の診療基準によると、デンタルケアの際には、感染症対策のために全般的な予防措置をとることが求められている。フィッシャー氏がHIV感染をウィスター医師に隠していたことは、興味深い問題を提起している。つまり、もしウィスター医師がHIV感染を防ぐために必要と思われる予防措置をすでに講じているのであれば、HIV感染情報が役に立つ可能性はあるのだろうか。その情報が全く役に立たないのなら、HIV感染を明らかにすることをフィッシャー氏に期待する理由があるのか。たとえ全般的な予防措置を講じているとしても、その情報は重要だとウィスター医師が考えるかもしれない理由はあるか。リスクの程度に関わらず、感染症に対するのと同レベルの予防措置が適切だというのは、ほんとうに真実なのか。

　ウィスター医師は、患者がHIVポジティブであることを、内科医のシャリントン医師

から聞いて知った。シャリントン医師が情報を開示したことは、機密性の侵害を意味するのか。ウィスター医師にはHIV感染を知られたくないとフィッシャー氏が思っていたとすれば、氏は情報の開示に同意しなかったであろうと推測できる。誠実性原則と守秘の約束についてよく考えてみるならば、フィッシャー氏の希望に反してシャリントン医師が情報を開示する、道徳的根拠はあるのだろうか。これは、第三者(歯科医師)の身体に危害を及ぼす恐れが大きいという理由から、患者の許可なしに秘密を漏らすことも、正当化されるようなケースなのか。他の医師から、フィッシャー氏にさらに進んだデンタルケアを施せるよう、患者記録を送ってほしいと求められたら、ウィスター医師はどうすべきなのか。HIV感染情報も、患者の許可なしで一緒に送るべきなのか。

特定の患者群のHIV感染情報に関して、個人的に心配を募らせている歯科医師もいるかもしれない。たとえ患者が最近受けたHIVテストの所見を持参していたとしても、心配は尽きないだろう。次のケースで歯科医師が考えているのは、ハイリスク患者のテストを繰り返すことである。

ケース 85
HIVテストを断る患者

29歳のハロルド・モーガンは、ラッセル・リッター医師の新しい患者であった。病歴との関連で、HIV感染のハイリスクグループに入っていることをモーガン氏は申告した。彼は4カ月前にHIVウイルスのテストを受けていて、結果は陰性であった。リッター医師が検査したところ、ひどい急性壊死性潰瘍性歯肉炎(ANUG)であることがわかった。ANUGはHIV感染患者によくみられることが知られている。ひどく痛むのがふつうであるが、驚いたことにモーガン氏の場合は痛みがまったくなかった。

リッター医師は、血液精密検査と専門医による診察が必要だと思った。血液鑑定にHIVテストを含めることを彼は求めたのだが、ほんの少し前に鑑定を受けたばかりだったので、モーガン氏はこれを拒否した。しかしながら、臨床像と性的経歴はエイズを強く示唆していたので、リッター医師は確かなところを知りたかった。モーガン氏の拒絶をどう扱うべきだろうかと思った。

ディスカッション:
HIV感染後の一定期間、アクティブなウイルスが存在していても免疫抗体はできていない時期があることは、いまやよく知られている。血清変換が起こっていないこの時期には、標準的HIVテストの結果はネガティブになる。これは、感染後何週間もの間、テスト結果が偽陰性となることを意味しよう。リッター医師は、明らかにもっと確実なものを求めている。テストを繰り返せばその後の4カ月分の情報が得られるであろうが、それでもウイルスが現存するかどうか、確実にはわからないであろう。この情報はリッター医師にとって何の役に立つのか。

彼がほんとうに知る必要があるのは、赤血球数と白血球数、白血球分画、血小板数であり、HIVテストをしなくても、こうした検査はできると主張されるかもしれない。それ

で十分であろうか。また、モーガン氏はこれらのテストに同意しなければならないのであろうか。

　自分でHIVスクリーニングを指示するのは不愉快だと感じたり、そうする自信がなかったりする歯科医師もいる。次のケースの歯科医師は、この情報を欲しがってはいるが、テストについては内科医に頼ろうとしている。ところが、内科医には協力する気がない。

ケース 86
HIVテストについて歯科医と内科医の意見が割れる

　55歳のアンドリュー・フォード氏は、歯学部附属病院で診察を受けた。レナ・ジョルダーノ医師はフォード氏を診て、口腔カンジダ症にかかっていることを確認した。フォード氏は糖尿病で、カンジダ症はたぶんそのためだと思われた。しかしながら、フォード氏は1983年頃に輸血も受けていた。病歴が病歴だったので、ジョルダーノ医師はフォード氏の医師に意見を求め、血液精密検査を依頼した。要請にはHIVテストが含まれており、フォード氏の同意を得た。
　依頼文書は次のような意見を付されて戻ってきた。「この患者にはHIV感染の問題があることを疑わせるものは何もないので、カンジダ症の原因は糖尿病に求めなければならない」というのである。医師はHIVテストを行うことを拒否した。

ディスカッション：
　このケースで目を引くのは、テストを行うべきかどうかに関する対立が、歯科医師と医師の間にあるように思われることである。歯科医師が臨床的ケアのために望むテストを行うべきかどうか、医師が「門番」として決定しなければならない理由はあるのか。一方、この決定における患者の役割を、誰も考慮していないようである。テスト阻止を望むのは患者なのか。そうだとすれば、そのテストを許可する権限が医師に与えられていることに理由はあるのか。他方において、フォード氏がテストを受けることに興味を示し、ことによるとジョルダーノ医師に結果を伝えることにすら関心を抱いたとすれば、医師がそれに反対すべき理由があるのか。テストを行うべきかどうかを決定するうえで、歯科医師、医師、および患者の相互に関連した役割はどうあるべきか。たとえフォード氏が提供を拒否しても、歯科医師がこの情報を手にしなくてはならない十分な理由があるのか。

HIVに感染した歯科医師および歯学生

　HIV感染を知らせない患者の権利について論争があるなら、歯科医療専門家が自らの感染を隠す権利について、類似の議論が存在するように思われる。患者に対して自分が

HIVポジティブかどうかを開示することに、歯科医師の多くが乗り気でない理由は、明らかである。次のケースが提示する問題は歯学生に関連し、ケース88は開業医にかかわるものである。

ケース 87
HIVポジティブの歯学生

　これまで数年にわたってHIVポジティブの歯学生に関する倫理的ディレンマに、取り組んできた歯学部がいくつかある。問題へのアプローチの仕方はさまざまであった。
　セントルイスのワシントン大学歯学部3年の学生は、HIVポジティブであることがわかって退学させられた。大学当局者がいうには、感染症の専門家としかるべく協議を行った後、はじめてその措置がとられたとのことである。大学の決定は、大学病院で治療を受けている患者を守る責任からくるものだという。そういうわけで、その学生は病院での勉強を禁じられたために、歯学の学位をとることができなくなった[12]。
　ジョージア医科大学では、同様に研修段階に入っているHIVポジティブの歯学生のために、いくぶん異なるアプローチが考案された。その学生がそれ以上患者ケアに従事することは基本的に禁じられたが、HIVポジティブの患者を診ることで教育を継続し、履修要件を満たすことが許された[13]。

ディスカッション：
　これらのケースは多くの問題を提起している。2つの大学の歯学生の扱い方に倫理的差異はあるのか。まず第一に、学生に患者の診療を続けさせる十分な根拠があるのかどうかという問題がある。患者に対して潜在的リスクがあるということで、これらの大学がとった処置は、倫理的に正当化されるのか。HIVポジティブの患者の治療を、彼らに許してはならない理由があるか。HIVネガティブの患者はどうなのか。
　患者とのコンタクトをある程度継続することが認められるとしたら、どんな条件を満たさなくてはならないのか。HIVポジティブの歯学生が治療を続ける場合には、患者にHIV感染を開示する倫理的義務があるのだろうか。こうした学生にケアされることを拒否し、それでもその大学病院の他の学生に診てもらう機会をもつという選択肢が、患者に与えられるべきか。
　第二に、学生が臨床上の履修要件を満たさずに、学業を続けてよいとする理由があるか。患者の診察は行わないことを承諾した学生に適した、歯科関連の職業はあるのか。
　第三に、HIVに感染している歯学生の機密を保証する努力がなされるべきか。だとしたら、それには、患者や同窓生、監督教官、免許交付機関に対して、関連するHIV情報を与えないことも含まれるのか。

　前のケースの問題は、HIVに感染しているデンタルケア提供者が開示義務を負うかどうかであった。次のケースで感染の恐れがあるのは歯科医師である。HIV感染の開示を避ける1つの方法は、必要なテストを拒否することである。

ケース 88
歯科医師はテストを受けるべきか

　ケビン・プライヤー医師は38歳で、一般歯科医として5年のキャリアがあった。以前は高校の生物学教師として数年を過ごしており、歯科医療は彼の第二のキャリアである。既婚で二人の子供と新しい家、それから多くの借金があった。専門職としての出発が遅かったので、同期の大部分の者よりも借金が多かった。

　ある日、若い男性患者を治療しているときに、彼は探針で自分の手を刺してしまった。血がグローブのなかに出たが、穴から外への滲出は認められなかった。患者に気づかれなかったことには確信があった。患者がHIV感染ハイリスクのカテゴリーに入っているのを知っていたので、プライヤー医師はその出来事にあわてた。どうするべきか考えながら、患者の治療を続けた。連邦条例に照らせば、けがを記録するよう定められていること、そして、彼自身がHIVテストを受けるよう奨励されていることは明白であった。しかしながら、もしテスト結果が陽性で、診療をやめる可能性を考えなければならなくなったら、彼の仕事や子供のいる家庭はどうなるだろうかと、とても心配した。結果を知らないほうがよいのかもしれないとプライヤー医師は思った。

ディスカッション：

　プライヤー医師は、自分がHIVに感染しているかどうか確認する気になれない。彼の悩みの中心は、テストを受けたら仕事を失い、家族を養っていけなくなるかもしれないという不安にある。それは、テストを受けた場合、HIVポジティブの結果を患者に報告する何らかの義務を負うことを意味しているのか。さらに、彼がHIVポジティブであることを知った患者は、彼にケアしてもらうのをやめてしまうということなのか。

　担当の歯科医師がHIVに感染しているかどうかを患者が知りたがることに、意味はあるのか。「感染のリスクは非常に小さいので、患者がこのような情報を得て何かするというのは無意味だ。それゆえ、歯科医師が自らのHIV感染について情報開示する必要はない」と、歯科医療専門職を含めて多くの人々は主張した。これによって、今度は2つの別個の問題が提起される。（1）どうすることもできないのに知りたいというのは馬鹿げているのか。（2）このような情報を得ても、分別のある患者には、ほんとうに何もすることがないのか。

　歯科医師を選択するというのは、たいていの人々にとって複雑なプロセスである。いつもというわけではないにしても、多くの場合、選択できる歯科医師は何人もいるし、能力を評価するのは難しい。たとえば、同様に有能な（あるいは、歯科医師を選ぼうとしている素人からみて有能な）歯科医師が、地域に二人以上いるとしよう。患者が考慮に入れる要因は他にもたくさんあって、そこには便利さや人柄、コストも含まれる。結局、ほぼ同程度に好ましいと思われる歯科医師が二人以上見つかったとしても、意外ではない。患者が、歯科医師の選択に関して、無差別点に近いところにいたとして、「ところで、これらの歯科医師のうちの一人はHIVポジティブです」と言われたら、それが明かされる前にはほぼ同等だった歯科医師たちから一人を選択する場合、それを考慮に入れても仕方のないことではないだろうか。

　他方、歯科医師がこれを不公平と感じるのは正当なのかもしれない。その歯科医師は次のように論じるかもしれない。

　「臨床的プロセスについて考えるなら、私が思い浮かべるような歯科的処置で、どう

やってキンバリー・バーガリスが感染するようなことが起こりえたのか理解できない。歯科医師が出血するパターンとしてもっとも一般的なのは、(1)注射の際(まれ)や、あとで針にキャップをかぶせるとき(比較的多い)に起こる針刺し、もしくは(2)窩洞形成時のバーの穿通である。針刺しによる出血は一滴か二滴であり、口腔外の出来事なので、患者の口腔に入ることはめったにない。これまで経験した針刺しで、患者に向けて出血したことがあるとは思われない。バーによる怪我からの出血は口腔内で起こるが、びっくりするから、すぐに手を口から出す。たとえ手を引っ込める間に血液が口腔内に入るとしても、だ液によって薄められ、歯科医師の血が患者の血流に入る可能性は少ないだろう。」

「こうしていい終わってみると、事実について語っているというよりは、希望的観測のようなところもあることに気づく。さらに、歯科医師が不注意であったり病気であったりした場合に、体液が入り込むことは容易に想像できる。このことは、歯科医師がHIVの症状を示している場合、とくに当てはまる。なぜなら、身体的および／あるいは心理的能力が減退するために、針刺しや感染のリスクはいっそう大きくなるからである。」

結局のところ問題は、ほぼ同等の二人の歯科医師のどちらにするかを患者が決めるときに、HIV感染を考慮に入れるのが理にかなっているかどうか、という点にあるのかもしれない。理にかなっているとすれば、プライヤー医師が恐れているのは、単に患者が分別を失ってヒステリー反応を起こすことではなく、少なくとも僅差の争いの場合には、HIVポジティブであるとわかっている歯科医師を、避ける理由が患者にあるという点であろう。

ADAは、1991年1月16日、HIVに感染した歯科医師に関する暫定的方針を発表した。キー・センテンスは以下の通りである。「それゆえ、感染の心配がはっきりとなくなるまで、HIVに感染した歯科医師は侵襲的処置を差し控えるか、もしくは、HIVポジティブであることを開示すべきだ、とADAは考える」[14]。感染についてわかっている限りは情報を開示すべきだと歯科医師が考えるとしたら、テストの拒否によってこの重大問題を回避することは、認められるのか。

HIV感染患者に関する臨床的決定

これまでのケースで扱ったのは、HIV感染患者を治療する義務と、患者や歯科医師によるHIV感染の開示であるが、さらに、治療を要するHIVポジティブの患者が提起する倫理問題もある。新たな種類のリスクと利益を考慮しなくてはならない。十分な情報に基づく同意であるためには、新たな情報を取り入れる必要がある。本節最初のケースは、HIVポジティブの患者に関して、リスクと利益を計算する問題を提起している。

ケース 89
血小板の数がきわめて少ないのに、生検を行うべきか

エイズに罹患している37歳の男性ジェフリー・ベリーは、以前、口蓋歯肉と大腿、そして食道に同時にひどい壊死性血管炎を起こしたことがあった。ステロイドを1カ月間多量

に静注されて血管炎は安定し、退院可能となった。1週間後、激しい痛みを伴い、急速に増殖する舌腫瘍を抱えてペリー氏は再び来院した。加えて、血小板の数は330,000/cm^{3}から6,000/cm^{3}まで急勾配で落ちていた。以前に冒された歯肉組織からひどく出血していて、輸血を必要とした。彼は集中治療室に収容された。担当歯科医であるケネス・ヴォーン医師は、ペリー氏を診るよう依頼された。

ヴォーン医師は、口腔外科医に舌病変を吸引してもらうよう、手はずを整えた。口腔外科医は出血性の病変ではないと結論を下したのだが、その正体はわからなかった。医療チームは、誤りのない治療計画を立てるために、舌病変の生検を望んだ。しかしながら口腔外科医は、重篤な血液学的問題を抱えた患者に生検を行うのは危険すぎると思ったので、それに強く抵抗した。凝固機能が改善するまで待ったほうがよいというのが、彼の考えだった。

ペリー氏の痛みは、モルヒネ注射にもかかわらず、手に負えなかった。どんな治療が選ばれてもいい、とにかく早くやってもらいたいとペリー氏は思っていた。治療を決定するうえで生検が不可欠な要素だと立証される保証はなく、ヴォーン医師は、自分で生検を行うべきか否か考えた。

ディスカッション：

本書第2部の原則に依拠する多くの重要な臨床的、倫理的問題を、ペリー氏の治療は提起している。他の条件が同じならば、治療目標は、見積もられた利益と害悪のバランスを一番よいかたちでとることである。第5章でみたように、こうした評価には、複雑な主観的価値判断が絡んでくることが多い。このケースでは、直ちに生検を行うことには重大なリスクが伴う。しかし、治療を進めたいという患者の願いを含めて、すぐに生検を行う理由もある。これは道理をわきまえた人々の選択が食い違うような状況で、なすべきこととして妥当なのは、ペリー氏に選択肢を説明して、彼に選択させることなのか、それとも、歯科の専門的知識が正しい答えを提供できるという根拠が、何かあるのか。

ペリー氏が、モルヒネ静注にもかかわらず、難治性の疼痛に苦しんでいたことを考えてほしい。これは、とりわけ注意力がいくぶん失われるのを我慢する覚悟があり、無痛法を十分に用いた場合、事実上あらゆる痛みがコントロール可能だという、熟練した臨床薬理学者の報告とどう調和するのか[15]。これは利益-害悪計算の別の側面かもしれない。おそらくその歯科医師には、痛みをコントロールするために鬱病や死までもリスクとして引き受けるつもりはないであろう。これは、リスクを冒す価値があるかどうかを、患者や患者の代理人に尋ねなければならないような種類の問題なのか。患者の病気が致命的で、すでに進行しているという事実は、麻薬性鎮痛薬の投与に関する判断に、どんな影響を与えるのか。

―――――――

次のケースは、同意の倫理に加えて、リスクと利益の計算の問題が提示されているもう1つの事例である。異なるのは、患者が痴呆症で、承諾したり痛い治療を拒否したりできない可能性がある点である。

ケース 90
苦痛を伴う検査を続けるべきか

　エイズに罹患している57歳の男性ポール・セラーズは、痴呆症と原因不明の発熱で入院させられた。口には血液がこびり付いていたのだが、彼を説得して口を開けさせることも、手で口をこじ開けることも医師にはできなかった。おそらく痴呆症のためであろう。経口摂食のために口を開こうとはしないので、鼻腔栄養チューブで食べさせなければならなかった。そこで、口腔状況、とくに、患者の熱を引き起こす要因としての口腔感染症の有無を評価してもらうために、歯科医に意見が求められた。

　主治医であるゲーリー・ハードル歯科医師は、セラーズ氏の口を開けさせるときに、内科医と同じ問題に遭遇した。しかし、食物や他の残渣に加えて血液も頬粘膜上に認められた。可撤性の上顎部分床義歯はきちんとしていた。ハードル医師は、開口器でセラーズ氏の口を無理にでも開くことが必要だという結論を出した。支えをしかるべき場所に据え、ゆっくりと開口器を用いた。ほんの0.5センチ開いただけだったのだが、患者は痛みのために叫び声をあげた。ひどい筋性開口障害が痛みの原因であることが、ハードル医師にはわかった。

　0.5センチの開口ではたいしたものではなかったが、それで口腔内が見えるようになったおかげで、口腔感染が原因不明の熱の一因である可能性は低いと、ハードル医師は確信できた。しかしながら、むりやり口を広く開け、補綴物を除去して完全な検査を行わなければ、確証は得られなかった。現存する感染源を見逃してしまうかもしれない。それを処置しなければ、医学的危機の発生を早め、患者の痛みを引き起こすもととなる可能性がある。あらゆることを考慮するなら、口腔感染が存在するかどうかをはっきりさせることは、重要であった。熱の原因がわかり、治療できたなら、セラーズ氏はこの危機を乗り越え、痴呆状態のままであっても、いましばらく生存が可能だろう。実際、歯科での感染が原因となって死期が早まることすらありうる。しかしながら、ハードル医師が引き起こした痛みは激しかった。陰性のままであろうと思われる検査を続けるべきか、彼には確信がなかった。

ディスカッション：
　このケースは、利益とリスクを計算する問題を提起しているところもあり、その点では、ケース89と同様である。口腔診査が重要だと思われる根拠は何なのか。それを完了できたら、ハードル医師はどんな有益なことができたのか。セラーズ氏の病気が致命的だという事実によって、検査の利益計算は変わってくるのか。

　検査の害は何か。このケースでは、治療によってひき起こされる痛みや苦しみと、利益とを比較しなくてはならない。それには、セラーズ氏にとって、痛みを経験することがどれくらいよくないのかを数量化する必要がある。全身麻酔のような他の治療選択肢で、もっといい利益-害悪比率をもたらすものがあるのだろうか。

　利益と害悪に関するこうした問題に付け加えなければならないのは、セラーズ氏が口腔診査を拒否できるのかどうかという、別の問題である。セラーズ氏の口を無理に開けようとした内科医は、治療に対する適切な同意を得ていたのか。ハードル医師はどうか。成人は、能力を欠いていると決定されるまでは、承諾する能力や同意を拒否する能力があるとみなされる。セラーズ氏はエイズ痴呆である。これは彼の無能力の証となるのか。もしそうでなければ、検査に激しく抵抗する患者の無能力を宣言してもらうために、どんな手続

きが必要なのか。いったん無能力が宣言されたら、医師も歯科医師もそれ以上同意なしで治療する権限をもたない。誰かが能力を欠いた患者の代理人の役を務めなくてはならないのである。それはこの場合誰なのか。通常は近親者であろうが、しかし一定のケース、とくに同性愛というライフスタイルにかかわるケースでは、近親者は患者にもっとも近しい人ではないかもしれない。そういう事情であると思われたら、ハードル医師はどうすべきなのか。このような状況の再発を防ぐために、彼には何ができるのか。

　これは、治療の利益が害悪を上回るかどうか議論すべき、れっきとした理由があるケースだと思われる。とくに、もしセラーズ氏のエイズ予後診断が深刻であるなら、検査の潜在的利益を疑う理由がある。コスト抑制の時代、ここにあるのは、ほとんど無用な医科的および歯科的処置は削除可能で、そのようにして大いに節約しながらも、一方で実質的利益はまず失わないという類の状況なのか。次のケース群は、この問題をもっと直接的なかたちで提起する。

HIV感染患者ケアのコストをめぐる倫理

　第5章と第9章のケースのなかには、患者にとって最善のことを行うという古典的倫理が、道徳的に正しい行為にはならないかもしれない場合があった。もっと大きな善をなしうるという理由や、公正であるためにはケアに対するもっと平等なアクセスが要求されるという理由から、他の患者のほうが、資源に対していっそう強力な請求権を有しているかもしれない。重症の末期患者がこの問題を提起するときには、とくに劇的な要素が伴う。歯科治療の利益は、利益が得られる期間が短いために、つねに限定されている。患者がひどい痛みに苦しんでいるときのように、処置が正当なこともあるかもしれないが、資源の利用という点で、もっと疑問の余地があるケースもある。以下の2つのケースは、HIV感染患者の治療における効率と公平の問題を提起している。それぞれのケースで、ケアを制限する十分な理由があるのだろうか。

ケース91
特発性血小板減少症の患者に歯周治療を行うべきか

　エイズに罹患している43歳の男性マイケル・ハートは、退役軍人管理局病院に収容された。クリプトコッカス髄膜炎、聴力損失、激しい耳鳴りと口腔の出血のためである。病院スタッフの歯科医師であるジェイ・ブラノフ医師がハート氏の口を診察したところ、おびただしい自然出血が歯肉組織にみられた。口腔衛生状態はきわめて悪く、ひどい歯肉炎があった。ハート氏は、もう何年も歯科医師に診てもらっていないと述べた。口腔の出血は、主に血液疾患である特発性血小板減少症に由来するものだったのだが、歯肉炎のためにたいへん悪化していた。
　ハート氏には、髄膜炎と血小板減少症に対する積極的治療が施された。しかしながら、血小板数はたいして上昇せず、口腔の出血は続いた。出血が激しかったので、2ヵ月以上にわたり多量の輸血を必要とした。髄膜炎の治療は功を奏し、聴覚の症状は次第に姿を消

した。
　ひどい歯肉炎が続く限り、輸血をしても口腔の出血はとまらないことを、ブラノフ医師はそれまでの経験から知っていた。一般に好まれる治療は徹底的なスケーリングとルートプレーニングであったが、このプランに対しては異論があった。ハート氏は、非常に長い間入院していたために衰弱していた。スケーリングやルートプレーニングによる出血に十分耐えられるところまで凝固能力を改善することが医学チームにできるかどうか、はっきりしなかったのである。それらの処置に先立つ治療もきわめて高価であろうし、その有効性は不確かだった。ブラノフ医師と医学チームはどうすべきか考えた。

ケース92
選択肢なきインフォームド・コンセント

　ジョウン・ドワイアー医師は、大都市の低収入エリアで開業する一般歯科医であった。彼女の医院には、エイズ患者が一人いた。上顎第一小臼歯に痛みを抱えた33歳の男性である。歯には深い咬合面齲蝕があり、エックス線写真では、根尖部に3ミリのエックス線透過像がみられた。その歯には歯内治療を施してクラウンを被せることが十分可能であったのだが、ドワイアー医師は抜歯するつもりであった。患者の身体状態はいまのところまずまずで、無理なく数年間の生存を見込めた。しかしながら、彼は蓄えをずっと以前に使い果たしており、国の医療扶助を受けていた。国は成人に関しては救急処置にしか資金を提供しない。抜歯については問題ないであろうが、歯内治療が認められる可能性はきわめて低かった。クラウンを認可してもらうのは不可能であろう。
　ドワイアー医師は抜歯したくなかったが、他にまともな選択肢は見出せなかった。患者は歯を抜く必要があるものと決めてかかっているようだ。それにもかかわらず、患者に何といったらいいか、頭を悩ませていたのである。このような状況で選択肢全部に言及して何になるのか。他の選択肢に触れないことに後ろめたさを感じてはいたが、もし患者がまたそのことで自分の病気の重大さを思い知らされることになるのなら、さらに気分を害するだけかもしれないと考えた。

ディスカッション：
　ケース91と92は、HIV感染を背景とした正義の問題の異なる局面を呈示している。ケース91のブラノフ医師は、スケーリングとルートプレーニングが患者の見地からして価値があるのかどうか、自信がもてないようにみえる。その治療で問題となる利益と害悪は何か。ハート氏が治療に同意するかどうかについても、いくつか問題がある。分別のある患者がハート氏の立場にあれば、検討されている歯周治療に同意するであろうか。
　ブラノフ医師も治療が非常に高くつくことを心配している。経費はこの場合どんな役割を演ずるのか。誰がケアの支払いをするのか。資金提供者は支出に反対するだろうか。もし資金提供者が反対しなかったなら、ブラノフ医師が経費の心配をするのは妥当だろうか。社会や保険業者やケアされる患者が負うコストのことを心配するのは、臨床に携わる歯科医師の責任なのか。
　保険業者が、慎重な考慮の末に次のような結論を下すと想定してほしい。このようなケースでスケーリングとルートプレーニングを行うのはあまりにも高くつくので正当化できない、と。それはケース92で起こったことであろう。成人全般に対して、州は救急ケア

しか提供せず、それには歯内治療やクラウンは入らない。州が責任をもって資金を提供しうるものに何らかの限界がなければならないとすれば、資金提供の対象となる患者全員に対して、歯内治療とクラウンを除外するのは倫理に反するだろうか。もし余命6カ月以下の患者にだけ制限を適用したら、何か違いが生じるだろうか。自費診療の患者なら誰もが手にできる有益なケアすべてを、州が提供することを期待できるのか、それとも、州の義務は、最低限まずまずのもの(decent minimum)に限定されるのか。ケース92の歯内治療やケース91の歯周治療は、その「最低限まずまず」のレベルを上回るのか、それとも下回るのか。

参考文献

1. Karon JM, Dondero TJ Jr. HIV prevalence estimates and AIDS case projections for the United States: report based upon a workshop. *MMWR* 1990;39(RR-16):1–31.

2. Centers for Disease Control. Possible transmission of human immunodeficiency virus to a patient during an invasive dental procedure. *MMWR* 1990;39:489–493.

3. Marcus R. The CDC Cooperative Needlestick Surveillance Group. Surveillance of health care workers exposed to blood from patients infected with the human immunodeficiency virus. *N Eng J Med* 1988;319:1118–1123.

4. Mishu B, Schnaffner W, Horan J, Wood L, Hutcheson R, McNabb P. A surgeon with AIDS: lack of transmission to patients. *J Am Med Assoc* 1990; 254:467–470.

5. Centers for Disease Control. Update: transmission of HIV infection during an invasive dental procedure—Florida. *MMWR* 1991;40:21–27.

6. Centers for Disease Control. Update: transmission of HIV infection during invasive dental procedures—Florida. *MMWR* 1991;40:377–381.

7. Neidle EA, Siew AC, Verrusio AC. Estimates of risk of HIV transmission in dentists. 5th National Forum on AIDS, Hepatitis, and Other Bloodborne Diseases. Atlanta, Ga: Centers for Disease Control; 1992:T-6.2.

8. Wainwright H, Gelula M, Rea A. The magnitude of unreported sharps exposures in a community teaching hospital. 5th National Forum on AIDS, Hepatitis, and Other Bloodborne Diseases. Atlanta, Ga: Centers for Disease Control; 1992:P-162.

9. Wisnom C. Personal communication, August 1992.

10. Cottone J, Terezhalmy G, Molinary J. HIV infection and AIDS. In: *Practical Infection Control in Dentistry*. Philadelphia, Pa: Lea and Febiger; 1991:67–68.

11. American Dental Association Council of Ethics, By-Laws and Judicial Affairs. Principles of Ethics and Code of Professional Conduct, with official advisory opinions revised to May 1992. Chicago, Ill: American Dental Association; 1992.

12. Strom T. HIV infection spurs student dismissal, suit. *ADA News* 1989; Jan 2:1,8.

13. Comer RW, Meyers DR, Steadman CD, Carter MJ, Rissing JP, Tedesco RJ. Management considerations for an HIV positive dental student. *J Dent Educ* 1991;55:187–191.

14. American Dental Association. Interim policy on HIV-infected dentists. Chicago, Ill: American Dental Association; 1991: Jan 16.

15. Twycross RG. Ethical and clinical aspects of pain treatment in cancer patients. *Acta Anaesth Scand* 1982;74(suppl):83–90.

第14章

能力を欠いた専門家、不正直な専門家、能力の低下した専門家

　本書は倫理原則と具体的事例の提起する問題を広い範囲にわたってカバーしてきたが、検討しなければならない主要な問題領域が1つ残っている。専門業務に関して重大な欠陥を有する同僚の問題である。歯科医療を施す医師に単純に能力が欠けている場合もある。彼らの目指すものはよいかもしれない。ひょっとすると、かつてはこうした歯科医師も立派な技能をもっていたのだが、時代遅れになったということなのかもしれない。水準に達するほどの診療はしたことがなくても、何とかして歯学部を卒業して、開業を認可されたケースもあるかもしれない。歯科医師として専門的能力を維持することは、ほとんどすべての専門職倫理規約の要請するところである。あらゆる歯科医師は「その知識と技能を最新のものに保つ義務を負う」と、アメリカ歯科医師会は述べている[1(P7)]。

　能力は欠けていないが、にもかかわらず、詐欺まがいであったり、不正直であったり、もしくは違法な業務を行っている歯科医師も、まれにはいるだろう。これは、不当な保険給付申請から、患者に対する嘘や違法な薬の処方まで、多岐にわたる。こうした行為はきわめてまれであるとはいえ、容認できないのは明らかである。そうしたことは、専門職本来の姿を忠実に守っている同僚に対して、困難な問題を引き起こすことになる。

　能力を欠いた同僚や不正直な同僚、もしくは能力の低下した同僚に気づいた歯科医師には、なすべきことがある。専門職倫理規約はしばしばこれを、「同僚について報告したり、その他の行動を起こすことによって、患者が十分に保護されるよう配慮する義務」と表現している。少なくとも、重大な問題や継続的な問題の場合にはそうである。ADAの見解は次のようなものである。「歯科医師は、他の医師のはなはだしい誤りやたび重なる誤りを、歯科医師会支部によって定められた適切な査察機関に報告しなければならない」[1]。

　このような問題が提起している論点は、一見してそうみえるよりももっと複雑で、議論の余地がある。本章のケースで、同僚が水準以下の仕事しかしていないのではないかと疑いを抱いた歯科医師は、ほんとうにそれが容認できないものなのか、そして、容認できない場合、それに対して行動を起こすことが何らかの目的にかなうのか、難しい決定をしなくてはならない。行動を起こすという決定が下されても、たくさんの選択肢があり、そのどれをとっても気持ちのよいものではなく、また論争の的になる可能性が高い。アクションを起こすには専門家団体がふさわしいとADAはみているが、他の可能性も浮かんでくる。そのなかには、免許交付機関や法務局への報告や、現在あるいは将来の患者への情報

提供も含まれている。

患者に知らせることが正当であるとADAが認める場合もあるようだが、そうした場合には、同僚の業務を批判してはならない、と警告している。「患者にオーラルヘルスの現状を知らせる際には、以前に受けた治療をけなすようなコメントを加えてはならない」。歯科医師が、前の医師の仕事はまったく容認できないと患者に伝える道徳的義務を感じた場合には、これはたいへん骨の折れる仕事になるだろう。

同僚が水準以下の診療しかしないという問題は、その理由が何であれ、やっかいなものなのだが、このような不適当な診療をする理由は、どれも同じ道徳的問題を提起するというわけではない。本章のケースは3つのトピックスに分けられている。すなわち、能力を欠いた診療、詐欺と不正直、そして、精神病もしくはアルコールや薬物の乱用ために能力の低下した歯科医師の3つである。これらの条件下での歯科医療が許容できるかどうかが主眼なのではない。許容できないのは明らかである。重点は主に、このような問題に気づいた同僚が、果たすべき責任にある。

能力を欠いた歯科診療

同僚の著しい無能力

残念ながら、ときとして歯科医師は、目にした同僚の仕事が水準以下であることに気づく。同僚の仕事がいったいどの程度水準を下回っているのか、正直なところ、わからないこともあれば——治療計画や適切な技能水準について、専門家の間でも、どうしても意見が一致しない場合がある——、同僚の業務がはなはだしく不適切であるとはっきりしているときもある。ボーダーライン上であったり不確かだったりして、道徳的に扱いにくい無能力のケースを議論する前に、仕事の出来が不十分であることに異論の余地はないと思われる場合について、まず論じることにする。こうしたケースでは、無能力に関する議論の余地はないと想定することにしよう。

ケース 93
クラウンとポスト、しかし歯内治療はなし

スタンレー・キルゴアー医師は、人口およそ5,000人の町の一般歯科医であった。70歳のアラン・フィオリオ氏は、キルゴアー医師のアシスタントである友人の忠告で、診てもらいにやってきた。以前はジョーンズ医師にかかっていたのだが、目下、痛みに苦しんでいた。小さな町だったので、キルゴアー医師は、他にもジョーンズ医師のところに通っていた患者を診たことがあったのだが、よい印象は受けていなかった。しかしながら、これは明らかに、彼がこれまでに見た最悪の治療であった。

治療の質全体が劣っていたわけだが、しかし主な問題は上顎切歯で、それには全部クラウンをかぶせてあった。クラウンのうち、2つには根管に達するポストも使われていたが、歯内治療が施されていない点を除けば、いうことはなかった。しかし、他ならぬこれらの歯に大きな膿瘍があり、動揺が著しかったので、ジョーンズ医師はワイヤーで結紮を試みていた。それでも、フィオリオ氏はまもなくその歯のうちの1本を失うことになろ

う。氏は、「ジョーンズ医師に治療費として600ドルを支払った」とキルゴアー医師に話した。

キルゴアー医師は目にした治療にひどく腹を立て、また、フィオリオ氏を気の毒に思った。ジョーンズ医師がじつに拙劣な歯科治療を繰り返し施していたことを、キルゴアー医師は確信した。彼はどうするべきかを考えた。

ケース 94
破折したファイル

ジョージ・サーコーニス氏は、下顎第一大臼歯の治療のために、歯内療法専門医であるマービン・ゴールドバーグ医師のところに紹介されてきた。患者を紹介してきた歯科医師は数週間にわたってその歯を治療していたのだが、うまくいかなかった。治療にはリーマー、ファイルなどの器具の使用と、2種類ないし3種類の抗生物質の処方が含まれていた。

ゴールドバーグ医師はサーコーニス氏を診察して、破折したファイルが根管の1本に残っているのに気づいた。患者を紹介した歯科医師はそのことを彼に話しておらず、おそらく患者にも話していないだろう。この場合は、破折したファイルが痛みの原因というわけではないだろうが、それでもファイルが残っているのは問題である。

ゴールドバーグ医師のプランは次のようなものであった。所見をサーコーニス氏に伝え、治療を始めるために根管を開放し、それから別の薬を用いて抗生物質治療を開始する。ファイルについてサーコーニス氏に話すと、彼は激高した。「どうしてもっと前に専門医に紹介してくれなかったのか、理解できない。治療費や治療の過程で失った労働時間に対しても、紹介した医師に支払いを要求するつもりだ」と彼はいった。

どうして前の医師は不十分な根管充塡をしたり、根管穿孔を起こしたり、破折したファイルを残したままにしたりしたのかという問いに、答えることを期待される立場に立たされたことが、ゴールドバーグ医師にはそれまでにも何度もあった。しかしながらサーコーニス氏の状況は、これまでの多くの場合よりもっと厄介であった。サーコーニス氏との関係および氏を紹介した医師との関係の双方で、自分がどういう倫理的立場にあるのか、ゴールドバーグ医師は考えた。

ケース 95
転送されてきた歯科矯正患者の問題

13歳の少女ナン・キーティングは18カ月間歯科矯正治療を受けていて、ちょうどこの街に引っ越してきたところであった。治療を完了するために、ジャック・テスタ医師を紹介されていた。紹介した矯正歯科医の話では、このケースは3カ月から4カ月のうちに終えられるということだった。ナンは愛嬌のある少女だった。最初の診察のときにやってきた両親も友好的で、娘の健康を心配していた。

テスタ医師はナンを診察し、著しい問題があることがわかってがっかりした。まず第一

に、上顎右側第二大臼歯には、おそらく歯髄にまで及んでいるであろう齲蝕があった。これがひと晩でできるようなものでないのは明らかである。第二に、左側はすでに処置されて1級咬合になっていたが、右側はまだ2級であった。これには3、4カ月をはるかに超える時間が必要だろう。ひょっとすると1年かかるかもしれない。

　テスタ医師は2つの問題を抱えていた。ナンの両親に打ち明けることと、どのように患者を治療するか決定することである。臨床的問題は難しかったが、親に話すことほどではなかった。

　臨床的には、上顎右側第二大臼歯に問題があり、第三大臼歯はうまく発育していたから、第二大臼歯を抜去して、そのスペースを利用して大臼歯の2級位置を修正し、つづいて、以前に第二大臼歯があったところに第三大臼歯が確実に萌出するように手はずを整えることが可能だと、テスタ医師は考えた。ナンの両親は、ひどく動揺していたが、彼の計画に同意しているように思われた。

　テスタ医師は、抜歯のためにナンを一般医のもとに送ったのだが、抜歯の代わりに一時的な保存修復処置が施されたことを、後になって知った。ずっと音沙汰無しだったが、9カ月後にキーティング夫人がナンの診療記録を取りに再来院し、「今後の治療はここでは受けません」といって帰った。

ディスカッション：

　ここでの議論の目的からすれば、これら3つのケースにおける歯科医師の判断については、議論の余地がないと想定してさしつかえない。キルゴーア医師、ゴールドバーグ医師、テスタ医師の三人とも、同僚の仕事は著しく水準を下回るという結論を出した。キルゴーア医師などは、いままで見たなかで最悪だと思っている。ファイルの破折は有能な歯科医師にも起こりうることであるが、一方、破折したファイルを見落としたり、患者に知らせなかったりというように、問題に対処しないのはひどい誤りだと、ゴールドバーグ医師は認めるだろう。テスタ医師の同僚は、故意に患者をミスリードしたか、もしくは問題の複雑さをはなはだしく過小評価している。ここで危険にさらされているのは誰で、歯科医師にとっての選択肢は何か。

　まず第一に、眼前の患者に対する義務は何かを考えてもらいたい。ゴールドバーグ医師とテスタ医師の二人とも、患者に現在の臨床的状況をかなり率直に説明している。予想されるように、情報開示の結果は衝撃的で、テスタ医師のケースでは患者を失う結果になった。これらの医師のどちらか一方については、確認したことを完全に明らかにしなくてもよかったのか。テスタ医師はカリエス性の病変だけを処置して、右側は2級位置のままにしておくことで満足すべきだったのか。同僚の仕事の出来の悪さに気づいた歯科医師は、問題を起こしている歯科医師と直接話をすべきなのか。もしそうであるなら、患者が支払ったお金が返済されるよう試みるべきか。たとえば、キルゴーア医師は、フィオリオ氏が支払ったお金を返済させるようにすべきか。同僚の仕事を容認できない歯科医師は、それでは役に立たないと思っていることを、その同僚に対してはっきりさせるべきなのか。もとの歯科医師に連絡を取ろうとしている理由を患者に明らかにして、これ以上質の悪い歯科医療の受診に戻ることがないよう、無能な同僚について患者に警告すべきか。そうだとしても、歯科医師に対して同僚をけなさないよう求めているADA規約に違反することなく、そうしたことができるのか。

　危険にさらされる将来の患者のことを考慮するなら、これらの歯科医師には、問題を起こしている同僚と話し合うことにとどまらず、その同僚について報告する道徳的義務もあるのか。もしあるとすれば、誰に報告すべきなのか。地域の歯科医師会に報告したら、どういうことになるのであろうか。ADAに報告したらどうなのか。州の免許交付機関にも

報告する義務があるのか。
　これらの機関がどれ１つとして行動に出ることがなく、歯科医師が能力を欠いたまま診察を続けると想定してほしい。キルゴーア医師、ゴールドバーグ医師、テスタ医師にできること、すべきことが、まだあるのか。彼らはおおっぴらに批判することができるのか。マスコミに話をしたり、他の患者に警告したりするのはどうか。キルゴーア医師はジョーンズ医師の起こした問題を他にも知っていたのに対し、テスタ医師が診ているのはちょうどその町に引っ越してきた患者であるということから、どんな違いが生じてくるのか。テスタ医師には、見知らぬ町の歯科医師と連絡をとったり、あるいはその地域の専門家団体ないし免許交付機関に彼のことを報告したりする、義務があるのか。

　前のケースは著しい無能力に関わるもので、それを歯科医師が発見したのは、ほぼ同程度の能力水準にある歯科医師にすでに治療されていた患者を診ているときであった。しかしながら専門医が、一般医や他分野の専門医の仕事を検討する機会もあるだろう。一般医に対しては、当該分野の専門医と同レベルの能力の治療は期待できない。こうした場合専門医は、患者や他の人たちをどう守るべきかという、似たような道徳的問題に直面する。しかし今回は、その分野を専門としない歯科医師が、現実離れした高い基準に縛りつけられることがないように、配慮しなければならない。以下のケースはこのような選択を提示している。

ケース 96
不適切な病理検体

　歯学部で働く口腔病理医のモートン・クリーマン医師は、組織病理学的診断用の生検材料を受けとった。それは、彼に不備な検体をしばしば送ってくる著名な口腔外科医からのものだったのだが、この検体はとくにひどかった。電気メスで切除されて焦げた組織小片で、読みとり不可能であった。クリーマン医師は腹立ち紛れに、「２度の火傷」と記録した。その口腔外科医が、クリーマン医師のところに次の生検材料を送ってきたのは、15年後のことであった。

ディスカッション：
　口腔病理医が適切に組織を診断するためには、標本の大きさと取り扱い方が一定の基準を満たしていなくてはならない。送られてくる検体の大部分は適切だが、そうでないものもある。さらに、不備な検体は同一の医師によって送られてくる傾向がある。
　質の低い検体を委託してくる歯科医師は、何があってもその態度が変らないことを、病理医全体が経験している。意見を述べたりすると、委託してきた歯科医師は腹を立てたり、以後検体を送ってこなくなったりすることもある。病理医の収入は委託に頼っているので、組織を送ってくる人たちを不必要に敵に回したくはない。
　病理医の問題は、こうした程度の低い検体をどう処理するかである。送ってきた歯科医師には何というべきか。患者に対する義務、将来の患者に対する義務、送ってきた歯科医師に対する義務、そして彼自身に対する義務は何か。

ケース 97
扁平上皮癌の誤診

　39歳のジョン・レスコは、ずっと以前から続いている口腔病変に関する不安を、口腔外科医のメアリー・ストックウェル医師に相談した。レスコ氏は、しつこい「扁平苔癬」の処置のために、すでに18カ月にわたって幾人かの一般開業医に診てもらっていた。以前に相談した口腔外科医は、扁平苔癬という暫定的診断を患者から聞くと、扁平苔癬の治療に関して「自分にできることは何もないから」という理由で、診察すらしなかった。生検は18カ月間に一度も行われていなかった。

　ストックウェル医師は病変の所見が気になったので、生検を行った。その結果、扁平上皮癌であることがわかった。根絶するためには大規模な外科手術と放射線照射が必要である。レスコ氏はひどく狼狽して、彼が前に受けた治療について、ストックウェル医師の意見を求めた。

　ストックウェル医師は、患者に対して、そして前の医師に対してどんな義務があるかを考え、以下のような結論に到達した。

　「口腔外科医としては、診察もせずに診断についての意見を述べるのは、患者に対する処置としてほめられたものではないということを、率直に患者に伝えなくてはならない。生検を行うべきか否かは臨床的判断の問題であり、扁平苔癬が疑われる病変をしかるべき期間にわたって比較観察するのは、妥当なケアであることも知らせるべきである。患者に対しては、最終的にもっとも確実なケアが提供されたことを強調し、適切なリハビリテーションと現状の積極的な側面に焦点を合わせるように、励ますのが賢明であろう。患者の最終的診断結果と病気の経過について、以前に患者を診察した一般開業医たちに連絡をとらなければならない。とくに、患者を診察しなかった先の口腔外科医に知らせてから、彼の過失がもたらした帰結について、患者に意見を述べるべきである。」

ディスカッション：

　ストックウェル医師の立場をどう評価するか。診察もせずに意見を述べるというのでは、よいケアとはいえない。そのことを患者に率直に伝えなければならないという結論を出した点において、彼女は真実性の原則に訴えているようにみえる。レスコ氏にみられるような病変の観察期間について、有能な臨床家の間でも意見の合わないことが当然ありうると、彼女はほんとうに認めているのか。それとも、生検をもっと早くすべきだったと、実際には思っているのか。

　診断を誤ったという事実よりも、リハビリテーションと「積極的な面」を強調するというストックウェル医師の計画を、どう評価するか。ストックウェル医師としては、一般歯科医は専門家ではないという理由で、大目にみてやるべきなのか。そうだとしても、以前に相談した口腔外科医については、どう扱うべきなのか。

ケース 98
顎矯正手術における能力の問題

　エド・クック医師は、顎矯正手術を要するケースの治療にかけては、経験豊かな口腔顎顔面外科医であった。矯正歯科医のレナード・ケンパー医師から、一人の患者が下顎外科手術のために紹介されてきた。ケンパー医師はその患者をほぼ3年間治療していたのだが、外科医に相談したのはこれがはじめてであった。これはまさしく怠慢だとクック医師は思った。そのうえ、ケンパー医師には外科的ケースの経験がほとんどないことも、クック医師は知っていた。

　患者を診察してクック医師が思ったのは、下顎外科手術は不適当だということである。実際のところ、あの矯正歯科医はまったく診断を誤っており、問題解決のためには複雑な上顎外科手術が必要だと彼は考えた。さらに、術前矯正治療は、他の点でも不完全であった。クック医師の予測では、ケンパー医師の提案する外科治療を行ったら、審美的に受け入れがたく、機能上不安定な結果になるであろう。

　クック医師はどうすべきか考えた。

ディスカッション：
　クック医師が引き受けた患者に施してあった術前治療は、まったく認めがたいと彼はみている。さらに、ケンパー医師が外科医に一度も相談せずに、3年間も患者の治療を続けていたことも、クック医師には許せなかった。

　このケースの1つの問題は、前の2つのケースと同様に、口腔顎顔面外科手術の専門家であるクック医師が、ケンパー医師のようにそれほど専門的技能をもたない同僚に対して、どれくらい高い基準を適用すべきなのかという問題である。確かに、複雑な外科テクニックのうちでどれがもっとも妥当なのかわかっていないという点で、ケンパー医師を非難すべきではない。ケンパー医師は、外科手術を勧めようと考えた時点で、すぐに患者を専門医に紹介すべきであったのか。この場合、ケンパー医師は単に怠慢だったにすぎないのか。つまり、重大ではあるが罪のないミスを犯しただけなのか。それとも、報酬をたくさん得るために、故意に可能な限り長期間患者を手放さないでおこうとしたのか。この点に関するクック医師の判断は、問題へのアプローチにどう影響するのか。

　外科手術に着手すべきかどうか決断しなくてはならないところで、クック医師は問題に出くわしたのであった。もちろん、要請があっても、不適切な外科手術は行えない。まして矯正治療の面での準備が不完全なら、なおさらそうである。以下は、ある歯科医師の解決法である。あなたなら彼のプランをどう評価するだろうか。

　「口腔外科医は、どんな外科手術をすることになるのか細かい話をする前に、矯正歯科医と相談したいと患者に告げて、それが済んだ後で、外科手術の詳細な内容、問題点と成功の可能性について、一般的な言葉で説明することもできる。矯正歯科医と相談した後で、最終的に推奨すべきものを用意して、患者と連絡を取るように手はずを整えることもできる。」

　「口腔外科医は、矯正歯科医に対して、歯科矯正に着手する前に相談してくれるほうが一般的な方針としてずっと望ましいということを知らせ、そして、患者が抱えている問題に関する彼の考え方を説明して、矯正歯科医の治療計画には同意できないことを明らかにすべきである。許容できる治療計画について矯正歯科医と合意できなければ、患者を別の口腔外科医に紹介して、治療してもらうことを提案すべきである。」

「矯正歯科医が口腔外科医の見解に同意するなら、計画の変更と外科手術を遅らせる必要性について、二人で患者にアドバイスすることになる。」

「矯正歯科医が口腔外科医の計画に同意しても、矯正歯科医の治療遂行能力が依然信頼できないのであれば、口腔外科医はもう1つ決断をしなくてはならない。理想的ではないにしても許容範囲内の結果を矯正歯科医は達成でき、患者に危害を加えることはないということで満足できるのなら、引き続きこのケースに関わっていくことができる。有能な矯正の専門家なら得られる成果を、その矯正歯科医がもたらしてくれるかどうか確信がもてないのであれば、たとえその矯正歯科医が彼と一緒に仕事をすることに同意したとしても、ケースから手を引くべきである。この場合、彼の懸念をその矯正歯科医に知らせて、外科手術に着手する前に別の矯正歯科医の意見を得るよう、可能な限りうまく提案するべきである。この決断や紹介そのもの、患者への説明を、口腔外科医が矯正歯科医に委ねても、倫理的問題はない。」

この答は、矯正歯科医が口腔外科医の計画に同意しない場合に、口腔外科医は患者に何と言うべきかという問題には言及していない。矯正歯科医の治療計画にはまったく同意できないので、別の口腔外科医に紹介するつもりだと患者にいうべきか。しかし、そのような口腔外科医が見つかったとしても、それでは患者を不十分なケアに追いやることになってしまい、同意プロセスに必要な情報提供が不十分であるばかりでなく、患者のデンタルヘルスを促進するという口腔外科医の責任にも反しているのではないか。

口腔外科医が矯正歯科医を説得して治療計画の修正を受け入れさせたとしたら、患者に状況を説明すべきかどうかの決定は、矯正歯科医に任せてしまってよいのか。

能力に関するボーダーラインケース

前のケースが問題にしていたのは本質的無能力であって、そこでは、同僚もしくは紹介してきた医師の仕事に関する歯科医師の判断に、議論の余地はなかった。しかしながら、同僚の仕事が、もっと異論の余地のある問題を提起することは多い。たとえば、ある臨床家の仕事が日常的にわずかに水準を下回っていたり、少しばかり時代遅れの技術を用いていたり、あるいは、一般にいい仕事をすると知られている同僚が、一人の患者に対してひどいミスを犯したりすることもある。以下のケースが提起しているのは、この問題のいくつかのヴァリエーションである。

ケース 99
歯周病専門医が別の歯周病専門医の患者を診る

ロバート・スティルウェル氏は56歳で、1965年以来、歯周病専門科医のセオドア・ペトロヴィッチ医師にかかっていた。最近になってペトロヴィッチ医師は、「疾病が進行したので、抜歯して義歯を作る必要があります」とスティルウェル氏に話した。スティルウェル氏は歯を保存したいがために必死で、かかりつけの一般歯科医にどうにかならないか泣きついた。その一般歯科医は、診察と治療のために別の歯周病専門医ジョセフ・ドノフリオ医師に、彼を紹介した。

スティルウェル氏の状態が悪そうだという点は、ドノフリオ医師も認めた。スティル

ウェル氏のホームケアに問題があった可能性はともかくとして、おそらくペトロヴィッチ医師が処置を誤ったのだろうと、ドノフリオ医師は考えた。ドノフリオ医師の意見では、ペトロヴィッチ医師の診断は不完全で、治療も効果的でない。

総義歯にしても構わないと思ったが、選択的な抜歯とインプラントの後にクラウンとブリッジの治療を行うことで、スティルウェル氏の歯は保存できるだろうとドノフリオ医師にはみてとれた。高価で時間のかかる治療だが、不可能ではない。

この時点でのドノフリオ医師の問題は、スティルウェル氏にどういうかということであった。同僚だと思っているペトロヴィッチ医師と、よけいな問題を起こしたくはなかったが、口腔状態に関しては、スティルウェル氏に対して正直でなければならないとも思っていた。

ディスカッション：

現実の歯科医療における大半のケースと同じように、このケースも、多くの倫理的問題を提起している。ドノフリオ医師は、第7章で論じられた真実告知の倫理から出発しなければならないと考えているようである。患者であるスティルウェル氏は、もともとの治療計画にドノフリオ医師も賛成してくれるかどうか、とくに尋ねたわけではない。スティルウェル氏は歯の保存だけを望んでいたのである。「何も言わなければ、嘘をついたことにはならないし、単に真実を留保しているにすぎない」と主張することで、ドノフリオ医師は問題をうまく乗り切れるのか。

第8章で議論された誠実性の原則が、ここでも重要である。この場合、ドノフリオ医師は関係者に対して、どんな種類の責務を負っているのか。彼はスティルウェル氏に対して、インフォームド・コンセントのプロセスの一部として、氏が知りたいと考えて当然のことを話すと約束したのか。同僚であるペトロヴィッチ医師に対しては、どんな責務を負っているのか。同僚の判断には、決して反対しない義務があると考えるべきなのか。同僚の仕事について批判的に語ることは ── たとえその仕事が水準以下であると確信していても ── 差し控えなければならないと考えるべきなのか。ドノフリオ医師は、総義歯にしても構わないのではと考えているが、この事実は、スティルウェル氏が歯を保存したいと望んでいても、総義歯という選択肢を提示すべきことを意味しているのか。

───────────

以下の2つのケースも似たような問題を提起しているが、同僚の能力について歯科医師が抱く疑いには、もっと異論の余地がある。

ケース 100
見苦しい結果に終わった審美歯科治療

34歳のクロディーヌ・ジョーダンは、弁護士に紹介されてマリオン・マックリーン医師のところにやってきた。一般歯科医が装着した接着性補綴物の評価のためである。マックリーン医師は、委員会が証明書を発行した補綴専門医で、高名なイーストコースト歯学部の教員であった。2歯にポーセレンラミネートが接着されていた。1歯からはラミネートが完全に脱落し、その結果、歯間に空隙ができて、唇側面のエナメル質が一部除去された

ところに欠損が生じていた。もう1本の歯のラミネートも割れてひびが入っていたが、基本的には損なわれていなかった。ジョーダンははじめから不満を抱いていて、料金の支払いを拒否した。担当の歯科医師は未払いの請求書を集金代行業者に送り、そこから電話がかかってきたので、彼女は弁護士のもとを訪れたのである。

　ジョーダンの主張は、彼女を担当した歯科医は表面エナメル質を部分的に除去するとは彼女にいわなかった、という点である。マックリーン医師にはエナメル質の2分の1が除去されているようにみえた。ジョーダンの弁護士がマックリーン医師に教えてもらいたがったのは、水準以下の治療であったのかどうか、そして、エナメル質除去が認められた標準的ケアなのかどうかであった。

　マックリーン医師はこのようなケースを診るのは嫌だった。扱っている材料を理解せず、また容易に理解できるものではないこともわきまえないで、審美的処置を行っている歯科医師は多い。たとえば、現在利用できる象牙質接着材はおよそ15種類あり、それには6ないし7つの異なる化学的性質がある。材料の多くは非常に新しいので、その特徴が十分に理解されていない。1つの材料が、ある状況ではうまくいくかもしれないが、別の場合にはまるでだめかもしれない。湿潤状態の象牙質には付着するが、乾燥状態の象牙質ではだめな物質もあるだろう。ジョーダンの歯科医師は自分が扱っている材料についてあまりよく知らなかったのだろうと、マックリーン医師は推測した。

　マックリーン医師が抱えていたもう1つの難題は、歯の形成の問題について科学的裏づけのある解答を与えることができない点であった。審美歯科の分野には権威が多く、その誰もがエナメル質形成について強い信念をもっているのである。しかしながら、これまでのところ、勧めるに足るしっかりとした長期的治療に必要なだけのデータは存在しない。

　結論からいえば、ジョーダンが法律に訴えて満足を得られる見込みは少ないと、マックリーン医師は思った。彼女は、本当ならジョーダンは金銭的補償を得られるだろうと考えていたので、これは残念なことだった。ジョーダンはブルーカラーの労働者で、保存修復処置にかなりの蓄えをつぎ込んでいたという。治療が失敗してからこのケースを取りあげてくれる弁護士を見つけるまでに、他に二人の弁護士のところを彼女は訪れていた。こうした状況からすれば、たくさんのお金を取り戻せる見込みは乏しい。こうした収益の低いケースを取りあげる弁護士は、必ずしも有能な人ではないだろう。たとえジョーダンに有利に事が進んだとしても、800ドル以上を手にできる可能性は少ない、とマックリーン医師は思った。

ディスカッション：
　ケース100が提起しているのは、一般歯科医の修復物を評価するという厄介な立場に立たされた専門医の問題である。たぶんミスがあったのだろうというのが専門医の認識なのだが、この一般歯科医の能力には限界があることも理解している。歯科医師や患者にとって、完全な情報を前提として決定を行うために利用できるデータがないことを、マックリーン医師は認めている。

　こうした困った立場に置かれていることに気づいた歯科医師は、熟練度の低い同僚を守ろうとするべきなのか、それとも、患者に公平に接し、不適当な治療を施されたのだと話すべきか。

　マックリーン医師がこのケースを扱うことになった理由は、ケース98のクック医師とはかなり異なっている。治療が水準以下であったかどうかいって欲しいと、患者の弁護士から求められているのである。「水準以下の治療であり、たとえ多くは望めそうにないとしても、患者に対して補償すべきだ」とマックリーン医師は考えているようである。真実告知や、患者への忠誠、善行といった諸原則によれば、不十分な知識に基づいて接着が行わ

れたという自らの見解を、マックリーン医師は公に認めなければならないのか。十分な同意なしに接着がなされたことを、彼女は確認すべきなのか。

　ある分野の職業的専門家なら誰しも、気づいてみると、知識の面でも技能の面でももっと優れたケアを提供できる人がいる、と認めざるをえない問題に手を出してしまっていることがある。こうした頼りなさについて知らせる義務が歯科医師にはあるのか。熟練した歯科医師は、遂行能力の不十分な同僚に対して行動を起こすかどうかを決めるにあたって、この頼りなさを考慮に入れるべきなのか、それとも、患者や弁護士、それから、このような不確かさについて知りたいと思っている人たちに対しては、もっとオープンであるべきなのか。

能力を欠いた友人やパートナー

　能力を欠いた歯科医師仲間が知り合いではなかったり、少なくとも距離をおいた知人であったりした場合でも、その扱いは非常に難しい。次のケースでは、面倒な事態が付け加わって問題が大きくなっている。技能に問題がある歯科医師は家族の長年の友人で、故人である。友人関係にも当てはまる誠実性原則によって、歯科医師は、自らの責任を加減すべきなのかどうか、という問題が起こってくる。

ケース 101
友人に不利な証言をすべきか

　カール・バーバーは、中西部のある州の郡歯科医師会次期会長であった。バーニス・グッドリッジ夫人は新患として彼のもとを訪れた。彼女は40代で、健康状態はよく、みるからに裕福そうであったのだが、非常に問題のある歯科治療を受けていた。彼女を前に担当していたのはクロスマン医師で、当時、州歯科医師会の会長であった。彼は個人的にもバーバー医師のよき友人であった。バーバー医師は、グッドリッジ夫人が以前に受けた治療に満足していないことに最初から気づいていた。診察では広範な歯周疾患が認められ、最近クラウンやブリッジで修復された歯の周りに非常に深いポケットができていた。とくに歯周疾患の程度を考えれば、それらの歯は抜いたほうがよいというのが、バーバー医師の考えだった。加えて、既存の保存修復処置のなかには、辺縁が不適合で歯間接触が不良なものもあった。他方、グッドリッジ夫人の口腔衛生状態は悪かった。態度も嫌みで、敵対的で、非協力的傾向がみられた。治療が失敗したのは彼女のせいだったのではないだろうかと、バーバー医師は思い始めた。

　治療が進むにつれて、グッドリッジ夫人は治療の複雑さや時間、出費、不快さにだんだんいらいらしてきて、こうした問題をクロスマン医師のせいにした。ついにクロスマン医師に対して医療過誤訴訟を起こすことに決め、鑑定人としてバーバー医師の助力を求めてきたのである。彼女にはおそらく言い分があるだろうこと、そして、自分が手助けすれば彼女が勝つであろうことを、バーバー医師はしぶしぶ認めた。問題の歯科医師が見知らぬ人であったなら、彼は証言しても構わないと思ったであろう。

　訴訟を起こされてまもなく、クロスマン医師は突然死去した。グッドリッジ夫人は改めて医師の家族を訴え、自分のために証言してほしい、と引き続きバーバー医師に要請し

た。

　バーバー医師はこの状況にひどく苦しんだ。グッドリッジ夫人の歯の状態をみると心が揺れるが、亡き友人の評判がかかっている法律的争いに巻き込まれるというのは、彼にしてみれば受け入れがたい状況であった。失くなった友人の家族を告訴する手伝いがどうしてできようか。それゆえ彼は証言を拒否した。自分がそんなことをすると真剣に考えたことなど、これまで一度もなかったのだが。

　グッドリッジ夫人は彼の決断に腹を立て、まだ進行中の治療を中止した。バーバー医師はインプラントを1本植立したところで、もう1本を計画中であった。違ったやり方で事にあたることができたのではないだろうか、と彼は悩んだ。

ディスカッション：
　このケースでバーバー医師は、同僚の仕事の不適切さを確信しているように思われる。グッドリッジ夫人のせいで問題が生じた面もあるだろうと気づいてはいるが、それでクロスマン医師の不適当な判断が完全に正当化されるとは思われない。もし彼が相手の歯科医師と知り合いでなかったなら、協力しても構わなかったであろう。

　ここでの問題は、告訴されている歯科医師クロスマンが亡き親友であるということから、違いがあるとすれば、どんな違いが生じてくるのかである。患者に対する歯科医師の忠誠という明白な義務の基礎をなしているのは、第8章で論じられた誠実性の倫理である。正当な訴訟を支援することが、同僚の評判には好ましくなかったり、損害を与える危険性があったりしても、歯科医師にはそうする義務があるということの根拠になるのは、この誠実性という義務であろう。

　誠実性原則は友愛の倫理の中核でもある。我々はたいてい、「長いつきあいの個人的友人に対しては、その肩を持ち、見知らぬ人の場合よりもずっと多くの手助けをする義務がある」と考える。この場合、誠実性原則は、バーバー医師の忠誠心の葛藤を引き起こしているのか。もしそうであるなら、証言拒否以外に彼が選択できるものは何か。彼は、自分の葛藤について患者に説明し、そして、証言してくれる別の有能な歯科医師に彼女を紹介することもできたのではないだろうか。訴訟でこのような紹介や間接的援助を行うのは、亡き友人に対して不誠実だということになるのだろうか。バーバー医師には、他にどんな選択肢があったのか。

　前のケースに見られる忠誠心の葛藤の問題は、共同経営やグループ開業でも起こる。次のケースの共同経営者は、同僚の仕事が期待される水準に達していないかもしれないと、気がつき始めている。

ケース 102
ひび割れた歯に関する2つの見解

　ジル・ポーテウス医師とシェリー・トーマス医師は、建物スペースと経費を分け合って、共同経営者として一緒に働いていた。しかしながらポーテウス医師は、二人が同じ価値観を共有しているわけではないし、ひょっとすると能力も同じではないかもしれない、

と感じることが多かった。

　最近、その医院の歯科衛生士が、歯痛を抱えた夫を診てほしいとトーマス医師に頼んできた。痛むのは上顎小臼歯で、堅いものを噛んだときからだという。その歯は打診に敏感で、トーマス医師には縦のひび割れがあるように思えた。衛生士は気軽に、ポーテウス医師にもちょっと診てくれるよう頼んだ。ポーテウス医師はトーマス医師と同意見だった。実際、歯を食いしばったときに、ひびのところでわずかに離開がみられた。

　トーマス医師は、クラウンが必要だと患者に話した。これはまずい治療法だとポーテウス医師は思った。というのも、ひびが歯根にまで及んでいるようにみえたからである。もしそうであれば、歯髄に膿瘍ができるのは時間の問題にすぎないであろう。

　ポーテウス医師はどういうべきか、よく考えた。彼女のみるところ、不適切な判断はトーマス医師に珍しいことではなかった。以前にポーテウス医師がそれとなくアドバイスしたことがあったが、結果はトーマス医師がいらいらしただけだった。加えて、歯科衛生士はトーマス医師が好きで、彼女の能力を尊敬していた。ポーテウス医師は何もいわないことに決めた。

ディスカッション：

　ポーテウス医師が何もいわないのは正しいか。患者、歯科衛生士、トーマス医師に対する彼女の義務は何か。このケースは、親友だった亡き同僚に不利な証言をしてほしいと頼まれた歯科医師のケース101と、比較することができる。自分の患者に対する忠誠義務を生じさせる誠実性原則から、他の種類の忠誠心も生じてくる。ケース101では、友人に対する忠誠であった。このケースでは、その忠誠は同僚に対するものであろう。

　２つのケースの違いは何か。パートナーが下手な診療をしていないか確かめることは、ポーテウス医師個人の利益となるのか。その個人的利益は、前のケースにおけるバーバー医師とは異なる方法をとる理由として十分なのか。共同経営の関係を解消したら、この問題はどの程度解決されるのであろうか。トーマス医師の患者は、この先もずっと、能力を欠いた診療というリスクにさらされるのだろうか。そうだとしたら、ポーテウス医師には、彼女の個人的利益の保護にとどまらない義務があるのか。

不十分な診療に衛生士が気づいた場合

　これまでのケースで、能力を欠いた不十分な歯科診療に気づいたのは、歯科医師の同僚やコンサルティングを行う専門家、友人あるいは共同経営者だった。その他にも、歯科医師の業務を観察する十分な機会を有する一群の人々がいる。歯科医院のスタッフである。次のケースでは、歯科衛生士が雇い主の診療業務のひどい欠陥に気づく。

ケース 103
ホームケア指導を省略せよ

　補綴を専門に行っているルイス・ダイアモンド医師の仕事場に、ローナ・プレザントが新しく雇われた。サリー・メリット夫人は患者の一人で、ひどい歯石ができていた。プレザントは部分的スケーリングを完了して、次にホームケアの手順をメリット夫人に教えた。

最終的スケーリングの予約受付デスクで、メリット夫人は、プレザントの仕事の徹底ぶりを褒め、とくにホームケア指導のすばらしさを讃えた。
　メリット夫人が去るとすぐに、ダイアモンド医師は「患者に時間をかけすぎだ」とプレザントを叱った。「完全除石はどんな場合でも1回で終えなければだめだ。ホームケア指導などに気を使うことはない」というのである。
　プレザントは、ダイアモンド医師の振る舞いにたいへん当惑した。2回以上来院する必要のある患者は多いし、ホームケア指導は衛生士としての義務の一部だと考えていたからである。どうしたらよいのだろうかと思った。

ディスカッション：
　ここでも、前のケースで論じられた忠誠心の葛藤の問題が生じている。歯科医師と同様に、衛生士、歯科助手および他の専門的医院スタッフにも、患者のために奉仕する忠誠義務がある。プレザントがメリット夫人や他の患者のデンタルヘルスを心配しているのは確かである。しかしながら、彼女は雇用者であるダイアモンド医師に対しても、忠誠の義務を負っている。さらに、仕事を失うのではという不安は、このような状況にある衛生士が決断する際の要因となるのが常である。プレザントは、自分自身と家族に対する義務も考慮に入れなければならないのか。
　この状況で、ホームケア指導を省くというやり方を、正当化できる根拠があるだろうか。ないとしたら、プレザントの選択肢はどうなるのか。以下のそれぞれの項目はどう評価されるだろうか。

1．ダイアモンド医師に彼の方針の正しさを立証するよう求める。
2．他のスタッフに相談し、このやり方は受け入れがたいと意見の一致を確認したら、一丸となってダイアモンド医師にホームケア指導を認めるように頼む。
3．ケースを歯科医師会に報告する。
4．抗議して辞職する。

プレザントに、他の選択肢はあるか。

問題はあるが、どうしても必要な歯科治療

　水準以下の治療もしくは疑問の余地のある治療に関して、注目に値する側面がもう1つある。治療が不適切だとわかっていても、どうしても必要なその治療を提供でき、またそうする意欲のある医療提供者が一人しかない場合もある。次のケースはメディケイド患者を診るのをいとわない歯科医師に関わるものだが、そこで提起されているのはこの問題である。

ケース 104
恩人を訴えるべきか

　フィリップ・アンダース医師は、東部のある州の歯科メディケイド・プログラム部長であった。彼は、プログラム参与者のトム・マッカーナン医師のところへ仕事で出かける途

中だった。プログラムに参画してくれる歯科医師を見いだすことはだんだん難しくなっていたので、マッカーナン医師の参加はとくに助けになった。プログラムの料金は非常に低く、事実上は歯科医師の持ち出しであった。さらに、支払いの遅れがひどかったので、アンダース医師のメディケイド患者を扱うよりは、自分の望む患者にチャリティーでケアを行うほうがましだと考える歯科医師もいた。

アンダース医師が医院に到着して中に入るときに目にした掲示には、「ご要望があれば感染コントロール処置を行います」とあった。マッカーナン医師の方針は、明らかに州の勧告に反するものであった。感染コントロール処置は常時行わなければならない。アンダース医師は、州政府官吏として、この問題点について彼と話し合う義務があると思った。しかしながら、もしそうしたら、マッカーナン医師は今後メディケイド患者の診療は拒否するという報復に出るかもしれない、とアンダース医師は怖れた。そんなことになれば、多くの子供が必要なデンタルケアを受けられなくなってしまう。その区域には、こうした患者を受け入れてくれる人が、他に誰もいなかったからである。アンダース医師は型通りに仕事をこなし、家へと車を走らせながら、どうすべきか考えた。

ディスカッション：
　要請があったときだけ感染コントロールを行うという考えでは、不十分なのは確かである。しかし、マッカーナン医師は、同僚の誰もケアを提供しようとしないときに、歯科医療をどうしても必要としている患者を診ようという意欲をともかくもちあわせている。メディケイド患者がまったくケアを得られない状況に比べれば、そうした問題があっても、ケアしてもらえることから得られる利益のほうが大きいのは、アンダース医師によくわかっていた。メディケイドには、歯科医師が手を抜かずに生きていけるだけのお金を支払っていない、という自覚さえあったかもしれない。彼は、感染コントロールの省略を許したり、黙認したりするつもりなのか。

　貧しい患者が必要なケアを確実に受けられるようにすることに含まれる正義の倫理は、適切な専門的サービスの平均的水準とは、相容れないように思われる。（患者を益する）善行原則は、ほんとうに感染コントロールを要求するのか、それとも、アンダース医師が感染コントロールの省略を引き続き大目にみることによって、患者は利益を得るのか。専門的基準に忠実であるためには、これらの患者を診てくれるかもしれない歯科医師を失うという危険を冒すことが必要なのか。マッカーナン医師がこうした妥協を強いられることのないように、メディケイド・プログラムの改善を試みる責任は、アンダース医師にあるのか、それとも、マッカーナン医師にあるのか。

詐欺まがいの診療、不正直な診療、違法な診療

　本章では、これまでのところ、拙劣な仕事だと思われるものに関与している歯科医師のケースを吟味してきた。これらのケースは概して、水準に達する診療業務を行うために必要な技能を失った（あるいはひょっとすると最初からそのような技能をもちあわせていなかった）善意の歯科医師に関わるものであった。最後のケース、すなわち、要請に応じて感染コントロールを行うメディケイド歯科医師のケースは、少し異なる。この歯科医師が感染コントロールは不要だと心から思っているのか、それとも、感染コントロールは重要だが、それに時間を費やすことをメディケイドは許さないと考えているのか、明らかでは

ない。彼は、収入を増やしたいがために水準以下の診療を行っていたのかもしれない。

　その診療を、詐欺まがい、不誠実、あるいは違法とはいえないであろうが、自分の利益のためだけに不誠実かつ／あるいは違法なやり方で、水準以下の歯科医療を行っている歯科医師がいるのも明らかである。以下のケースはこのような診療業務に注目するものである。最初のケースでは、不正直もしくは違法な業務が行われているかどうかはっきりしない。後のケースは、このような業務のもっと明白な事例を提示している。

ケース 105
口腔外科医はインプラントを提案すべきか

　ウィルター・バロン氏は合衆国北東部の小さな大学町に住む実業家で、40代になったばかりであった。かかりつけの歯科医師は、下顎小臼歯抜歯のために、口腔外科医のアラン・ワグナー医師に彼を紹介した。

　歯には痛みがあり、これまで施された治療はうまくいっていなかった。ワグナー医師も抜歯が必要だと思った。抜歯の前に、「この後にはどんな治療が予定されているのですか」とバロン氏に尋ねると、「スリーユニットのブリッジの作製です」と氏は答えた。ワグナー医師は、どちらの支台歯にも齲蝕や保存修復処置による問題はないことを確認した。こうした事実からして、バロン氏の場合、インプラントも1つの良い選択肢になるだろうと彼には思われた。

　ワグナー医師はインプラントの経験が豊かで、すぐれた成果をおさめていた。問題は、患者を紹介してきた歯科医師にインプラント治療の経験が全くなく、実際、インプラントについてはまるで知識がないとわかっていることだった。バロン氏にインプラントを勧めたら、紹介した歯科医師を怒らせることになるのはほとんど確実であった。さらに、私益を優先していると非難されるかもしれない。その地方でインプラント治療を行う口腔外科医は彼しかいなかったからである。しかしながら、彼はインプラントが治療として良いと考えていたし、バロン氏とインプラントについて話をすることを真剣に考えていた。

ディスカッション：
　ここで鍵となるのは、患者を紹介した歯科医師がスリーユニットのブリッジを勧めたのはなぜか、そして、ワグナー医師がインプラントを選好する理由は何か、という問題である。バロン氏を紹介した歯科医師はブリッジが利用可能な唯一の選択肢だと思っているのか、また、その場合に能力は問題になるのか。彼はインプラントが可能だと認識しつつも、ブリッジを提供して収入を得るために、氏を自分の患者にしておきたがっているのか。もしそれが真相であるなら、問題は能力ではなく、正直さである。

　同様に、ワグナー医師がインプラントを推奨するのは、それが最良の選択肢だとほんとうに信じているからなのか、それとも、儲けたいがためにインプラント治療を行いたがっているのか。どちらの歯科医師も、患者を自分のところに引き留めておく目的で、自分の選択を押しつけているのであれば、個人的利益が患者の福利を圧倒しているのは明らかだと思われる。

　1つの方法は、ワグナー医師がバロン氏に選択肢を提示し、それから彼に選択させることであろう。それは自律性とインフォームド・コンセントの原則に一致するように思われる。この方法の利点と欠点は何だろうか。氏を紹介した歯科医師は単に知識が不足してい

るだけだと考えるのか、あるいは故意に患者にしがみつこうとしているとみるのか、そのいずれかによって、ワグナー医師の行動はどう変わってくるのだろうか。

はなはだしく不誠実な行為

　前のケースで患者を紹介してきた歯科医師は、単に能力が欠けているのか(知識不足)、それとも個人的利益を動機としているのか、明確ではなかった。しかしながら、以下の2つのケースでは不誠実な診療業務が、明白かつ顕著で、同僚はどう対応すべきかという問題が提起されている。

ケース 106
抜歯ケースをめぐる競合

　ビリー・ボームは12歳の少年である。ひどい不正咬合をどうにかしようと、歯科医師である祖父が矯正歯科医のゲーリー・ブロイルズ医師のところに紹介した。ブロイルズ医師の診察で、著しい下顎前突とひどい叢生があることがわかった。ブロイルズ医師は通常は抜歯を好まなかったが、叢生がたいへんひどかったので、抜歯が適応なのは明らかだった。彼はビリーの親に自分の意見を話した。

　ビリーの祖父はブロイルズ医師の意見が気に入らず、近くの歯学部の前歯科矯正学科長に連絡をとった。今は退職している前学科長は、同じく矯正歯科医である息子のジョン・カプラン医師にビリーを見せたらどうかと提案した。カプラン医師はビリーを診察し、抜歯の必要はないという父親の意見に同意して、ビリーを患者として引き取った。

　後日ブロイルズ医師は、歯科の会合でカプラン医師に会うことがあったので、抜歯せずにどうやってビリー・ボームを治療できるのか、彼に尋ねた。「ああ、すぐに抜きますよ。――用意が出来次第ね」と、カプラン医師は返答した。ブロイルズ医師が抗議すると、カプラン医師は「あなたは自分が正しいと思っているかもしれないが、いま患者を診ているのは私です」といった。

　以前からカプラン医師を友人だと思っていたので、ブロイルズ医師は憤慨した。

ケース 107
詐欺的な歯科矯正術

　フィリップ・プレスリー医師は歯科のホームドクターとして知られる一般開業医であるが、彼の仕事の多くは矯正に関係している。(少なくとも保険加入者については)矯正治療の同意を得るために彼がとった典型的戦略は、患者の親に次のような話をすることである。「お子さんには歯列矯正具が必要です。治療をすぐに始めたほうがいいですね」。「お望みなら今日すぐにでも初期治療に取りかかることができますよ」と彼は提案する。病状の詳細や料金の話は、後でもできる。

　親から仮にでも同意が得られただけで、彼は印象採得やブラケットのセメント合着のよ

うな予備的処置に取りかかる。もし親が拒否したら、器具の代金は一切請求しないが、とにかく保険会社には請求書を送る。親の同意が得られたら、治療を続けて、保険会社に請求書を送る。それから保険給付金が尽きたら、治療効果がないと親に話して、矯正歯科医に —— 通常はフィリップ・レイトン医師のところに —— 患者を紹介する。

　レイトン医師は、もうプレスリー医師をかばうのが嫌になっていて、彼の不誠実さに腹を立てているのだが、問題を起こしたくはなかった。

ディスカッション：
　これら二人の歯科医師の診療業務は、倫理的および法律的な問題を提起している。二人とも、新たな患者を獲得する目的で、不誠実もしくは詐欺まがいの診療を行っているように思われる。たとえ非倫理的であるとしても、違法な行動に携わっているわけではないと、彼らは信じているかもしれない。しかしながら、いずれの歯科医師も、分別のある患者なら治療の同意に先だって知りたがるであろう情報すべてを、提供していないのは明らかである。彼らの診療業務は、おそらく違法でもあるだろう。

　真の問題は、カプラン医師やプレスリー医師を評価することではない。これらの詐欺はひどいものなので、少なくとも倫理に反していると考えられる。ほんとうに問題なのは、こうした詐欺的業務に気づいた同僚が、どう対応すべきなのかという問題である。ブロイルズ医師やレイトン医師は、罪を犯している歯科医師と直接対決すべきなのか。カプラン医師とプレスリー医師のことを、地元の歯科医師会や州の免許交付機関に報告すべきなのか。またそれにとどまらず、患者や地域のマスコミの注意を直接喚起するような手段をとるべきなのか。それとも、厳密に専門職のルート内部で努力すべきなのか。

明らかに違法な行為

　前のケースの歯科医師は明らかに詐欺的・非倫理的な行為に関わっているように思われたけれども、彼らの行動が違法であるか否かについては、議論の余地があった。以下の2つのケースで規範を破っている専門家の行為は、明らかに法に反している。

ケース 108
歯科衛生士が抜歯する

　デローリス・コルブは、一般開業医の医院に新しく雇われた歯科衛生士である。彼女はいつもの予防処置を7歳児に施しているところだった。その子の下顎切歯はまだ乳歯で、萌出してきている永久切歯に対して唇側に位置していた。乳歯はほんの少しぐらついていて、子供は不快に感じていた。

　コルブがその子の問題を医院のもう一人の衛生士に伝えると、その衛生士は子供に局所麻酔を施し、時期が来れば抜けるその歯を鉗子を使って抜いた。一人だけで全部やってのけたのである。このもう一人の衛生士がいうには、時々そのような処置を行っているそうである。コルブにいえるかぎりでは、この異例の抜歯で子供の状態が悪化したということはなかった。

　自分がいま目撃した行為が違法だとコルブにはわかっており、この状況にどう対処すべきか考えた。

ディスカッション：

　コルブの１つの選択肢は、雇い主である歯科医師と話をすることである。歯科医師がこの行為に気づかないとは考えにくいし、おそらくそれを黙認しているのだろう。歯科医師がその行為を認めているとしたら、コルブはもっと重大な道徳的および法律的問題に直面することになる。

　道徳的次元と法律的次元とは関連しているが、別のものである。道徳的には、衛生士と歯科医師の目的は、患者の利益になることをすることでなければならない。(たとえ違法であろうとも)この診療が有益だと論ずる根拠が何かあるだろうか。この種の状況にアプローチする１つの方法は、問題の行為の基礎にある規則が受け入れられたら、総じて患者のためになるのかどうかを問うことである。このケースでの規則は、「衛生士(もしくは他のデンタルスタッフ)は、患者のためになると思ったら、局所麻酔を施したり、抜歯したりしてよい」というものであろう。こういうかたちで述べられると、結局は患者がひどく傷つけられるだろうと予想できる。抜歯は、ライセンスを与えられた歯科医師に限定するという法律の改正を主張する用意があれば別だが、衛生士の行為を弁護するのは難しいと思われる。

　その行為をやめさせるために、コルブはどうすべきなのか。州の業務法令に違反するのだから、歯科医師や衛生士に圧力をかけてやめさせられるのか。もし彼女たちがやめなければ、コルブはどうすべきか。こうした衛生士や歯科医師のことを報告すべきか。匿名でそうするべきなのか、それとも彼女がしていることを彼らにわかるようにすべきなのか。誰に報告したらよいのか。免許交付機関か、専門家団体か、子供の両親か。彼女がとりうる道は他にあるか。何もいわなかったり何もしなかったりするのは、正しいのだろうか。

　明らかに違法な行為のもう１つの例は、次の、保険詐欺に手を貸すよう衛生士に求める歯科医師のケースである。その場合、歯科医師の要求を道徳的に弁護する余地はないと考えられる。議論の焦点は、倫理的にみて衛生士はどうすべきなのかという問題である。

ケース 109
詐欺に加わるよう求められる

　サンドラ・ゴンスは歯科衛生士で、ジェフリー・ホームズ歯科医師のもとで働いてほぼ１年になる。ある土曜日の午後のこと、スタッフが帰った後に、主にエックス線写真の処理や、過去から現在に至るまでの患者の鋳造物保管場所に使われている小さなラボから出火した。すぐに消火がなされ、火はラボのなかだけですんだ。火事のことを最初にゴンスが聞きつけて、ホームズ医師に知らせた。彼は、「月曜日の朝早く、きれいにしよう」といった。

　月曜日の朝までに、ホームズ医師は保険会社に電話をかけると、現在進行中のケースの部分床義歯フレームワークで焼失したものと、火事で壊れた装置すべてを記録するようにとの指示を受けた。するとホームズ医師は、とっくの昔に患者の手に渡っているものも含めて、全部リストアップするようゴンスに指示した。火事になる前から壊れていた設備をリストに載せることも求められた。それを全部保険会社に申告するつもりなのである。

請求額は —— その大部分が詐欺的なものなのだが —— 全体でおよそ10,000ドルになるだろうとゴンスは思った。彼女はどうすべきか考えた。

ディスカッション：
　歯科医師の要求が非倫理的だという点について異論がないとしたら、医師の求めに応じてゴンスが詐欺に協力することを支持する倫理的議論はありうるのだろうか。彼女は単純にケース108におけるコルブと同じ選択肢を検討し、歯科医師と対決するか、必要なら種々の当局に報告するか、そして最後に、辞職を検討するかの三者のうちで決断を下すべきなのか。
　仮にも擁護論があるとすれば、それは、「不可避性」をめぐる彼女の主張に根拠をもつものでなければならない。すなわち、（仕事を失うリスクを含めて）協力拒否が彼女にもたらす帰結はあまりにも恐ろしいので、事実上彼女には選択の余地がないということになる。協力を拒否したら、どういう結果になると思われるだろうか。歯科衛生士に対してこのように強い影響があるという理由で、彼女の協力行為が道徳的に正当化されるような局面があるだろうか。過去に保険会社が彼らに対してフェアでなかったとか、ごまかさなければ診療業務を続けていくことができなくなり、患者が被害を被ることになるというような、彼女の協力を正当化する理由が他にあるのか。どれであれ、こうした酌量すべき情状と称されるものや衛生士自身にとってのリスクによって、そもそも保険詐欺に協力することが、正当化されるであろうか。

能力の低下した歯科医師

　これまで注目してきたのは、能力を欠いた歯科医師や不誠実な歯科医師であった。無能力と不誠実の両方とも、言外にある程度の有罪性を伴っている。あからさまに不誠実な歯科医師は、まちがいなく自分のしていることを心得ている。能力がない歯科医師でさえ、技能の維持を怠った責任を、あるいは少なくとも無能力を自覚して、診療現場から身を引かなかった責任を、たいていいくらかは感じているものである。しかしながら、精神障害のために能力が低下した歯科医師もいるし、当人はそのことに気づいていないかもしれない。次に続く2つのケースが扱うのは、まず、精神病かもしれない歯科医師、それから、薬物依存で苦しんでいる歯科医師である。これらのケースにおける1つの問題は、障害がどの程度その行状の弁明となるか、そして、そのような障害を抱えた歯科医師に責任があると考えるべきか否かである。責任ありと考えられるにせよ、そうでないにせよ、同僚は重要な倫理的問題に直面することになる。

ケース 110
紹介を中止すべきか

　ヘンリー・ウォルフ医師は、長年キース・ジョンソン医師に患者を紹介していた。ジョンソン医師は口腔外科医で、その専門家集団ではおしなべて十分に尊敬されていた。ウォ

ルフ医師個人としては、ジョンソン医師の専門家としての治療の質を疑問視する理由はこれまでのところなかった。しかしながら、ここ数年、ウォルフ医師はジョンソン医師のことで当惑させられる話をいくつか耳にした。たとえば、最近ジョンソン医師が医院内で立て続けに感情を爆発させたということである。さらに、ジョンソン医師のところの料金が不相応に高くなったといううわさが広がっていた。最近ある患者がウォルフ医師に、「ジョンソン先生の医院は清潔でないからいやだ」といった。それははっきりしない苦情で、ジョンソン医師自身の清潔さには関係ないとはいえ、にもかかわらずある種の苦情ではあった。しまいには、歯科医師である仲のよい友人が、最近、「ジョンソン医師の専門技術の質は落ちていると思う」とウォルフ医師に話した。

ウォルフ医師自身のみるところでは、彼の患者に対するジョンソン医師のケアは依然として非常に優れているが、それでも耳にしたことは彼を悩ませた。医院のスタッフが同様の話を伝え聞いていることにも気づき、こうした批判が繰り返されたら、ジョンソン医師の評判に傷がつくのではないかと心配した。ジョンソン医師に患者を紹介するのをやめるべきだろうか。そうする客観的な理由はないという気はするのだが、患者を適切にケアする能力に関して、ジョンソン医師の将来に不安を覚えさせるこうした断片的情報の重要性が、気にかかっていた。

ディスカッション：

ジョンソン医師には問題が、おそらくは精神的な問題が生じており、提供しているケアの質を危うくする可能性があるのではないかと、ウォルフ医師は疑い始めている。評判に疑いのある歯科医師に患者を紹介し続けたら、ウォルフ医師自身のイメージに傷がつくことも、心配になっているかもしれない。ウォルフ医師が心配しているのは、ほんとうは何なのか。

まず第一に、ウォルフ医師がほんとうはジョンソン医師の仕事の質について心配しているとするならば、紹介を続けることは倫理的なのか。こういう不十分な根拠に基づいて紹介をやめるのは倫理的か。もし彼が（ジョンソン医師に患者を紹介することだけではなく）ジョンソン医師の患者ケア一般について心配しているのであれば、単に自分の個人的紹介先を変えるにとどまらず、他の患者が危険にさらされているかどうかを、はっきりさせる義務があるのか。

――――――

このケースのジョンソン医師は精神的問題を抱えているのだが、その自覚がない。その精神的問題の程度に応じて、行為に対する個人的責任を免除されるのがふつうであろう。しかしながら、他の異常な行動パターンであれば、それほど容易に過失を免じてはくれないかもしれない。アルコール中毒や薬物乱用に関係した突飛な行動は、次のケースにみられるような諸問題を提起する。

ケース 111
ベイリウム依存の歯科医師

ジェームズ・カーター医師とスコット・シーボーグ医師は友人同士で、1970年代後期に

開業した一般歯科診療でのパートナーであった。二人は仕事も患者も好きだったけれども、シーボーグ医師のほうが大きなフラストレーションを抱え、満足感に乏しかった。仕事はうまくいっていたが、シーボーグ医師の感じでは、自分自身のためよりも他の人々のために働いているような気が、だんだんしてきていた。税金や、会計士および弁護士のコストは、彼を財政的にも感情の面でもすり減らしていった。従業員の待遇がすばらしいことを誇りにしてはいても、こうした手当のせいで余計に出費は多くなっていた。

　この緊張を緩和するため、シーボーグ医師は、1980年に5ミリグラムのベイリウム錠剤を1日1個飲み始めた。数カ月経つとベイリウムの効果が減じたように思われ、用量を増やした。5年後には、毎日15錠を服用していた。500錠入りのビンを通信販売で取り寄せるのは容易だった。

　ベイリウムを服用している間は、患者ケアがほんとうに良くなったと確信することが多く、より冷静で、あまり緊張することがなくなったという感じを抱いた。しかしながら、自分の行為の結果を気にすることが少なくなってきたと認めることもあった——彼は実際、関心を失っていた。活動能力が落ちていることも心配だった。ランチタイムの昼寝があたりまえになり、1日の終わりには、家族と一緒に何かをするエネルギーはひとかけらも残っていなかった。ときには歩くゾンビのように感じることもあった。しかし、そんなふうに自己評価することはまれで、基本的には自分のことを、人生を切り開いていくために必要なことなら何でもするような人間だと思っていた。この5年の間、カーター医師のほうは、何がパートナーの人生に起こっていたのか、本質的にはわかっていなかった。昼寝については心配していたし、パートナーがあまり楽しそうではないと思うこともあったが、しかしそれだけのことだった。

　1985年、服用を始めて5年後に、シーボーグ医師は突然ベイリウム常用をやめた。2年前に母親を亡くし、まだその死から立ち直れないでいた。叔父と、それから親族がもう一人、アルコールと麻薬の中毒になっていることがわかった。仕事では、フラストレーションの連続だった。非現実的な期待を抱いたり、すぐに痛みを止めて欲しいというくせに、費用が高いと不満をもらす患者があまりにも多かった。シーボーグ医師は、自分が全体的に衰弱していることを自覚し、その一因はベイリウムにあると思った。同時に、彼は自分がベイリウム中毒者だとは考えていなかったし、やめられることを自分自身に証明したいと思った。

　シーボーグ医師はベイリウムの常用を、ふつうの習慣と同じように、ひそかにやめようとしたのだが、毎日75ミリグラムの服用によって、すでに大きなダメージを被っていた。意識不明になり、けいれんを起こしている彼を妻が発見し、病院に連れていった。回復は遅く、手の震えが何カ月間も続いた。彼はベイリウムの常用癖について、とうとう妻に話した。それだけでなく、パートナーにも話そうと決めた。カーター医師は、シーボーグ医師の経験に心を動かされ、非常に同情的で協力的だった。

　シーボーグ医師の暮らしはおよそ6カ月間で劇的に改善された。ヘビースモーカーだったのが突然にその習慣をやめて、規則的に一生懸命、運動し始めた。実際それまでになく気分はよかったのだが、1986年1月になると、またベイリウムを服用し始めた。運動プログラムと禁煙には中毒から開放するはたらきがあったが、それはそれでまたプレッシャーにもなったのである。診療に戻ってから、彼は再び仕事に関連したフラストレーションに直面させられた。今回は、妻に1日1錠だけ渡してもらうようにすることによって、ベイリウムをコントロールしようと計画した。ベイリウムを1年続けた後、中毒のリスクを避けるためにザナックス［＝抗鬱薬アルプラゾラムの商品名］に切り替えた。5ミリグラムのザナックス1錠から始め、2年後には1日12錠服用していた。

　カーター医師は、心からパートナーのことを心配していたが、以前の無気力再発の徴候

を認め始めたときには、疑いが頭をもたげ、腹も立ってきた。シーボーグ医師の先のベイリウムとの戦いで、診療業務が危険にさらされたと彼は考えており、再びそういうことになってほしくないと思っていた。さらに、1989年2月のこと、ビジネスマネージャーが彼のところにやってきた。現金が計画的に預金から移され、預入伝票が書き換えられていたことがわかったというのである。盗みをはたらいていたのはシーボーグ医師だ、とビジネスマネージャーは考えていた。被害金額はどれくらいで、いつ盗みが始まったのか、定かなところはわからなかった。

　パートナーが何のためにお金を必要としたのか、カーター医師には見当もつかなかったし、それはどうでもよかった。彼はシーボーグ医師にひどく腹を立てて、監査の手配をした。全体でおよそ10,000ドルが行方不明になっていた。カーター医師は、シーボーグ医師の患者記録の一部をよく調べ、医学的-法的リスクを検討してみて、すこし安心した。あってはならない過剰修復がいくらかみられた他には、シーボーグ医師の治療はそれほど悪いようにはみえなかったからである。カーター医師は、どうしたらよいか、答えをみつけだそうとした。

ディスカッション：

　パートナーの健康状態に対するカーター医師の反応は、はじめは同情であったが、後には怒りに変わった。コントロールできない状態にある人に対しては、同情がふさわしい。病人というレッテルをはる社会的機能の1つは、その人の行動に対する責任を免除することである。それゆえ、アルコール中毒や麻薬中毒が病気であるとの主張は、責任免除のための主張となる。

　他方、当人のコントロール範囲内にある行動に対する反応としては、怒りや非難のほうが妥当である。自由な選択によって企てられた行動であれば、人はそれに対して責任があるとみなされる。このケースが提起する問題は、こうした一連の出来事を通して、さまざまな時期に麻薬を常用したこと対する責任が、シーボーグ医師にあるのかどうかである。

　1980年にはじめてベイリウム錠を服用したときのことを考えてもらいたい。このケースの記述からすると、服用の決定が下された時点でシーボーグ医師に精神障害があったり、あるいは他のいかなるかたちにせよ、統制が効かない状態だったと信じる理由は何もない。倫理的に考えて、その選択に関しては彼に責任があるのか。もしあるなら、どこかの時点で抑えが効かなくなったのか。結局はコントロールできない方向に導いていった選択については、彼に責任があるのか。

　薬を服用する行為と業務上の横領との間には、際立った違いがあるのか。もし一方の事柄に関して、シーボーグ医師が統制の効かない状態であったなら、他方の事柄についても、同様なのではないか。カーター医師の反応として適切なのは、同情か、それとも怒りなのか。

　いずれにしても、カーター医師の選択肢は何なのか。友人として、またパートナーとして過ごした10年以上の年月を前提とするなら、シーボーグ医師は何らかの点で特別な考慮に値するのか。カーター医師がパートナー関係を断つのは当然か。盗まれたお金を取り戻すために、シーボーグ医師に対して訴訟を起こすのはどうか。シーボーグ医師に対しては逆効果になる可能性を考慮する義務が彼にあるのか。

　カーター医師は、シーボーグ医師の患者に対して倫理的責任を負っているのか。彼がシーボーグ医師の患者に問題の本質を知らせるのは、倫理に反するであろうか。シーボーグ医師の患者にケアを提供しようと申し出るのは、非倫理的だろうか。それは患者を奪うことなのか、それとも、困っている患者グループを益することになるのか、あるいは、その両方なのか。

患者は別として、他に誰かシーボーグ医師の問題を知っておくべきなのか。歯科医師会、免許交付機関、あるいは報道機関か。これらの問題に対する答えは、責任の問題にどう関連しているのか。たとえシーボーグ医師の「病気」に対する責任能力がいまの彼には欠けているとしても、だからといって、患者が守られるように配慮するカーター医師の責任に関して、そこから何か違いが生じてくるのか。

結論

能力を欠いた専門家、不誠実な専門家、能力の低下した専門家に関する問題は、歯科医療における大部分の問題以上に、広範囲な倫理的考察を求めてくる。本章のケースがどれも何らかの形で関係しているのは、患者の自律と、患者が自分のオーラルヘルスについて十分な情報を与えられる権利である。ケースの大部分には、自分の患者もしくは他人の患者に影響を及ぼす善行に関する考察が含まれている。同僚、患者、あるいは自分自身に害をあたえる可能性が、これらのケースの中心的主題である。ほとんどあらゆるケースで正義の問題が提起されている。患者に与えられるべきは何か。どうしたら同僚に対して公正なのか。最後に、患者および専門職に対する責務の本質に関する問題を提起する限りでは、本章のケースは誠実性の原則に注意を促すはたらきもしている。

参考文献

1. American Dental Association Council of Ethics, By-laws and Judicial Affairs. ADA Principles of Ethics and Code of Professional Conduct, with official advisory opinions revised to May 1992. Chicago, Ill: American Dental Association; 1992.

付　録
医療倫理規約

> ヒポクラテスの誓い

　医神アポロ、アスクレピオス、ヒュギエイア、パナケイアおよびすべての男神と女神にかけて、私の能力と判断に従ってこの誓いと誓約を守ることを誓う。

　この術を私に教えた人をわが親のごとく敬い、必要なときには私財を分かち、その子孫をわが兄弟のごとくみて、彼らが学ぶことを欲すれば、報酬や契約なしにこの術を教える。訓戒の書や口頭での教え、その他すべての学識をわが息子、わが師の息子、ならびに、医のならわしに従って誓約書に署名し、誓いを立てた弟子たちに分かち与え、それ以外の何人にも与えない。

　能力と判断の限り、患者のために養生法を用い、害悪や不正のために利用しない。

　頼まれても死に導くような薬を与えないし、そうした効用をほのめかすこともしない。同様に婦人を流産に導くものを与えない。純粋さと清らかさをもってわが生涯を貫き、わが術を行う。

　結石を患う者であっても手術は施さず、それを業とするものに任せる。

　いかなる家を訪れるのも、ただ病める者を益するためであり、あらゆる勝手な不正や堕落の行い、とりわけ性的関係を結ぶことは、男女、自由人・奴隷の別なく、慎む。

　医術を施すに際して、また、それ以外の時に見聞したことで、口外してはならないことについては、わが胸に秘め、口に出してはならないものと考える。

　この誓いを守り、背くことがなかったならば、わが生涯と医術に祝福を賜り、すべての

人々に尊敬されて良き評判を得ることを願う。もし、この誓いを破り、偽りの誓いとなしたなら、その反対の運命を賜らんことを。

アメリカ医師会
医療倫理原則

前文

　医療専門職は、何よりもまず患者のために作り上げられた一連の倫理的声明をずっと支持してきた。医師は、この専門職の一員として、患者ばかりでなく、社会、他の医療従事者、そして自分自身に対する責任も認識しなければならない。アメリカ医師会によって採択された下記の原則は法ではないが、しかし、医師の名に恥じない行為の要点を明示したものである。

1. 医師は、人間への愛と尊敬をもって、適切な医学的サービスの提供に献身すること。
2. 医師は、患者や同僚に正直に接し、人格や能力に問題のある医師、不正やごまかしを行う医師がいたら、その摘発に努めること。
3. 医師は、法を尊重すると同時に、患者の最善の利益に反する要件があれば、その改正に努める責任があることも認識しなくてはならない。
4. 医師は、患者、同僚、他の医療従事者すべての権利を尊重し、法の定める範囲内で患者の秘密を守ること。
5. 医師は、専門的知識の習得、応用、改善を怠らず、患者、同僚、公衆に対して必要な情報を提供し、参考意見を求め、必要とあれば他の医療従事者の技量を活用すること。
6. 医師は、緊急時を除いては、適切な患者ケアの提供に際し、誰にサービスを提供し、誰と協力し、どのような環境の下で医療サービスを提供するのかを、自由に選んでよいものとする。
7. 医師は、社会進歩に寄与する活動に参加する責任を認識すること。

アメリカ歯科医師会
「倫理原則と専門職の行為規約」

　歯科医療職が歴史的に署名してきた倫理的言明は、患者の利益をもっとも重要な目標とするものである。この目標と歯科医師の教育・研修の重要性を認めたことの結果として、社会はこの専門的職業に自治の特権と義務を与えたのであった。アメリカ歯科医師会は、この専門職の構成員に対して、患者との関係における気配りと公正さを求めるものである。社会構造は変わるかもしれないが、歯科医師のもっとも重要な義務が、質のよいケア

を十分に、タイミングよく提供する義務であることに変わりはない。歯科医療職のすべての構成員は、公衆に提供する口腔ヘルスケアの高い水準を守り、維持しなければならない。歯科医療に携わるものは、患者のニーズに応えるべく生み出され、組織化されたケアを──教育や研修、研究、そしてとりわけ、厳格な倫理規約を固守することによって──向上させるよう努力しなければならない。

原則　第1節

公衆サービスとケアの質

　歯科医師の第一の職業的義務は、公衆に奉仕することである。この義務のもっとも重要な側面は、患者のニーズと希望を十分考慮したうえで、臨床的状況の許す範囲内で、良質のケアを十分にタイミングよく提供することである。

専門職の行為規約

1−A．患者の選択

　公衆に奉仕する歯科医師は、妥当なかたちでなら、診療する患者を自由に選んでよいが、患者の人種や信条、肌の色、性別、あるいは出身国を理由にして、患者として受け入れることを拒んだり、歯科医療サービスの提供を拒否したりしない。

助言的意見
1．歯科医師には、必要としている人にケアを提供する一般的義務がある。エイズやHIVポジティブを理由に治療しないことにするのは、その事実だけに基づくものであるならば、倫理に反している。このような場合、提供される治療の種類、紹介や紹介の提案に関する決定は、他の患者の場合と同じ根拠に基づくものでなければならない。すなわち、別の歯科医師の技能、知識、設備あるいは経験が必要だと各歯科医師が考えるかどうかによる。また、患者を担当する内科医と相談するのが適切な場合には、相談した結果として、歯科治療を行えば患者の健康状態が著しく損なわれると、歯科医師が考えるか否かによる。

1−B．患者記録

　歯科医師には患者記録の秘密を保護する義務がある。歯科医師は患者記録を患者の福祉に反しないやり方で保存すること。患者や他の歯科医師の求めに応じて、患者の今後の治療に役立つであろういかなる情報も歯科医師は提供する。

助言的意見
1．患者や患者を新しく担当する歯科医師の求めに応じて、患者の将来の治療に役立つよ

うな歯科診療記録またはその要約を、歯科エックス線写真もしくはその写しも入れて、無償ないし低料金で提供する義務が歯科医師にはある。
2．「規約」の第1部Bの主要テーマは、患者記録の機密性保持である。患者記録にある関連情報を他の医師に明らかにすべし、という本節の言明は、患者を現在担当している歯科医師が情報を求めていることを想定している。前に診ていた医師は、患者記録の関連情報を自発的に現在の医師に提供しなければならない。これは患者と現在の医師の両方を守るために必要とされることが多いであろう。前の医師が現在の医師に特定の事実を伝える倫理的義務を負う状況もあるかもしれない。しかしながら、合衆国の多数の法域の法は一様ではなく、機密性について定めた法のなかには、HIVポジティブのような核心に関わる情報の引き渡しを禁じているように思われるものもある。歯科医師の属する法域でこの情報を伝えることが許されているのか定かでない場合には、HIVポジティブや薬物依存、性的嗜好のような微妙な性質の情報を含む診療録を送る前に、患者に承諾書を書いてもらうべきである。治療を行っている歯科医師が患者について他の歯科医や内科医に相談する必要があり、状況が患者の名を伏せておくことを許さない場合、担当医師は、患者記録のデータを照会先の医師に回す前に、患者の許可を求めるべきである。患者が拒否したら、その場合には、歯科医師と患者の関係の解消に関して、法的アドバイスを得ることを考えなければならない。

1−C．コミュニティサービス

歯科医師はその技能、知識および経験を歯科公衆衛生増進のために用いる義務を負っており、そして、自らの属するコミュニティのリーダーたることが奨励される存在である。それゆえ、歯科医師は、そうしたサービスを行うに当たって、その職業に対する評価を維持し、高めるような仕方で振る舞うこと。

助言的意見
1．病気にかかったり、何らかのかたちで能力の低下した歯科医師は、資格を有する医師やその他の権限を有する者に相談して助言を受け、患者やスタッフを危険にさらさない範囲に診療を制限すること。

1−D．救急サービス

歯科医師は、自分の患者の救急ケアのためにしかるべく対応しなければならない。
歯科医師は、自分が診ているのではない患者から緊急時に相談を受けた場合に、救急ケアのためにしかるべく対応する義務を負う。治療を行った場合には、歯科医師はその治療が終わり次第、患者をかかりつけの歯科医師のもとに戻さなければならない。ただし、そうすることを患者が望まないのが明らかな場合は、別とする。

1−E．相談および紹介

特殊な技能、知識、および経験を有する者の力を借りることで患者の福利が守られたり増進させられたりする場合には、いつでも可能な範囲で、歯科医師は助言を求めなければ

ならない。患者が相談のために専門医や歯科コンサルタントを訪れたり、紹介されたりした場合には、
1．専門医や歯科コンサルタントは、ケアが終わり次第、患者を紹介した歯科医師、または、そのような者がいない場合には、今後のケアを受けもつ歯科医師のもとに帰すこと。ただし、そうすることを患者が望まないのが明らかな場合は、別とする。
2．歯科医師の紹介ではない場合、専門医としての治療を終えたうえでさらに治療する必要があるときには、専門医はそのことを患者に伝えなければならない。

助言的意見
1．患者を担当している歯科医師の診断や治療計画に関する「セカンドオピニオン」のために、第三者から患者を差し向けられた歯科医師は、この「倫理規約」に従って、求められたセカンドオピニオンを伝えなければならない。
　　患者が良質のケアを受けるために、セカンドオピニオンを提出する歯科医師は、自身が推奨した事柄に特権を有することがあってはならない。

1－F．補助者の使用

歯科医師は、もっぱら資格をもった補助者に限って法律的に委任可能な義務を委ねることによって、患者の健康を守る義務を負う。さらに歯科医師は、その指揮と管理のもとに働いているすべての補助者の、個々の仕事を指示し監督する義務を負う。

1－G．正当と認められる非難

歯科医師は、他の医師のはなはだしい誤りやたび重なる誤りを、歯科医師会支部によって定められた適切な査察機関に報告しなければならない。
患者には、前の医師の治療をけなすことなく、現在の口腔衛生状態を知らせなければならない。
歯科医師が歯科医療に関して公に発言するときには、自分のコメントが真実であると信ずるしかるべき根拠に基づいて行う。

助言的意見
1．公衆に対する義務によって、治療のはなはだしい誤りやたび重なる誤りの事例を報告する責任が、歯科医師には課せられる。しかしながら、本節の見出しは、「正当と認められる非難」である。それゆえ、患者に口腔健康状態を知らせるときには、歯科医師は所見が妥当なものであるよう注意しなければならない。たとえば、好みの処置に関する意見の違いを、治療ミスだと思わせるような仕方で、患者に伝えてはならない。所見が妥当かどうか決定するのが難しいケースも当然あるだろう。それゆえ、本節は歯科医師の分別に向かって呼びかけ、他の医師をけなすような発言を慎むよう、忠告しているのである。しかしながら、明らかに支持できない、不当な論評がなされた場合には、懲戒の理由になるかもしれないことを銘記しておかなければならない。

1－H．専門家としての証言

　司法上ないし行政上の措置を公正に行うために不可欠な場合には、専門家としての証言を行うことが認められる。

助言的意見
1．歯科医療訴訟において、成功報酬を取り決めたうえで専門家として証言する歯科医師は、倫理に反している。

1－I．リベートおよび分け前

　歯科医師は、「リベート」あるいは「謝礼配分」を受け取ったり与えたりしない。

1－J．治療の説明

　歯科医師は、患者に施している治療を誤った、もしくは誤解を招くようなかたちで説明しない。

助言的意見
1．入手可能な科学的データに基づき、42H－1986決議採択(議事録1986：536)の結果として、ADAは以下のような結論を下した。すなわち、体から有害物質を取り除くと称して、アレルギー体質ではない患者からアマルガム修復物を除去するのは、それがもっぱら歯科医師の勧めや提案によってなされる処置ならば、不適切かつ非倫理的である。
　　評議会が支部に注意を促しているのは、倫理的義務違反の評決前に公正な審理を行ってもらう権利が、歯科医師にあるということである。
2．疾病や感染症、あるいはその他の疾患を治したり緩和したりする力があるといって、歯科治療を勧めたり、施したりする歯科医師の行為は、その説明が一般に認められた科学的知識や調査に基づいているのでないかぎり、倫理に反している。

1－K．料金の説明

　歯科医師は、治療に要する費用を誤った、もしくは、誤解を招くようなかたちで説明しない。

助言的意見
1．定額自己負担プランでありながら第三者支払いを全額払いとして受け取り、第三者には内緒で、患者が負担する分を徴収しない歯科医師は、過剰請求に手を染めている。この倫理的不品行の核心は、詐欺と不実表示である。つまり、過剰請求を行う医師は、提供されたサービスに対する患者への請求が、実際よりも高いように第三者にはみせかけているのである。
2．患者が保険加入者であるという理由だけで割増料金を取る歯科医師は、倫理に反して

3. 歯科医師は、政府が資金提供するプログラムや歯科医師会支部がスポンサーになっている医療提供プログラム、あるいは、第三者プログラムのもとで結ばれた参与協定で支払いを受けることもある。しかし、だからといって、患者や患者の代理を務める別の第三者に対して、上述のプログラムではカバーされない請求を行うことが、本節でいう過剰請求の証拠になると考えてはならない。
4. 第三者*に請求書を提出する際に治療の日付を正しく報告せず、そうしなければ却下されたであろう治療プラン給付金を患者が得られるよう手助けをする歯科医師は、その第三者に対して、非倫理的、虚偽的、もしくは誤解を招くような表示を行っていることになる。
5. 支払いや払戻しをたくさん受け取れるように、第三者への請求書に歯科処置を正しく書き込まなかったり、カバーされない処置をカバーされる処置であるかのように見せかける歯科医師は、その第三者に対して、非倫理的、虚偽的、もしくは誤解を招く表示を行っていることになる。
6. 不必要な歯科医療サービスや処置を勧めたり行ったりする歯科医師は、非倫理的な行いに手を染めていることになる。

*第三者とは、前払い歯科診療契約の当事者のことで、保険料を徴収し、財政的リスクを引き受け、請求金額を支払い、そして/あるいは行政サービスを提供する。

１−L．患者の関与

歯科医師は、提案した治療および妥当な代案について、患者が治療法の決定に関与できるような仕方で伝えなければならない。

１−M．薬物依存

歯科医師が、規制の対象となる物質、アルコール、あるいは診療能力を損なうような化学薬品を乱用しながら診察するのは、倫理に反している。すべての歯科医師は、薬物依存の同僚に対して、治療を受けるよう説得する倫理的義務を負う。同僚が薬物依存に陥りながら歯科診療を行っていることを直接知った歯科医師には、その証拠を歯科医師会の専門職支援委員会に、報告する倫理的責任がある。

薬物依存の歯科医師が専門職支援委員会の支援に応じようとしない場合には、適切な規制団体に報告することを、アメリカ歯科医師会は委員会に対して強く求めるものである。

原則　第2節

教育

歯科医師に専門職の地位が与えられるという特権は、何よりもまず、患者と社会に奉仕するための知識、技能そして経験に基づいている。それゆえすべての歯科医師は、その知

識と技能を最新のものに保たなければならない。

原則　第3節

専門職の統制

　どの専門職も自己統制の責務を社会に対して負う。そのような統制の大部分は、専門家団体が影響を及ぼすことによって行われる。それゆえ、すべての歯科医師は、専門家団体に参与する義務と、その団体の倫理規約を遵守する義務との、二重の義務を負う。

原則　第4節

研究と発展

　公衆衛生の保護および増進のために有益である場合には、歯科医師は自らの研究上の努力の成果を、すべての人が利用できるようにしなければならない。

原則　第5節

職業的公示

　歯科医師は、公衆に正しく奉仕するために、その職業の評価を高められるような仕方で自己表明すべきである。歯科医師は、どのような伝達形式においてであれ、本質的な点で誤った、もしくは誤解を招くようなかたちで、歯科医師の教育課程や能力を不正確に伝えることがあってはならない。(261頁の脚注参照)

5－A. 広告

　歯科医師は誰でも広告することを許されるが、どのような伝達手段によるものであれ、本質的な点で誤った、もしくは誤解を招くようなかたちで、広告したり患者を勧誘したりしない。(261頁の脚注参照)

助言的意見
1．デンタルヘルスに関する論説、広告、ニュースレターが歯科医師の名前入りで公刊されたときに、情報源や原著者を正直に明らかにしていない場合、あるいは、怪しげな期待を抱かせるデザインを用いて、広告主である歯科医師の提供するサービスを公衆が利用するよう仕向けている場合には、その歯科医師は、公衆に対して本質的な点で誤った、もしくは誤解を招く表示を行っているのである。

2．「倫理、内規および法律問題評議会」は、「本質的な点で誤った、もしくは誤解を招く」という言葉の意味に対する見方を明らかにすることが、会員の助けになると考えている。それゆえ、以下の事例をあげることにする。これで全部という意味ではなく、その概念を他の言葉に言い換え、一般的事例をあげることによって、会員がその言葉をよりよく理解することが期待されている。いま述べたことを念頭に置いたうえで、次のような言明は避けること。すなわち、a) 事実に関する本質的な不実表示、b) 全体として本質的に誤解を招くとは思われない言い方をするために必要な事実を省略したもの、c) 歯科医療サービスの質に関して、類がないとか一般的に他の医師よりも優れているとか、ほのめかすような表示または暗示を含むもの、d) 歯科医師が達成できる成果について、根拠のない期待を抱かせようと意図するもの、もしくは、その恐れがあるもの。

3．歯科医師が労せずに得た学位や医療に関係のない学位を公衆に対する一般的広告に利用するのは、本質的な点で誤った、もしくは誤解を招く表示を公衆に対して行うことであろう。歯科医師は、ドクター、歯科医師、DDS、DMD という肩書きやそれに加えて取得したヘルスケア領域での高級学位は利用してよい。労せずに得た学位や医療に関係のない学位が誤解を招くのは、スペシャリストや資格取得者であるかのように、公衆に思わせる可能性があるからである。そのような称号を用いる歯科医師は、歯科医療の優れた技能を誇っていることをもほのめかすことになろう。

　この助言的意見でいう「労せずに得た学位」とは、一般に認められた認定団体の認可を受けていない教育機関によって授与されたものや、名誉学位のことである。一般的にいえば、名誉学位や医療に関係のない学位の利用は、論文や履歴書に限定されるべきである。どのような場合でも、州法を斟酌しなければならない。医療に関係のない学位や名誉学位の使用に関する評議会の審査では、そうしたものを使用したことが本質的な点で誤っていたり、誤解を招いたりするか否かという基準が常に適用される。

4．特別研究員の身分取得を一般大衆に対する直接的宣伝に利用する歯科医師は、本質的な点で誤った、もしくは誤解を招く表示を公衆に対して行っていることになろう。特別研究員の身分をそのように利用することが誤解を招く理由は、歯科医療サービスの消費者に対して、スペシャリストの地位に到達したことをそれとなく示す可能性が高いからである。その歯科医師が歯科医療の優れた技能を誇っていることもほのめかしているであろう。しかしながら、州法に反しないのであれば、論文や履歴書、第三者支払い書式、それから、患者の勧誘には直接使わないレターヘッド付き便せんに特別研究員の身分を記してもかまわない。特別研究員の身分取得に関する評議会の審査では、そうしたものを使用したことが本質的な点で誤っていたり、誤解を招いたりするか否かいう基準が常に適用される。

5．デンタルケアに関わる紹介サービスには、基本的に2つのタイプがある。すなわち、非商業的なものと商業的なものである。

　非商業的サービスは、通常、歯科医師会やコミュニティーサービスによって組織されている。それには、対象区域で認められた資格をもつすべての開業医が参加できる。紹介サービスのリストに載せる開業医から料金を取ることもある。このような紹介サービスで料金を取るのは、活動費をカバーするためで、紹介される患者の数には関係がない。

　それに対して、商業的紹介サービスでは、特定地域における紹介サービスへのアクセスは、たいてい一人の歯科医師に限定されている。紹介サービスに電話してくる診察希望者は、その地域の登録歯科医師一人に回され、それぞれの歯科医師は紹介患者一人ひとりについて料金を請求されるのが普通である。商業的紹介サービスでは、公

衆に対して利用は無料であることを強調した宣伝がよく行われるが、紹介料を歯科医師が払っていることは、患者には知らされていない。このような宣伝には、紹介業務が公共サービスのようなものだという含みがある。

　歯科医師は、規約が認めるどのような広告に対してお金を出すことも許されているが、専門的サービスのための患者紹介に関しては、他の人や団体にお金を払うことは一般に認められていない。個々の商業的紹介サービスに関する個別的事実や状況はさまざまだろうが、商業的紹介サービスに関して先に略述した側面は、規約違反だと評議会は考える。それは、本質的な点で誤っていたり、誤解を招いたりする広告であり、謝礼配分を禁じた規約に反しているからである。

6．広告に載っている情報を正しく理解するために必要な重要事実を省いた広告は、本質的な点で誤解を招く可能性がある。HIVネガティブというテスト結果を公衆に向けて広告するのは、この事実の科学的意味を明らかにする補足的情報を伝えないかぎり、誤解を招く省略の見本である。歯科医師は、誤った印象を抱かせるような部分的真実をもとにして、患者を引きつけようとしてはならない。

5－B．診療する際の名前

　歯科医師が診療する際に掲げる名前は、患者が医師を選択する際の1つの要因であろうから、本質的な点で誤った、もしくは誤解を招くような商用名や仮名は、倫理に反している。

　もはや実際には診療に携わっていない歯科医師の名前を使うことは、1年を超えない範囲でなら許される(261頁脚注参照)。

助言的意見

1．診療をやめる際に自分の名前の継続的使用を認める歯科医師は、この行為の法的含意について十分なアドバイスを受けるべきである。その歯科医師の許可を得たならば、以下の条件の下で、その人の名前を1年以上使ってもよい。すなわち、猶予期間の1年が終わった後、医院の看板のような媒体を通じて、はっきりした通知を人々に対して出し、便箋や名刺にその歯科医師がもはや診療に携わっていないことを、簡単に記すという条件である。

5－C．専門の公示と診療制限

　この節と5-D節は、歯科学位を取った後に公認プログラムを修了した医師と、そうではない医師について、人々が情報を得たうえで選択する手助けをするためのものである。

　アメリカ歯科医師会の「倫理的専門公示と診療制限のための指示」によって公認された歯科医療の専門分野は、公衆衛生歯科、歯内療法科、口腔病理科、口腔顎顔面外科、矯正歯科、小児歯科、歯周病科、および補綴科である。

　専門分野を公示することを選択した歯科医師は、「専門医」あるいは「限定診療」という言葉を用いなければならず、また、もっぱら公示された専門分野に診療を限定するものとする。ただし、当該の歯科医師が、公示される公認専門分野において、アメリカ歯科医師会が公にしている研修上の目下の必要条件と基準とを、公示の時点で満たしていることが前提となる。

歯科医師が専門医として公示する資格をもっていることを利用して、事実に反して、その歯科医院で与えられる専門的治療が有資格者によってなされるものであると人々に信じ込ませるならば、その行いは倫理に反している。専門医と共同で診療にあたっている一般医自身に、専門医だと公示する資格があるかのように思わせることを避ける責任は、専門医の肩にかかっている。

一般的基準

以下に述べることは、専門医を名乗って診療を限定するために必要な研修、経験、およびその他の適当な条件を規定するアメリカ歯科医師会の基準に含まれている。
1. 歯科診療の専門分野および適切な認定部局は、アメリカ歯科医師会の承認を受けなければならない。
2. 専門医であると公示する歯科医師は、歯科教育協議会の定めに従って、歯科公認委員会によって認められた研修プログラムを2年以上きちんと修了しているか、もしくは、アメリカ歯科医師会が認めた認定部局の資格保持者でなければならない。個々の専門医の診療範囲は、公示する専門分野の研修基準によって決定される。
3. 専門医であると公示する歯科医師が行う診療は、もっぱら公示された専門分野に限定されるものとする。

複数分野にわたる専門を公示する場合の基準

公認専門分野を追加的に公示するための研修上の基準は、当の歯科医師が公示を望んでいるそれぞれの分野の歯科公認委員会によって、認められた研修プログラムをきちんと修了していることである。

1967年の公認手続き開始以前に、歯科教育協議会が列挙するプログラムの上級研修を修了している歯科医師と、現在、公認分野の専門医として正しく公示している歯科医師については、研修上の資格をもっているか、もしくは、公示を望んでいるそれぞれの分野において認定された資格保持者であるならば、分野を追加して公示することが許される。研修プログラムをきちんと修了したことを示す書類を適当な支部に提出しなければならない。その文書は、プログラムの期間が最低2年間、口腔顎顔面外科に限っては、最低3年間であることを保証するものでなければならない*。

*歯科医師やデンタルケア提供組織による広告、患者の勧誘つまり営業、その他の販促活動は、何らかの本質的な点で誤った、もしくは誤解を招くような販促活動でないかぎり、倫理に反するとか不適切であるとか考えてはならない。アメリカ歯科医師会「倫理原則と専門職の行為規約」の別項目や、その他の歯科医師行為規範の語り口が違っていたとしても、そのような販促活動の倫理的性質を決定するものとしては、これを唯一の規準とする。歯科医師やデンタルケア提供組織の広告、勧誘、その他の販促活動に関するアメリカ歯科医師会支部の倫理規約やその他の歯科医師行為規範が、上述の規準とは異なっている場合、それはアメリカ歯科医師会の「倫理原則と専門職の行為規約」に違反するとみなされるべきである。

助言的意見

1. 歯科医療のある分野をアメリカ歯科医師会または当該地域の法が認めていない場合、

何らかの情報伝達手段によって自分がその分野の資格をもっていることを患者や一般大衆に公示するのは、本質的な点で誤った、もしくは誤解を招く表示を公衆に対して行っていることになる。

5-D. 一般医による診療の公示

診療で提供するサービスの公示を望む一般開業医は、専門家であると公言したり、思わせたりするような伝え方をしないという条件で、そうすることが許される。また一般医は、そのサービスが一般医によってなされるものであることを明言するものとする。いかなる歯科医師も、本質的な点で誤った、もしくは誤解を招くようなかたちで、提供されるサービスを公示しない。

「倫理原則と専門職の行為規約」の解釈および適用

以上が、アメリカ歯科医師会の「倫理原則と専門職の行為規約」である。この原則と規約の目的は、学問的職業の1つとしての歯科医療を高め、強固にすることである。支部は、「倫理原則と専門職の行為規約」に抵触しないかたちでなら、付加的な規定や解釈を付け加えることが許される。そうすることで支部は、支部の構成員の伝統、慣習、および希望にいっそう忠実に奉仕することができるであろう。

倫理問題を含む諸問題は、地方のレベルにおいて、この「倫理原則と専門職の行為規約」で確立された一般的限界内で、また、支部それぞれの倫理規約解釈の範囲内で、解決すべきである。満足できる結果に到達できない場合には、アメリカ歯科医師会の「内規」第7章に定められているように、支部およびアメリカ歯科医師会の「倫理、内規および法律問題評議会」に申し出て、それに委ねるべきである。アメリカ歯科医師会の「専門職の行為規約」もしくは支部の倫理規約に規定されている非倫理的な行為に関して、罪ありとされた構成員は、アメリカ歯科医師会の「内規」第12章にある罰則に服さなければならない。

参考文献

1. Reprinted with permission from: Temkin O, Temkin CL, eds. *Ancient Medicine: Selected Papers of Ludwig Edelstein*. Baltimore, Md: Johns Hopkins University Press; 1967:6.
2. Reprinted with permission from: American Medical Association. Code of Medical Ethics: Current Opinions of the Council on Ethical and Judicial Affairs. Chicago, Ill: American Medical Association; 1992:x.
3. Reprinted with permission from: American Dental Association Council of Ethics, Bylaws and Judicial Affairs. Principles of Ethics and Code of Professional Conduct, with official advisory opinions revised to May 1992 (including Section 1-M, Chemical Dependency, approved December 1992).

用語集

アプリオリな(a priori)……自明的前提から導き出されること。

行為に基づく理論(act-based theory)……行為理論の一種で、原則を直接個々の行為に適用するもの。

行為理論(action theory)……正しい行為についての理論で、(行為者の性質よりも)行為を道徳的に評価するために、一般諸原則を —— ときには規則の運用を通じて —— 明確化するもの。cf. 徳理論

反律法主義(antinomianism)……倫理的行為は、規則やガイドラインなどを一切用いることなく、個々の状況において評価されなければならないとする立場。cf. リーガリズム、実践的規則、状況主義

自律性(autonomy)……自分自身の道徳体系や信念体系、あるいはライフプランに従って自己を統御すること。

善行(beneficence)……善を行ったり生み出したりするありさま。cf. 無危害。行為は、それが善をもたらすかぎりにおいて正しい、という道徳原則でもある。

最善の利益基準(best interest standard)……患者にとって何が一番有益かという考え方に基づく判断 cf. 代理判断。

結果主義(consequentialism)……行為の正邪は、予想される結果あるいは既知の結果によって決まる、という規範的理論。cf. 義務論。

契約(contract)……約束や誓いに基礎をもつ専門職倫理において、信託関係を記述するために、ときとして用いられる用語。

誓約(covenant)……二者あるいはそれ以上の関係者間での厳粛な合意で、ヘルスケアとの

関連では、専門家と患者の間にあるきずなの道徳的社会的性格が強調される。

文化相対主義(cultural relativism)……道徳判断の基礎は、各文化の集団的見解にしかないという主張。

デ・ファクト(de facto)……実際の、事実上の；　cf. デ・ユーレ。

デ・ユーレ(de jure)……権利による、法による。cf. デ・ファクト。

義務論(deontologism)……行為の正邪が判断される基礎は、その帰結よりも、行為を正しくする内在的性質もしくは原理にあるとする理論。

記述的相対主義(descriptive relativism)……どんなことが道徳的と考えられるのかは、文化によって考え方が異なるという主張。

分配的正義(distributive justice)……社会的利益および負担の公正な配分。

二重結果(原理)(double effect, the doctrine of)……悪しき結果も、次の条件が満たされるならば道徳的に容認されるとする理論。すなわち、それに見合った良い結果がもたらされること、悪が意図されていないこと、悪しき結果が善のための手段ではないこと、そしてその行為が本質的に悪しきものではないこと、がその条件である。

パターナリズムの適法手続き基準(due process criterion of paternalism)……パターナリズムの正当化のために、ときとして用いられる基準。パターナリスティックに強制する人は、しかるべき手続きに従い、しかるべき権限を付与されているのでなければならない、というもの。

本来の義務(duty proper)……あらゆる重要な原則を考慮に入れ、原則間の対立を和解させる方法について、何らかの理論を適用した後に決定される義務。

平等主義(egalitarian)……人間の平等を唱道する社会哲学や原則。

倫理的(ethical)……行為や規則あるいは人物特性の評価で、とくに正邪の体系的理論を究極的水準において吟味する場合のそれを指す。

誠実性(fidelity)……忠実なありさま。忠誠の義務、約束遵守、そして責務(commitments)が含まれる。行為は、それがこのような忠誠を示すかぎり正しい、という原則でもある。

信託関係(fiduciary relation)……当事者間の責務が尊重されることに対する信頼と確信に基づく関係。

ヒト免疫不全ウイルス(HIV)(human immunodeficiency virus 〈HIV〉)……後天性免疫不全症候群(エイズ〈AIDS〉)を引き起こすレトロウイルス。

リーガリズム［法律万能主義］(legalism)……倫理的行為は、法や規則への厳密な服従にあるとする立場。cf.反律法主義、実践的規則、状況主義。

メタ倫理(metaethics)……倫理的主張の意味、正当化、あるいは根拠づけを扱う倫理学部門。cf.規範的倫理学

ミクロ配分(microallocation)……資源の小規模な分配。

道徳的(moral)……行為や人物特性の評価。とくに、個人や社会によるその場限りの判断を指す。

中立主義(neutralism)……道徳的ないし倫理的評価の特徴で、単一の関係者をひいきにすることなく、一般的に適用されること。

非治療的(nontherapeutic)……個々の患者に役立つという目的を満たすことのないもの。

無危害(nonmaleficence)……害悪を与えないありさま。cf.善行。行為は、害悪をもたらさないかぎり正しい、という道徳原則でもある。

規範的(normative)……どんな行為が正しかったり不正であったりするのか、どんな状態に価値があるのか、あるいは、どんな人物特性が称賛に値するのかといったことを扱う倫理学部門。cf.メタ倫理学。

規範的相対主義(normative relativism)……道徳的判断には単一の普遍的基礎は存在しないという主張。

序列(ordering)……道徳的ないし倫理的評価の特徴。この特徴に基づいて、一連の原則、規則、あるいは人物評価は、相容れない主張をランクづけする基礎を提供する。

パターナリズム(paternalism)……父親が子供を扱うような仕方で、相手の意志に反してでもその福利の増進を図ろうと努める振る舞い方。

個人相対主義(personal relativism)……行為や人物は、善や正しさに関する個人的基準に合致するならば、善いあるいは正しい、という主張。

一見自明な（一応の）義務(prima facie duty)……行為の道徳的次元を1つだけ考慮に入れることに基づく義務で、その道徳的次元は1つの道徳法則によって表現される。cf.本来的義務。

インフォームド・コンセントの専門家基準(professional standard for consent)……医療従事者は、提案する処置について、専門職の同僚が同様の立場にあれば開示したであろう情報すべてを開示しなければならないという基準。cf.理性的基準、主観的基準。

公開性(publicity)……道徳的ないし倫理的評価の特徴。評価やその根拠を公にする心構え

がなければならないというもの。

インフォームド・コンセントの理性的基準(reasonable person standard of consent)……提案された処置について同意するか否かを決めるに際して、思慮分別のある人なら有意味だと考えるであろう情報すべてを開示する義務が医療従事者にあるという考え方。cf. 専門家基準、主観的基準。

規則に基礎を置く理論(rule-based theory)……行為理論の一種で、原則を個々の行為に適用するために、行為よりも規則を用いるもの。

行為規則(rules of practice)……社会における一般的行為を定義する規則。倫理的行為は、個々のケースの直接的評価よりも、むしろこのような規則によって判定されなくてはならないという見解; cf. 反律法主義、リーガリズム、状況主義。

非宗教的倫理(secular ethics)……善悪、正邪に関する理論で、宗教的教義以外の基準に基づくもの。

状況主義(situationalism)……倫理的行為は、規則によって導かれながら、しかし直接規則によって決定されることなく、それぞれの状況において判断されなければならないという立場。cf. 反律法主義、実践的規則、状況主義。

強いパターナリズム(strong paternalism)……本質的に自律的であると知られている個人の希望に反して、その人のためになる治療を提供すること。

インフォームド・コンセントの主観的基準(subjective standard of consent)……提案された処置に同意すべきか否かを判断するために個々の患者が知りたがるであろう情報を、医療従事者は開示しなければならないという基準。cf. 専門家基準、理性的基準。

代理判断基準(substituted judgment standard)……患者の信念や価値観を考慮するとき、患者ならば何を望んだであろうか、と考えることに基づく判断。cf. 最善の利益という基準。

究極性(ultimacy)……もっとも高次の判断基準に基づいているという、道徳的ないし倫理的判断の特徴。

普遍性(universality)……行為や人物特性は、あらゆる人々によって同様に評価されるのでなければならないという、道徳的ないし倫理的判断の特徴。

功利主義(utilitarianism)……ある行為が道徳的に許容できると考えられるのは、影響の及ぶすべての人々を考慮に入れたとき、善から悪を差し引いた結果が最大になるからだとする見解。

効用(utility)……有用であったり、善をもたらしたりする状態。

価値理論(value theory)……どんな対象や状態が望ましいと考えると理にかなっているのか、善や害悪とみなされるのは何かということに関する理論。

徳理論(virtue theory)……行動そのものの倫理性よりも、行為者の人格特性に焦点を合わせる理論。cf. 行為理論。

弱いパターナリズム(weak paternalism)……自律性が損なわれている人、もしくはそう推定される人の希望に反する治療を提供すること。

索 引

あ

アセスメント ……………………194
アテローム性動脈硬化症……………85
アマルガムの安全性……………106、107
アマルガム修復 ……91、106、119、137
アマルガム論争 ……………………107
アメリカ医師会 ……………61、252
アメリカ医師会の「倫理的問題
　および法的問題に関する評議会」…172
アメリカ歯科医師会
　（ADA）………………43、106、252
アメリカ歯科医師会の
　倫理原則………………75、142、252
アメリカ歯科研究学会 ……………206
アリストテレス ………………58、147
アルコール中毒 ……………………103
アレルギー反応 ……………………109
あからさまな嘘 ……………………124

い

インディアン・ヘルス・
　サービス（IHS） ……………96、104
インフォームド・コンセント……15、30
　52、99、101、104、123、169、200、224
インプラント ………………31、242
医科の反映としての歯科医療………26
医療過誤訴訟 ………………29、237
医療資源の配分………………………20
医療提供者の自律 ………………116
医療扶助……………………29、120、156
医療扶助を受けている患者 ………110
医療倫理規約 ……………………251
違法な診療 ………………241、244
一見明らかに正しい ………………127
一見明らかに不正 …………………128
一見自明的な義務…………………48
一見自明的な原則 ………………127

う

嘘 ……………………………………124
疑り深い歯科医師……………………65
鬱病……………………………………89

え

ADA 倫理原則 ……………142、252
HIV オンブズマン制度 ……………214
HIV テスト ………………………219
HIV テストを断る患者 ……………216
HIV ポジティブ ……………………19
HIV ポジティブの歯学生 …………218
HIV 感染 ………………129、207、215
HIV 感染とエイズの倫理問題 ……211
HIV 感染の患者による開示 ………215
HIV 感染の歯科医師 ……211、217、218

HIV 感染患者 …………171、212、220
HIV 感染患者ケアのコスト ………223
HIV 感染患者の治療拒否 …………172
HIV 問題 ……………………………211
エイズ ………………………20、153
エイズ痴呆 …………………………222
エホバの証人…………53、111、115
壊死性血管炎 ………………………220

お

オーザー ………………………………32

か

ガート ……………………………53、102
カント …………………………………44
化学療法 ………………………………87
価値判断 ………………………………28
価値理論 ………………………………45
過少診療 …………………………27、178
過剰診療 ……………………27、157、178
外的要因 ………………………………34
外胚葉異形成症 ………………………80
外来患者の福利 ……………………168
会計処理 ………………………………31
開示義務 ……………………………129
開示責任 ……………………………215
顎関節症 ……………………………154
顎関節痛 ………………………………89
顎矯正手術 …………………………233
鎌状赤血球症 ………………………111
肝炎 …………………………………130
患者が契約を守らない ……………139
患者が代金を支払わない …………139
患者との対立…………………………30
患者と付き合う歯科医師 …………143
患者の権利と福利 …………………137
患者の自律 ……………………………33
患者の福利と総体的福利の対立……95
患者の利益 …………………………252
患者以外の人を益す …………………92
患者教育 ………………………………85
患者中心の倫理 ……………………193
感謝 ……………………………………62

感染コントロール …………………213
感染コントロール処置 ……………241
感染症対策 …………………………215
顔面外科手術…………………125、131

き

キャドキャム（CAD/CAM） ………27
キンバリー・バーガリス………213、220
危害原則 ………………………………48
技工製作物の借用……………162、163
技工主義 ………………………………30
希少資源 ……………………………213
記述的相対主義 ………………………41
規範的相対主義 ………………………41
規範倫理学 ……………………………45
義務のヒエラルキー …………………54
義務論的理論 …………………………47
疑問の余地のある治療 ……………240
機密性 ……………………………20、51
機密保持 ……………………20、140、141
究極性 …………………………………38
急性壊死性潰瘍性歯肉炎（ANUG）…216
巨細胞修復性肉芽腫 ………………111
局所麻酔 ………………………28、56、109
教員と意見の合わない歯学生 ……170
強制的取り扱い法 …………………110
矯正患者の転送 ……………………229
均衡 …………………………………199
金属アレルギー ……………………131
筋性開口障害 ………………………222
筋肉内麻酔鎮静法 …………………116

く

クラウンやブリッジの治療 ………191

け

ケースを構成する真実………………68
ケアの基準 …………………………137
ケアの質 ………………………………29
刑事事件 ……………………………167
契約 …………………………………136
継続的効力をもつ委任状 …………113

結果主義 …………………46、93、146
欠乏地域 …………………………126
研究で痛みを与える ………………195
研究における倫理 …………………205
研究におけるペテン行為 …………201
研究における
　インフォームド・コンセント ……200
研究期間中のケア …………………207
研究被験者に対する義務 …………207
研修医 ……………………………169
限定的な情報開示 …………………128
健康医療団体（HMO）……26、156、182
健康保険 ……………………………26

こ

ゴールド修復 ………………………137
コスト ………………………………33
コンサルタント ……………………180
個人相対主義 ………………………42
個人的基準 …………………………42
個人的好み …………………………38
誤解を招く情報開示 ………………128
口腔カンジダ症 …………129、217
口腔衛生習慣 ………………………32
口腔顎顔面外科 ……………………78
口腔感染症 …………………………222
公開原則 ……………………………191
公開性 ………………………………39
公共的な政策 ………………………147
公衆の信頼 …………………………27
公衆衛生 ……………………………148
広告 …………………………………15
功利主義 ………46、55、93、123、147
功利主義的配分 ……………………60
行為理論 ……………………………45
行動コントロールテクニック ………31
抗生剤 ………………84、117、118
咬合面齲蝕 …………………………52
国立口腔衛生研究所（NIH）………149
骨移植 ………………80、179、180
好ましい診療という価値 ……32、33
殺さない義務 ………………………135
殺すことの回避 ……………46、62
根管治療 ……………………83、90

さ

サドウスキー ………………………108
詐欺まがいの診療 …………241、243
詐欺的研究 …………………………206
最善のこと …………………………137
最低限の利益と高価なケア ………183
最低限まずまずのもの
　（decent minimum）……………225

し

シーラント …………96、109、149
司法委員会 …………………………166
自己決定 ……………………………103
自己統制 ……………………………30
自律 …………………………………99
自律の概念 …………………………99
自律性 …………20、32、46、52、115
自律性の尊重 ………………………52
自律的行為 …………………………53
自由権 ………………………………119
自由至上主義的配分 ………………60
児童虐待 ……………………30、56
指定保険医制度 ……………………190
事前認可の拒否 ……………………183
持続する症状 ………………………89
資源配分 ……………………………213
試験問題の作成 ……………………164
歯科におけるHIV問題 ……………211
歯科医師の収入 ……………………27
歯科医師の直面する倫理問題 ………29
歯科医師への保険会社の
　支払いの遅延 ……………………191
歯科医師過剰 ………………………30
歯科医師間のコミュニケーション …145
歯科衛生士 …………………………117
歯科衛生士と歯科医師の対立 ……117
歯科恐怖症 …………………………83
歯科的善と全体としての善との対立 …86
歯科保険 ……………………………177
歯科保険の適用範囲 ………………186
歯学研究における倫理 ……………193
歯学部における倫理問題 …………161
歯学部行政の倫理 …………………173

271

歯周病専門医	234	生命の神聖さ	135
歯周病専門医にとってのHIV問題	212	誠実性	46、62、69、135、182
実験的処置	181	精神障害	246
実験的治療	199	精神遅滞	115
社会的利益	47	精神遅滞者	195
守秘義務	135	精神的問題	247
主観的基準	106	誓約	136
囚人	208	舌腫瘤	221
醜悪な顔貌	78	積極的同意	202
処置の有益性	178	全身麻酔	32、105、109
序列	40	全米被験者保護委員会	196
正直	135	専門家のコンセンサス	81
笑気	109	専門家基準	104、107
笑気麻酔	109	専門職の規約	43、70
消極的同意	202	専門職の義務	120
情報に基づく決定	52	専門職の自律	120
食物圧入	138	専門的能力の維持	227
人格への尊敬	51、135	善行	20、46、55
仁愛	55	善行原則	48、54、75
心雑音	117	選好	38
心理学的問題	90		
心理的外傷	85	**そ**	
信託関係	136、138		
信頼義務	135	早期発症性歯周疾患	202
真実告知	20、128	卒業委員会	173
真実性	46、51、61、69、123		
真実性の原則	201	**た**	
審美歯科	90、235、236		
審美性	33	ダイランチン増殖	125
審美的価値	32、33	ダメット	29
審美的要素	184	多極的処方に基づく歯科医療	108
審美的理由	184	多発性皮膚筋炎	78
		大学生活における道徳性	161
す		代理人	113
		第三者による資金提供	20
スパイデル	29	第三者による資金提供の倫理問題	177
		第三者支払いシステム	26
せ			
		ち	
セカンドオピニオン	255		
正規の形式的原則	58	治療のやり直し	137
正義	20、31、46、51、57、127、147	治療の質の保証	30
正当と認められる非難	255	治療の代案	83
生検	220、221、231	治療の中断	83
生命と健康	32	治療の部分的拒否	88

治療的行動統御術 …………………202
痴呆症 ………………………………222
中立主義……………………………39
中立性………………………………39
忠誠義務 ……………………………166
超高齢者 ……………………………148
鎮静剤 …………………31、77、113
鎮静法 ………………………………104

つ

償い …………………………………62
罪のない嘘……………………124、201
強いパターナリズム ………………101

て

デンタルリサーチ……………………20
低収入の患者 …………………150、156
適切で、痛みのない口腔機能………32
適法手続き …………………………168
適法手続き規準 ……………………101
天然歯………………………………52

と

トレードオフ …………………28、105
同意の基準 …………………………104
同意の拒否 …………………………111
同意の要素 …………………………106
同僚への忠誠 ………………………144
凍結乾燥同種骨移植 ………………180
毒性作用 ……………………………109
特発性血小板減少症 ………………223
特別な患者の治療…………………31
道徳性………………………………37
道徳的なものと倫理的なものの区別…40
道徳的評価と非道徳的評価………38
徳理論 …………………………45、48

な

何よりもまず、害する事なかれ………76
難治性の疼痛 ………………………221

に

ニュルンベルクコード ………………193
二重の危険 …………………………168
二段階ヘルスケアシステム…………61
妊娠の秘密 …………………………141

の

能力 …………………………………102
能力を欠いた患者 …………………113
能力を欠いた歯科医師……20、227、228
能力のボーダーラインケース ………234
能力の低下した歯科医師…20、227、246

は

ハーシュ ……………………………102
ハセガワ……………………………29
パターナリズム ………………56、100
バリアメンブレン …………………179
歯の発育 ……………………………197
歯止めを擁した結果主義者…………47
配分 …………………57、60、148、152、213
配分の理論 …………………………60
抜歯……………………109、124、243、244
針刺し ………………………………220

ひ

ヒポクラテスの誓い……43、53、55、93
　　　　　　　　　　　123、140、251
ひび割れた歯 ………………………238
被験者 ………………………………195
被験者の報酬 ………………………203
被保険者負担額……………………175、177
被保険者負担額請求の放棄 ………175
平等主義的配分……………………61
評価の確認…………………………38

ふ

ファイルの破折……………………229、230
フッ化物 …………………………96、149
フッ化物塗布 ………………………186

プライバシー…………………………51
フランケナ……………………………54
プロトコルの無視 ……………………198
プロトプラストーポリテトラフル
　オルエチレン（PTFE）……………131
不安を抱かせないための嘘 …………124
不可避性………………………………246
不十分な診療に気づく衛生士 ………239
不正直な診療 …………………………241
不正行為………………………………164
不誠実な歯科医師 …………20、227
不必要な抜歯……………………………84
不備な検体 ……………………………231
普遍性……………………………………39
普遍的基準………………………………44
副作用……………………………28、38
文化相対主義……………………………41
文化的多様性…………………………162
文書偽造………………………………165
分配的正義………………………………58

へ

ベイリウム………………………65、247
ベボウ……………………………………29
ペテン……………………………126、201
扁平上皮癌……………………………232

ほ

ポーセレンラミネート………………235
ホームケア指導 ………………………240
ボイスコントロール …………………202
ホロウェー………………………………29
保険コンサルタントの義務 …………180
保険から除外されたケア ……………188
保険のタイプに合わせたケア ………156
保険業者-歯科医師間の会計処理……191
保険給付申請 …………………………154
保険詐欺………………………………245
保険適用範囲と不完全な治療 ………185
保険適用範囲のフッ化物治療 ………186
哺乳瓶齲蝕 ……………104、110、113
法…………………………………………29
法域……………………………………175

法的後見人 ……………………………115
本質的に自律的な人……………………99
本質的に非自律的な人…………………99
本来的義務………………………………48

ま

マクロ配分……………………………148
マネージドケア ………………………182
麻薬性鎮痛薬 …………………………221
麻薬中毒…………………………………19

み

ミクロ配分………………………148、152

む

無危害 ……………20、46、53、194
無危害原則 ………………………48、75
無作為臨床試験 ………………………181
無差別点………………………………199
無能力…………………………………222

め

メディケイド……………………126、156
メディケイド・プログラム …………240
メディケイド予算 ……………………151
名誉委員会 ……………………………167
免疫面で問題のある子供………………87
免責条項………………………………189

も

モーレス…………………………………40

や

約束を破る ……………………………135
約束遵守 …………………………135、141
薬物依存…………………………………66
薬物乱用………………………………102

ゆ

輸血……………………112、115
友情と規則の対立…………………165
友人に不利な証言…………………237
有益なサービスを除外する保険……189

よ

予防………………………………96
予防処置…………………………199
世論………………………………27
弱いパターナリズム……………101

ら

ライフスタイル…………147、153、188

り

リーガリズム………………………39
リコール……………………………92
リスクの多い外科手術……………78
リンパ腫……………………………87
利益と害悪のバランス……………55
利益と害悪の数量化………………76
利他主義……………………………39
理性的基準………………104、107
倫理コンサルタント………………26
倫理と法の対立……………………29
倫理の意味…………………………37
倫理の基礎…………………………41
倫理委員会…………………………26
倫理学的理論………………………37
倫理原則………………………51、70
倫理的意思決定のためのプロトコル…66
倫理問題の本質……………………28
倫理問題解決のためのフォーマット…65
隣人の患者…………………………94
隣接面カリエス……………………149
臨床歯科医療倫理における価値……32
臨床試験……………………………193
臨床実習……………………………161

れ

レストレーナー……………………114
レッシャー…………………………59

ろ

ロス…………………………………62

著者について

James T. Rule, DDS, MS,
　ジェームズ T. ルール（歯学博士、理学修士）は、メリーランド大学歯学部小児歯科学教授で、1978年からは学科長も務める。80年代の大部分は、薬剤の臨床試験を中心に研究を進め、1989年、ジョージタウン大学のケネディ倫理研究所で過ごした休暇年度に、本書に取り組み始めた。続いて、歯学生のための倫理学コースを設置・担当するとともに、メリーランド大学バルチモア生命医学倫理センターにも積極的にかかわっている。

Robert M. Veatch, PhD,
　ロバート M. ヴィーチ（哲学博士）は、ジョージタウン大学ケネディ倫理研究所の教授で、所長も務める。また、哲学科と医学部の教授でもある。ヴィーチ博士は薬理学（カリフォルニア大学サンフランシスコ校理学修士）と倫理学（ハーバード大学神学士、文学修士、哲学博士）を修め、アメリカ医学会誌、医学哲学誌委員、コロンビア特別区ホスピスケア委員、ワシントン地区移植協会委員を務める。著書に、「医療倫理の理論」と「パートナーとしての患者」がある。

訳者略歴

栁澤　有吾(やなぎさわ　ゆうご)
1961年　生まれ
1990年　京都大学大学院文学研究科単位取得退学
　　　　九州歯科大学専任講師を経て
　　　　現在、奈良女子大学文学部助教授

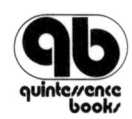

デンタル・エシックス　歯科の倫理問題

2001年1月10日　第1版第1刷発行

著　James T. Rule／Robert M. Veatch

訳　栁澤　有吾

発行人　佐々木　一高

発　行　所　クインテッセンス出版株式会社
〒101-0062 東京都千代田区神田駿河台2-1
廣瀬お茶の水ビル4F　　TEL 03-3292-3691（代）

印刷・製本　サン美術印刷株式会社

Ⓒ2001　クインテッセンス出版株式会社　禁無断転載・複写
Printed in Japan　　　乱丁本・落丁本はお取り替えします
ISBN 4-87417-667-4 C3047　　定価はカバーに表示してあります